CHART
精神科

改訂第4版

東京慈恵会医科大学 精神医学講座 教授　中山和彦　編著

医学評論社

■執筆者(五十音順)■

伊藤　達彦	東京慈恵会医科大学　精神医学講座
伊藤　　洋	東京慈恵会医科大学附属　青戸病院　精神神経科
岩崎　　弘	東京慈恵会医科大学　精神医学講座
大渕　敬太	東京慈恵会医科大学　精神医学講座
小曽根基裕	東京慈恵会医科大学　精神医学講座
落合　結介	東京慈恵会医科大学附属　柏病院　精神神経科
小野　和哉	東京慈恵会医科大学　精神医学講座
勝　　久寿	人形町メンタルクリニック
門倉　真人	復光会　総武病院
川村　　諭	東京慈恵会医科大学　精神医学講座
黒田　彩子	東京慈恵会医科大学　精神医学講座
古賀聖名子	町田市民病院　神経科・精神科
佐藤　　幹	新橋スリープ・メンタルクリニック
三宮　正久	東京慈恵会医科大学　精神医学講座
塩路理恵子	東京慈恵会医科大学附属　第三病院　精神神経科
品川俊一郎	東京慈恵会医科大学　精神医学講座
須江　洋成	東京慈恵会医科大学　臨床検査医学講座
鈴木　優一	東京慈恵会医科大学　精神医学講座
舘野　　歩	東京慈恵会医科大学附属　第三病院　精神神経科
角　　徳文	東京慈恵会医科大学　精神医学講座
永田　智行	東京慈恵会医科大学附属　柏病院　精神神経科
中村　　敬	東京慈恵会医科大学附属　第三病院　精神神経科
中村　晃士	東京慈恵会医科大学　精神医学講座
中村　紫織	湘南病院　精神神経科
中山　和彦	東京慈恵会医科大学　精神医学講座
西村　　浩	厚木市立病院　精神科
忽滑谷和孝	東京慈恵会医科大学附属　柏病院　精神神経科
橋爪　敏彦	爽寿堂クリニック
松永　直樹	日本航空インターナショナル　健康管理室
眞鍋　貴子	東京慈恵会医科大学　精神医学講座
宮田　久嗣	東京慈恵会医科大学　精神医学講座
森田　道明	東京慈恵会医科大学　精神医学講座
森　　美加	東京慈恵会医科大学　精神医学講座
山寺　　亘	東京慈恵会医科大学　精神医学講座

＊正誤情報, 発行後の法令改正, 最新統計, 診療ガイドライン関連の情報につきましては, 弊社ウェブサイト(http://www.igakuhyoronsha.co.jp/)にてお知らせいたします。

＊本書の内容の一部あるいは全部を, 無断で(複写機などいかなる方法によっても)複写・複製・転載すると, 著作権および出版権侵害となることがありますので, ご注意ください。

序

　チャートシリーズで「精神科」が1985年に初めて発刊されて，既に四半世紀経過した。その間，国家試験のありかたも大きく様変わりしてきていることは，当然のことである。それに対応した改訂は随時行ってきた。もちろん精神医学の本質に大きな改革や変化があったわけではない。しかし今回は全面的に見直し，書き直しを行い，初版の本を作成する意気込みで大改訂を行った。その結果できあがってみると，予想以上の大きさになった。それにはいくつかの理由がある。

　まず精神医学を学ぶために必要な事はなにか。身体医学が細分化されて高度先進医療が盛んななかで，精神医学はある程度の専門性や細分化は進んできているが，知識としてはまず精神医学全体をどの分野の専門家も満遍なく必要とする。その屋台骨，舞台となるのは「精神症状学」である。ここをまず増強する必要があった。国家試験の問題はこの症状学の知識を持って対応すれば，怖いもの知らずである。

　次に診断学であるが，この四半世紀の大きな変化は従来診断から操作的診断法に変わったことである。従来の教科書は推定原因に基づく内因性精神病を主軸にまとめられていた。現在はその意味では推定原因ではなく，症状の特徴から操作的にいわば症候群としてまとめることに重点を置くようになった。この見立ては臨床面で功罪の両面があるため，従来診断と操作的診断を併記することが一般的である。その視点で大幅に本書は書き換えたのである。これは医学生，研修医のみならず，その教育を受けてこなかった世代にも有用である。もちろん国家試験は新しいとも既にいえないが，操作的診断法によって出題されている。

　三番目には医学生にとって以前は治療法はあまり問題にされなかった。その出題基準からも外されていたが，最近ではある程度の標準治療法は問題にされている。そのことから今回は治療学にも重点を置いて書き直しを行った。これは国家試験を無事終え医師になったとき，どの領域に進んでも必要な知識となる。全人的医療の必要性から身体医学の根幹にある精神機能，その障害の理解と標準治療法の熟知は当然重要な課題である。

　医学生のための精神医学教科書は数多くあるが，それぞれいろいろな視点をもって工夫されている。あらためて読むと，医学生のみならず研修医，精神科専門医にとっても非常に役に立つものが多い。精神医学の守備範囲は非常に広いため，臨床経験が長くても思わぬ知識の欠損があることがある。教科書というのは繰り返し読み返すことが重要，かつ有用であることを実感する。

　また，最近の医師国家試験を検証してみると，その様変わりは随所に見受けられる。しかしよく見直してみると，試験問題の様式の変化があるように思う。これは内容が難しくなったのではなく，試験問題のありかた自体が向上してきた結果のようである。医学生が卒前教育で最低限度学ぶべき，医学的知識を確実に自分の物にしておけば恐れることはない。

　そのきっかけとなったのは，平成17年12月より4年生修了前に共用試験を実施し，さらに客観的臨床能力試験（OSCE）を学年試験に積極的に導入したことがあげられる。OSCEのなかでも医療面接は重要である。医療面接の基本は精神科臨床にあると言って過言ではない。精神科の基本的な知識を体得すると医療面接の重要なポイントは自然に学ぶことができる。すなわち精神科を受診する方は，自分の症状を的確に表現できなかったり，病識がなかったりする。そのような患者さんと面接するために必要な人間的，医学的知識は，すべての臨床科の基礎に重要かつ必要な知識といえる。

　本書は多くの専門家の分担執筆であるが，そのほとんどが東京慈恵会医科大学精神医学講座で学び，活躍している人たちである。その意味では未だ曖昧で統一した見解のない領域も残されていると言わざるを得ない精神医学の世界で，統一した考え方をもった執筆者によって作成されたもので，しっかりとしたぶれない軸足のある精神科の教科書ができあがったといえる。本書が医学生をはじめ，研修医，精神科医療に携わる広い領域の方々にお役に立つことを願っている。

2010年6月

中山　和彦

Color Atlas

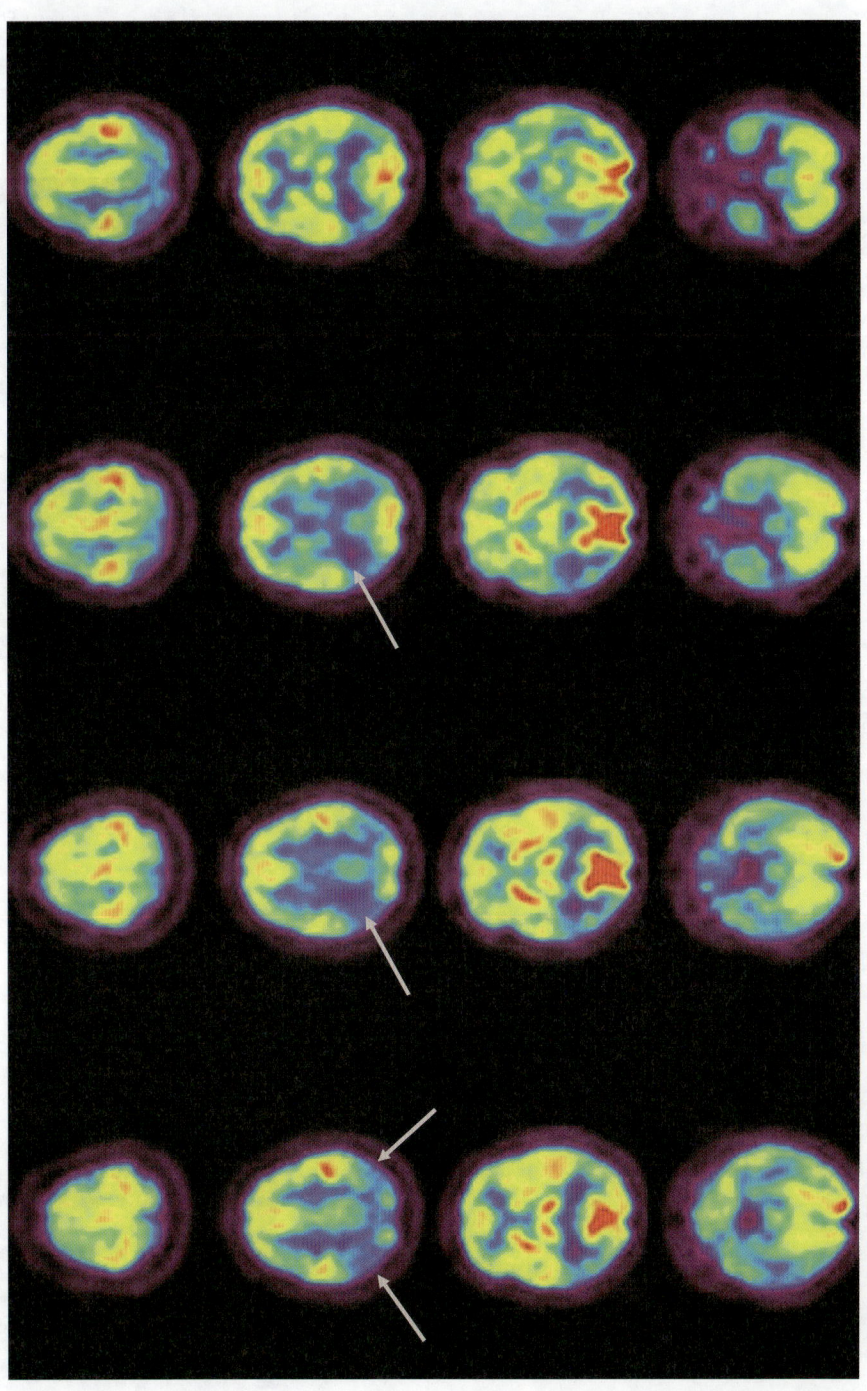

早期 Alzheimer 型認知症の SPECT (99mTc-ECD) ☞ p. 151
両側頭頂葉から後頭葉（⇧，特に右側）にかけて血流低下がみられる

CHART
精神科

ページガイド

CHART
重要ポイントの簡潔な
まとめ！
最終チェックに便利！

> CHART 94
> 統合失調症の薬物療法は、なるべく早くから開始する
> 長期的にはリハビリテーションで社会復帰を目指す

イラスト＆写真
本文をよりよく理解する
ためのサポート！

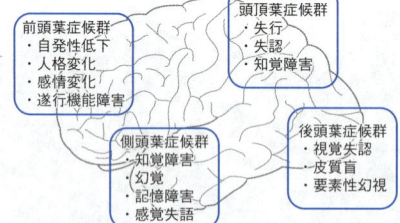

図1.4 脳葉単位で出現する症候群

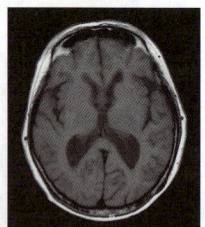

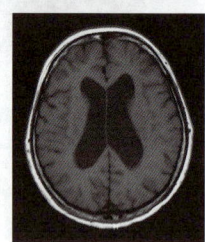

図2.1 Alzheimer病（中期）
軽度のびまん性萎縮

本文二色刷り
学習のポイントを青字で
明記！ キーワードが
ひと目でわかる！

②精神保健福祉相談

精神保健福祉センター，保健所，市町村において相談事業が行われている。これを精神保健福祉相談といい，精神保健および精神障害者の福祉に関して，精神障害者およびその家族などからの相談に応じ，指導するものである。現在のところ，保健所が主な役割を担い，複雑または困難なものに限って精神保健福祉センターで行われる。

また，精神保健福祉センターおよび保健所には，精神保健福祉相談に応じるための精神保健福祉相談員が置かれている（第48条）。

精神保健福祉相談員とは，『精神保健福祉法』により定められた精神保健福祉士，その他政令で定める資格を有する者のうちから，都道府県知事等が任命する。

Check Test
学習の到達を一問一答
形式の問題でチェック！

Check Test 3

- 1 強迫性障害————行動療法
- 2 非定型精神病————精神分析療
- 3 アルコール依存————集団精神療
- 4 森田療法はチックの治療に適してい
- 5 集団精神療法は，アルコール依存症
- 6 緩和ケアの対象は終末期のがん患者
- 7 ハロペリドール————ドパミン受
- 8 抗精神病薬の副作用に肥満がある。
- 9 抗精神病薬による固縮，振戦の治療
- 10 抗Parkinson病薬はせん妄を起こ
- 11 抗精神病薬の副作用として乳汁分泌

解説

1 行動療法は学習理論に基づき，不適応行動を
  安障害，恐怖症性不安障害などの神経症性障
2 精神分析療法は基本的に神経症性障害が適応
  ればならないので，統合失調症，非定型精神
3 集団精神療法には，アルコール依存の断酒会
  などが含まれる。
4 森田療法は，不安をあるがままの態度で受け
  あり，社交不安障害，パニック障害，強迫性
5 代表的なものに断酒会がある。
6 緩和ケアの対象は終末期に限らず，がん罹患

目　次

1：「医師国家試験出題基準」必修項目

I　精神医学総論

1　精神の正常機能と主要症状

精神機能とその異常

はじめに……………………………………3
精神障害を考える …………………………3
　1精神障害とは　3
　2精神症状の現れ方　4
意識の異常 …………………………………4
　1意識とは　4
　2意識障害　4
　3意識障害の分類　5
自我意識の異常 ……………………………7
　1自我意識とは　7
　2自我意識障害　7
知覚の異常 ………………………………10
　1知覚とは　10
　2知覚障害　10
思考の異常 ………………………………11
　1思考とは　11
　2思考障害　12
記憶の異常 ………………………………16
　1記憶とは　16
　2記憶障害　17
知能の異常 ………………………………20
　1知能とは　20
　2知能障害　20
感情の異常 ………………………………23
　1感情とは　23
　2感情の障害　23

意欲と行動の異常…………………………27
　1意欲とは　27
　2意志と欲動の異常　27
神経心理学的症候群（巣症状）…………31
　1神経心理学的症候群とは　31
　2失　語　31
　3失　行　33
　4失　認　34
脳器質精神症候群…………………………36
　1前頭葉症候群　37
　2側頭葉症候群　38
　3頭頂葉症候群　38
　4後頭葉症候群　39
　5脳梁症候群　39
不定愁訴 …………………………………39
　1不定愁訴とは　39
　2不定愁訴の特徴　39

睡眠の正常機能

睡眠の分類と特徴…………………………40
　1睡眠の脳波による分類　40
　2REM（レム）睡眠の特徴　41
年齢による睡眠の変化 …………………41
睡眠のメカニズム…………………………42
　1体内時計による調節機構　42
　2恒常性維持機構　42
睡眠の機能 ………………………………42
睡眠と自律神経機能………………………43
　1深部体温　43
　2血　圧　43
睡眠と内分泌機能…………………………43
睡眠と糖・脂質代謝………………………44

目 次

性格・体格と精神および身体疾患

性格論 ……………………………………45
1性格とは　45
2Kretschmerの体格と性格分類　45
3その他の性格　45

ストレス ………………………………46
1心理社会的要因　46
2感情と行動の変化　46
3ストレス関連疾患の誘発と症状増悪　47
4災　害　47
Check Test　1 …………………………48

2 診　察

面接と問診 ……………………………51
1精神心理学的面接　51
2問診の要点　51
3現在症（精神状態の把握）　52
4医療面接　53
5学童期の診察　54
6思春期の診察　54

3 検　査

脳　波 ……………………………………55
1正常脳波　55
2異常脳波　57

ポリソムノグラフィ（ポリグラフ検査）
………………………………………………57

誘発電位 …………………………………57
筋電図 ……………………………………58
頭部画像検査 …………………………58
1頭部エックス線CT検査　58
2頭部MRI検査　58
3頭部SPECT検査　58

心理・精神機能検査 …………………59
1ライフサイクル　59
2心理・精神機能検査とは　61
3心理・精神機能検査の限界　61
4発達検査　62

5知能検査　62
6人格検査　66
7精神作業能力検査　70
8神経心理学的検査　70
9精神症状の評価法　72
Check Test　2 …………………………73

4 治　療

精神療法 …………………………………75
1支持療法　75
2表現療法　75
3精神分析療法　76
4催眠療法　79
5認知行動療法　79
6カウンセリング　83
7自律訓練法　83
8森田療法　83
9芸術療法　86
10家族療法　86
11集団精神療法　87

薬物療法 …………………………………88
1抗精神病薬　88
2抗不安薬　92
3睡眠薬　95
4抗うつ薬　96
5抗躁薬（炭酸リチウム）　99
6抗てんかん薬　100
7抗酒薬　103
8精神刺激薬　103

電気けいれん療法 ……………………103
社会療法 ………………………………105
1生活療法　105
2精神科リハビリテーション　105
3従来の精神障害者社会復帰施設　106
4精神障害者社会復帰施設の新体系　107
5心理教育　108

リエゾン精神医学(精神科コンサルテーション)…110
1対象となる症状　110
2役　割　110

③サイコオンコロジー　*110*
精神科救急 ……………………………111
　　①身体疾患と判断されて受診する精神障害　*111*
　　②身体合併症により精神症状が出現している場合　*112*
　　③精神障害によって身体合併症が引き起こされた場合　*112*
　　④抗精神病薬の副作用により受診する場合　*114*
　　⑤精神科救急を受診する疾患　*115*

5　社会と精神医学

精神保健の現状と動向 …………………117
　　①精神保健とは　*117*
　　②精神障害者の現状　*117*
　　③精神科病院の現状　*118*
　　④今後の動向　*118*
精神的健康の保持・増進 ………………118
　　①一次予防，二次予防，三次予防　*118*
産業精神保健 ……………………………120
地域精神保健福祉活動 …………………121
　　①地域精神保健福祉活動の具体的目標　*121*
　　②地域精神保健福祉活動の主体　*121*
精神保健福祉法 …………………………122
　　①法律の目的（第1章　第1条）　*123*
　　②精神保健法から精神保健福祉法への具体的変更点　*123*
　　③精神保健福祉法の改正点　*123*
　　④規定されている主な項目　*125*
障害者自立支援法 ………………………129
　　①法律の目的（第1章　第1条）　*130*
　　②法律の特徴　*130*
　　③障害者自立支援法の構成　*131*
介護保険 …………………………………134
　　①介護保険　*134*
　　②介護と精神的ケア　*135*
　　③閉じこもりと廃用症候群　*135*
成年後見制度 ……………………………135
　　①法定後見　*135*
　　②任意後見　*136*

司法精神医学
　民法と精神障害 ……………………………136
　刑法と精神障害 ……………………………137
　精神鑑定 ……………………………………137

医療観察法 ………………………………138
　　Check Test　3 ……………………………139

Ⅱ　精神医学各論

1　精神疾患の分類 …………145

2　症状性を含む器質性精神障害

認知症 ……………………………………147
　　①概　念　*147*
　　②診断と重症度評価　*147*
　　③症　状　*148*
Alzheimer 型認知症 ……………………149
　　①概　念　*149*
　　②症状と経過　*149*
　　③検　査　*150*
　　④治　療　*151*
脳血管性認知症 …………………………152
　　①概　念　*152*
　　②一般的な症状と経過　*152*
　　③検　査　*152*
　　④治　療　*153*
Lewy 小体型認知症 ……………………154
　　①概　念　*154*
　　②一般的な症状と経過　*154*
　　③検　査　*154*
　　④治　療　*154*
前頭側頭型認知症 ………………………155
　　①概　念　*155*
　　②症状と経過　*155*
　　③検　査　*155*

目 次

Creutzfeldt-Jakob 病 ……………………156
 ①概　念　156
 ②症状と経過　156
 ③検　査　157
治療可能な認知症 …………………………158
 ①慢性硬膜下血腫　158
 ②正常圧水頭症　158
 ③認知症とせん妄　158
 ④仮性認知症と偽認知症　159
その他の器質性精神障害 …………………160
 ①概　念　160
 ②器質性精神障害の主な原因　160
症状性精神障害 ……………………………162
 ①概　念　162
 ②症状性精神障害を呈する代表的疾患　163
 Check Test　4 ……………………………165

3　精神作用物質による精神および行動の障害

精神作用物質による精神障害 ……………168
 ①精神作用物質または依存性物質　168
 ②急性中毒　168
 ③乱　用　168
 ④依　存　168
 ⑤耐　性　169
 ⑥物質誘発性精神障害　170
 ⑦物質依存に関する最近の考え方　170
アルコールによる精神および行動の障害
　……………………………………………170
 アルコールの代謝について …………170
 アルコールによる精神障害 …………171
 ①急性アルコール中毒　171
 ②アルコール依存　172
 ③アルコール離脱症状　173
 ④アルコール誘発性精神障害　176
アルコール以外の物質による精神および
行動の障害 …………………………………176
 アルコール以外の物質による依存 ……176
 物質依存の型と精神障害 ………………176

 ①覚醒剤・コカイン型　177
 ②モルヒネ型　179
 ③バルビツール酸・アルコール型　179
 ④大麻型　180
 ⑤幻覚薬型　180
 ⑥有機溶剤型　181
 ⑦取締法上の注意点　182
 Check Test　5 ……………………………183

4　統合失調症，統合失調型障害，妄想性障害

統合失調症 …………………………………186
 ①概　念　186
 ②病　因　186
 ③症　状　188
 ④病　型　191
 ⑤診　断　192
 ⑥統合失調症の鑑別診断　193
 ⑦治　療　194
 ⑧予　後　196
妄想性障害 …………………………………197
 ①概念・症状・診断・治療　197
急性一過性精神病性障害 …………………198
 ①概　念　198
 ②急性多形性精神病性障害　199
 ③急性統合失調症様精神病性障害　199
 ④治　療　199
感応性妄想性障害 …………………………200
 ①概　念　200
 ②治　療　200
（付）非定型精神病 ………………………200
 ①概　念　200
 ②治　療　201
 Check Test　6 ……………………………203

5　気分（感情）障害 ……………205

 ①概　念　205
 ②病　因　208
 ③症　状　210

④病　型　213
⑤経過と予後　214
⑥注意事項　214
⑦診　断　215
⑧治　療　217
気分変調性障害 …………………………218
①概　念　218
②経過と予後　218
③治　療　218
気分循環性障害 …………………………219
Check Test　7 …………………………220

6　神経症性障害（身体表現性障害を含む）とストレス関連障害

神経症性障害 ……………………………222
①概　念　222
②神経症の成因　222
③神経症性障害の分類　224
④神経症性障害の診断　229
⑤神経症性障害の治療　230
重度ストレス反応および適応障害■ …232
～コラム　自我の防衛機制～　…………234
Check Test　8 …………………………236

7　生理的障害および身体的要因に関連した障害

摂食障害 …………………………………238
①概　念　238
②神経性食思不振症　238
③神経性大食症　239
心身症 ……………………………………240
①概　念　240
②原因と一般的特徴　240
③分類と対象疾患　240
④神経症性障害（神経症）との鑑別　241
⑤診　断　241
⑥治　療　241
睡眠障害 …………………………………242
①不眠症　242

②睡眠関連呼吸障害　243
③中枢性過眠症　243
④日内（概日）リズム睡眠障害　245
⑤睡眠随伴症　246
⑥睡眠関連運動障害　246
性機能不全 ………………………………247
産褥に関連した障害 ……………………248
Check Test　9 …………………………249

8　幼児・小児・青年期の精神・心身医学的疾患

乳・幼児期および小児期の精神障害 …251
①精神発達遅滞　251
②特異的発達障害　252
③広汎性発達障害　252
小児・青年期の精神障害 ………………255
①注意欠陥多動性障害（多動性障害）　255
②行為障害　255
③選択緘黙　255
④チック　256
⑤Tourette 症候群　256
⑥吃音症　256
⑦指しゃぶり，爪かみ　256
⑧その他　256
青年期（思春期）の精神障害……………257
①不登校　257
②非　行　257

9　成人のパーソナリティならびに行動障害

パーソナリティ障害 ……………………259
①概　念　259
②分　類　259
習慣および衝動の障害 …………………262
①概　念　262
性同一性障害 ……………………………263
性嗜好障害 ………………………………263
①概　念　263
Check Test　10 …………………………265

10 てんかん

てんかん……………………………………267
 1 概　念　267
部分てんかん………………………………268
 部分発作………………………………269
  1 単純部分発作　269
  2 複雑部分発作　270
 部分てんかんの分類…………………270
全般てんかん………………………………271
 全般発作………………………………272
 全般てんかんの分類…………………274
  1 特発性（原発性）全般てんかん　274
  2 潜因性あるいは症候性（続発性）全般てんかん　275
  3 症候性全般てんかん　278

診断と検査…………………………………278
治　療………………………………………279
 1 薬物治療　279
 2 外科治療　282
その他………………………………………283
 1 発作重積　283
 2 性格特徴　283
 3 精神症状　284
Check Test　11 ……………………………286

2007年度改訂版 医学教育モデル・コア・カリキュラム対照表………………………*289*
和文索引……………………………………*291*
欧文索引……………………………………*302*

精神医学総論

I

1 精神の正常機能と主要症状　3
2 診　察　51
3 検　査　55
4 治　療　75
5 社会と精神医学　117

精神医学概論

1 精神の正常機能と主要症状

精神機能とその異常

はじめに

　正常な心身機能を生み出すためには，脳内がある一定範囲の環境を恒常的に維持する必要がある。その環境に影響を与える病態が生じると，脳はその許容範囲を超えたサインとして，または正常な脳機能を維持しようとする反応として，精神症状を呈する。人間の精神機能は，いうまでもなく，複雑，多岐にわたり，未知の部分も多い。しかし，脳が示す症状はいくつかの一定のまとまりをもって現れることが多い。19世紀末から多くの精神医学者がこれを詳細に観察・記載し，修正を繰り返し行ってきた結果，20世紀のほぼ半ば，ヤスパース Jaspers, K. やシュナイダー Schneider, K. の時代には，現象学的・記述的精神医学として精神症状がほぼ正確にとらえられていた。こうした経験的臨床医学は，それ以後の特に生物学的精神医学の進歩や成果によって科学的に実証されつつある。また，精神疾患の国際的な診断基準を統一しようとする動きにより，今日では，WHO による「国際疾病分類第 10 版：ICD-10」やアメリカ精神医学会による「精神疾患の診断・統計マニュアル第 4 版：DSM-Ⅳ-TR」のような操作的診断基準を用いた診断法が普及している。こうした進歩に伴い，主に治療的な方法論として，いわゆる EBM（Evidence-Based Medicine：実証的証拠に基づく医学）が運用されるようになってきている。

精神障害を考える

1 精神障害とは

　統合失調症や双極性障害（気分障害）などのいわゆる内因性精神病は，生物学的な脳機能の変調であるが，人間は生物学的な存在であるだけでなく，心理的，社会的および実存的な存在でもある。精神障害という概念は包括的なものであり，そこには，脳機能の変調だけでなく，神経症性障害による反応の異常，人格障害，精神遅滞などのような精神の病的状態すべてが含まれる。臨床的には，これらの状態と大きく関わった症状により，個人的な苦痛や機能障害が生じているものを指す。法律的には，『精神保健及び精神障害者福祉に関する法律』（『精神保健福祉法』）において，精神障害者は「統合失調症，中毒性精神病，精神薄弱，精神病質その他の精神疾患を有する者」と定義されている。
　上述のように，精神障害の概念は生物学的意味と心理・社会的意味をともに含むため，精神医学が扱う領域は，いわゆる精神病のみならず，神経症性障害，心身症および人格障害や薬物依存，また非行や犯罪などの反社会的状態をも含めた広い範囲となっている。

2 精神症状の現れ方

　脳の恒常的な機能は，まず意識水準を一定に保っているところにある。この観点から精神症状群を大まかに，以下のようにとらえることができる。

　　I．背景に意識障害がない症状群
　　II．意識障害を基礎にした症状群

　これらが精神症状をとらえるときの出発点である。同じ症状であっても背景に意識障害があるかどうかは重要なポイントになる。
　そこでまず，
☆覚醒水準としての意識の障害を十分に理解しなければならない。
　次に重要なのは，
☆自我意識……対象と対立する自己自身に対する意識である。
　これらの意識の概念を踏まえたうえで脳機能の包括的能力である次の3側面に注目する。
　すなわち，
★知（知覚，思考，知能，記憶）
★情（感情）
★意（意欲）である。
　最後に，
☆巣症状がある。

意識の異常

1 意識とは

　まず定義であるが，意識とは，「外界からの刺激を受け入れ，自己を外界に表出することのできる心的機能のこと」である。それが現実に即している状態（外界と自己に対する知覚と認知が保たれている）を「意識清明」という。
　精神医学でいう意識という用語は，客観的・生物学的概念と，対象意識と自我意識で表される主観心理学的な概念を含んでいる。両者は異なる意味をもつが，重複する部分もある。

2 意識障害

　意識障害という場合，ここでの意識という概念は客観的・生物学的意味が主であり，生物学的な脳の活動・覚醒水準を意味している。覚醒度という意味で用いられる意識には，以下の3つの標識がある。

　　I．清明度（量的標識）
　　II．広がり（量的標識）

Ⅲ．質的なもの（質的標識）

上記Ⅰの意識の清明度が障害されたものが意識混濁である。Ⅱの意識の広がりが障害されたものは，意識狭窄という。意識狭窄では，目の前のことやある種の支配観念だけに注意や関心が向き，他の観念が意識から締め出される。Ⅲの意識の質的障害では，注意が意識野の中心に集中せずに錯覚，幻覚，その他の体験に向くといった，意識の方向性の変化が生じる。

③ 意識障害の分類

何事にも量と質の二面性があるように意識障害も同様の2つの観点から分類されている。図1.1のように考えると理解しやすい。1つは縦軸の単純な意識の清明度の障害（意識混濁）である。斜めの軸は，種々の程度の意識混濁と意識の広がりの障害（意識狭窄）に刺激症状としての幻覚，錯覚，不安，興奮などが加わった意識変容である。意識変容は，意識の量的障害を背景に質的障害をきたすものであり，複雑な意識野や方向性の障害である。横軸は明確な意識障害はないが，あたかも意識障害に類似した症状を起こす脳機能障害である。それぞれの症状をもう少し詳しく理解しておく必要がある。

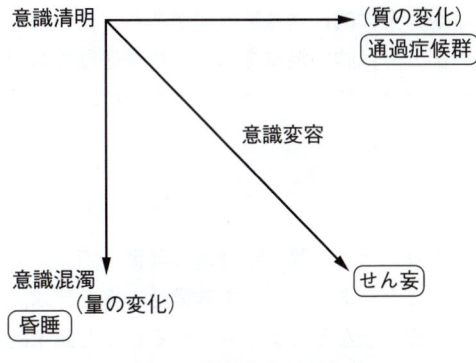

図1.1　意識障害の現れ方

CHART 1

【意識障害】
　意識混濁……量的障害：意識の清明度の障害，意識水準の低下
　意識変容……（量 ＋ 質）的障害：意識の広がりや方向性の障害

a．意識混濁

意識の清明度や覚醒度の低下で，量的障害，意識水準の低下と考えてよい。これにはもちろん興奮などの異常行動，すなわち質的な異常は伴わない。その混濁の程度によって，以下の段階に区別される。

Ⅰ 精神医学総論

　　最軽度の意識混濁：明識困難状態
　　　ぼんやりした状態
　　軽度の意識混濁：昏蒙
　　　浅眠状態に近く無関心で注意散漫な状態
　　中等度の意識混濁：傾眠，昏眠
　　　半覚半眠で強い刺激のみに反応する状態
　　高度の意識混濁：昏睡（半昏睡，深昏睡）
　　　強い刺激に対してわずかに反応するか全く応答がない状態

b．意識変容

意識水準の低下に加えて，意識狭窄と多彩な精神症状や異常行動を伴っている状態である。意識の量的障害に加えて質的障害が認められるもの，すなわち広がりや方向性の障害と考えればよい。その性質によって，次のように分類されている。

①もうろう状態

臨床的に曖昧に用いられることが多い。比較的軽い意識混濁を土台に，限られた一部の意識分野はかなりよく保たれているが，全体的には意識狭窄がある。そのため，ある程度部分的にまとまった行動ができる反面，他の部分では強い混濁を示し，精神運動性の軽い興奮，錯覚，不安，幻覚などが出現する。もうろう状態には，急性アルコール中毒，てんかん，解離性障害，頭部外傷などによるものがある。

②せん妄

軽〜中等度の意識混濁があり，それに強い精神運動興奮，幻覚，妄想などが伴う。せん妄時にはその人の仕事上の動作をすることがあり，これを職業せん妄と呼ぶ。せん妄は器質性精神障害，アルコール・薬物中毒，および認知症などでよくみられる。また臨床的には，記銘力・見当識・注意力の低下，睡眠覚醒リズム障害が特徴である。

③夢幻状態

夢の中にいるようで，半ばぼんやりし，半ば目覚め，周囲の知覚が歪み錯乱し，弱い精神活動障害があっていろいろ行動しようとするが，合目的的ではなく，動作も緩慢である。

④アメンチア amentia

意識混濁は軽く，思考のまとまりがなく，困惑状態。今日ではせん妄に含めることが多い。

CHART　2

【2つの意識変容状態が主役】
　もうろう状態：軽度の意識混濁 ＋ 意識狭窄
　せん妄：中程度の意識混濁 ＋ 幻覚，妄想を伴う強い精神運動興奮

c．特殊型
　①失外套症候群
　　全失認，全失語状態で大脳外套つまり大脳皮質の広範な破壊による，いわゆる慢性植物状態のことである。睡眠，覚醒リズム，嚥下運動などの植物機能は保っているが，目の前の物体を目で追うことはできない。意識障害と区別される特殊な状態である。

　②無動無言症
　　眼球運動は保たれているが，自発運動のない状態，無動無言状態である。脳幹部の損傷で生じる。意識障害があると考えられている。

　③監禁症候群（閉じ込め症候群）locked-in syndrome
　　意識は障害されていないが，皮質脊髄路と延髄路が障害されているため，外界との連絡が取れないことから名づけられている。その中で瞬目と眼球運動は保たれている。

　④通過症候群
　　意識混濁はなく，しかも可逆的な状態である。急性の意識障害の回復過程で出現する精神症状で，健忘，幻覚，自発性欠如が特徴である（図 1.1 参照）。

> **CHART　3**
>
> 【意識障害に類似した症状】
> 　失外套症候群……睡眠，覚醒リズム，嚥下運動のみの植物状態
> 　無動無言症………眼球運動のみ

自我意識の異常

1　自我意識とは

　自我意識でいう意識は，客観的・生物学的な意味よりも，主観心理学的意味を主にする。主観心理学的意味での意識のうち，対象意識に対立するのが自我意識である。自我意識は，自己自身に対する意識であり，この場合，意識する主体が自我，意識される客体が自己である。
　自我意識には，能動性の意識，単一性の意識，同一性の意識，外界と他人とに対立するものとしての自我の意識の 4 つの標識がある。

2　自我意識障害

　a．能動性の障害
　　「自分」が行動している（実行意識），自己の知覚，思考，感情，身体感覚を「自分のもの」と感じ

I　精神医学総論

る（存在意識ないし自己所属感），能動的な自我の障害である。

①離人症

実行意識と存在意識のどちらの障害によっても生じうる。何をしても自分がしているという実感に乏しく，生き生きとした現実感がなくなった状態のことである。また，自分の身体が自分のものと感じられないというような体験をすることもある。

従来診断名であるが，神経症性障害（離人・現実感喪失症候群）の症状としてとらえられる。統合失調症やうつ病の初期，また自己像幻視としててんかん発作にもみられることがある。

②させられ体験（作為体験）

実行意識の障害によって生じる。自分の行動，思考，意志などが自分以外のものによってあやつられていると感じる状態である。これもやはり「自己の能動性」の喪失と考えると理解しやすい。統合失調症特有の症状である。代表的な作為思考として，次のようなものがある。

ⅰ）思考吹入：考えが吹き込まれる
ⅱ）思考奪取：考えが抜き取られる
ⅲ）思考干渉：考えが干渉される
ⅳ）思考伝播：考えが伝わって知られてしまう

b．単一性の障害

単一性とは，自分が1人であって2人でないという意識である。

①二重自我

何物か（キツネ，イヌ，タヌキのことが多い）が取りつくことによって「自分の中にもう1人の自分がいる」という，いわゆる「つきもの（憑依）」状態である。

②自他同一化

外界に対する自我意識の異常で，自分でありながら，神になったように感じる体験として現れる。

c．同一性の障害

同一性とは，自分が外界や周囲の人とは区別されている意識のことである。これが障害を起こすと，現在の自分は自分でなく他人であると体験したりする。

解離性障害では，強い情動体験により，自己同一性の障害（自我意識障害）と意識狭窄（意識障害）が一時的に生じる。解離性障害は一種の催眠状態であり，意識混濁はほとんどない。なかでも，解離性同一性障害では，自己同一性の障害として二重人格がみられ，異なった人格が交代して現れる。二重人格は，ときに統合失調症でもみられる。

d．外界と他人とに対立するものとしての自我の障害

自己と外界との境界，自己と他人とを区別する意識のことである。これが障害されると，自他の区別が不明瞭になり，外界や他者を自己と同一視するようになる。

> **CHART 4**
>
> 【自我意識障害】
> 　離人症：実行意識の障害 ＋ 存在意識の障害（主に神経症性障害）
> 　させられ体験：実行意識の障害（統合失調症）
> 　解離性障害：強い情動体験により，自我意識障害（自己同一性の障害）と
> 　　　　　　　意識障害（意識狭窄）が一過性に生じるもの

Ⅰ 精神医学総論

知覚の異常

1 知覚とは

　感覚器を通して得た感覚を，過去の記憶，感情，経験などを加えて解釈・判断し，外界の状態や自分の状態を把握する働きのことを知覚という。知覚に異常が起こると客観性が保持されず，現実をありのままに認知できなくなる。

2 知覚障害

　ここでの知覚の障害は，末梢感覚器に障害がないのに，実体のないものを認知してしまう場合のみを扱う。

a．単純な知覚障害

　入眠期やてんかん発作が生じる前兆として，音が大きく聞こえたり，物が大きく見えたりすることがある。薬物中毒では色彩が強くなったり，質が変わったように感じる体験をしたりする。

b．錯　覚

　対象を誤って，現実に存在するものを別なものとして知覚することである。正常でも不安時や不注意なときに錯覚を体験することがある（情動錯覚，不注意錯覚）。病的には，せん妄など意識障害のあるときに多くみられる（意識障害性錯覚）。
　また，壁のしみが人の顔に見えたりする体験をパレイドリア（pareidolia）という。熱性疾患，せん妄状態などでみられる。このとき，それが壁のしみであることを知っているのが特徴である。

c．幻　覚

　対象のない，実在しないものを知覚することで，真性幻覚と偽幻覚がある。前者は外界に強い実体感をもっているが，後者は外界に知覚されるが，あくまでも心の中に思い浮かんだ対象であり，客観性や実在感の確信が少ないものである。なお，前項の錯覚と幻覚を合わせたものを妄覚という。
　臨床的に重要な幻覚として，次のようなものがある。

①幻　聴

　単純な音だけのような要素幻聴は，覚醒剤中毒，アルコール依存症にみられやすい。臨床的に重要なのは人の声による言語性幻聴である。主に統合失調症でみられる。多くの場合，様々な声で話しかけられる形をとる。その内容は悪口，干渉，命令など被害的色彩のものが多い。その声に対して問答することがある。これは「話しかけと応答の形の幻聴」と呼ばれ，統合失調症の診断に重要である。そのほか自分の考えていることが声となって聞こえるものがあり，これを思考化声という。意識清明下でみられる幻覚では，幻聴が最も多い。また，そのほかに機能性幻覚がある。これは，実際の生活音などとともに，人の声が聞こえるなどの幻覚のことである。

②幻 視

意識障害や脳器質性精神障害に伴って出現することが多い。特に幻覚剤の中毒状態やせん妄，もうろう状態などにみられる。また，アルコール依存症による小動物幻視（アリやクモなどが群をなして出現する）は臨床的によく体験する。そのほか屋外の風景や情景がありありと見えたりする情景的幻視がある。てんかんやヒステリーのもうろう状態（自己像幻視），拘禁反応などにもみられる。統合失調症では幻聴に比べ頻度は少ないが，ときに意識清明下で不鮮明で影や顔だけが見えることがある。

③幻 臭

腐敗臭，ガスの臭いなどの幻臭が側頭葉てんかん発作や脳腫瘍，統合失調症，薬物中毒などで出現することがある。

④幻 味

食物に変な味がするといった幻味は，被毒妄想と関連して統合失調症で出現することがある。

⑤体感幻覚：セネストパチー cenesthopathy

脳が腐って流れ出る，内臓が腐っている，子宮の中で何かが動いているなど，体感の異常な知覚が出現することがある。このような体感幻覚は主に統合失調症で現れるが，器質性精神障害やうつ病にもみられることがある。

⑥幻 肢

あたかも四肢が切断されているかのように感じられ，切断されたと思っている部分に痛みを感じることがある。

CHART 5

意識清明下で起きる幻覚：統合失調症の言語性幻聴
意識障害時で起きやすい幻覚：せん妄やアルコール依存症の幻視

思考の異常

1 思考とは

思考とは一定の目的に適合した概念を想起し，判断・推理の操作によって課題を分析していく精神活動のことである。思考は人間の知的精神作用の主軸であるが，その基準となる価値基準は文化圏によって異なる場合がある。

Ⅰ 精神医学総論

2 思考障害

思考障害を考えるとき，次の3点に分類しておくと理解しやすい。まず，思考の筋道・過程・形式の異常，次に思考の内容そのものの異常，そして思考の背景にある思考体験様式の異常に分けて説明する。

a．思考過程（思考形式）の異常

①観念奔逸
観念が次々に沸き起こり，その進行は速やかであるが思考目的からそれていく状態。アイデアは豊富であるが，着想は飛躍し，全体的に何を言っているのかわからない。躁状態やアルコール・薬物による酩酊時に出現する。

②思考制止（抑制）
観念奔逸と逆に，観念が沸かず着想も貧困になり停滞し，判断力も低下して思考の目的を達成できなくなる。うつ状態でみられる。

③滅裂思考
思考過程の関連性のない観念同士が結び付き，まとまりがなくなる状態。比較的軽度な場合を連合弛緩という。重症になると言葉の概念が崩壊し，単語の羅列となり，これを「言葉のサラダ」という。また，他人にはわからない言葉を作り出す「言語新作」がみられることもある。これらは統合失調症に特徴的である。

意識混濁時に滅裂思考が起きることがあるが，これを思考錯乱（散乱思考）という。器質性精神障害でみられる。

④思考途絶
滅裂思考と逆に，思考途中で全く不意に思考の進行が停止する，急に抜き取られる，なくなるなどの体験をする。統合失調症に特徴的な症状である。

⑤迂　遠
話がまわりくどく，要領が悪く，細部にこだわってなかなか目的に達しないもので，てんかんや認知症および精神遅滞でみられる。

⑥保続，粘着
同じ観念が繰り返し現れ，先に進行できない状態である。例えば前の質問の答えが頭に残り，次の質問でも前の質問と同じ答えを出したりする。てんかん，認知症や器質性疾患にみられる。

CHART 6

双極性障害（気分障害）：躁状態で観念奔逸，うつ状態で思考制止
統合失調症：滅裂思考と思考途絶

> **CHART 7**
> 迂遠，保続，粘着は認知症，てんかん，脳器質性障害のサイン

b．思考内容の異常

思考内容の異常で臨床的に最も重要なのが妄想である。妄想はその内容が不合理で間違っているのに，理性によって訂正ができず確信をもっていることが特徴である。

> **CHART 8**
> 妄想とは間違った確信，訂正不能，およびあり得ない内容によって特徴づけられる

★妄想の発生様式による分類

心理学的に了解不可能な第三者から理解できない一次妄想と，患者の気分を考慮すれば心理学的に了解可能な第三者から理解できる二次妄想に分けられる。

1）一次（原発性，真性）妄想

　直感的に合理的な理由なく誤った確信をもつことで，現実とは一致しない確信のこと。他者が説得や説明をしても訂正不能なもの。したがって，第三者には全く了解不能である。これは統合失調症によく認められる。

①妄想気分

　周りの世界が不気味に感じられ，何となく変わった様子に感じる。突然起きる不安な予感や異様な感じに襲われる。統合失調症では，世界が破滅するなどと感じる「世界没落体験」がある。

②妄想知覚

　実際に知覚されたものに対して，動機のない関係づけ，または特有の意味づけをする状態。その意味づけも自分に関係していることが多い。例えば，「道路を工事している人を見て，自分は近いうちに破産する」などと思うような場合である。

③妄想着想

　突然頭の中に浮かんだことが，確信に満ちた意味をもってしまうような体験のこと。例えば「自分は神の子である」，「自分はスターである」などである。

2）二次妄想

　誤った確信には違いないが，患者の心理状態や感情から発生するもので，ある程度第三者でも了解できる妄想である。うつ状態での微笑妄想（罪業妄想や貧困妄想），躁状態の誇大妄想，アルコール依存症の嫉妬妄想，熱狂者の好訴妄想などがこれに相当する。

Ⅰ 精神医学総論

CHART 9

妄想気分，妄想知覚，妄想着想は一次妄想で統合失調症の初期に現れやすい

★妄想内容による分類
　妄想は自分に不利な内容として被害・関係妄想，微小妄想，また自分に有利な内容として誇大妄想というように，大きく3つに分類される。
1) 被害・関係妄想
　　自己に関連した被害的内容の妄想。他人や組織，未知の力などによって被害を受けていると確信する。統合失調症でよくみられる。
　①関係妄想
　　自分と関係のない人の動作や発言がすべて自分に関係していると解釈する。
　②注察妄想
　　他人に監視，注目されていると感じる妄想。
　③追跡妄想
　　他人が自分を監視するために後をつけているという妄想。
　④被毒妄想
　　食べ物に毒を入れられていると確信する妄想。
　⑤嫉妬妄想
　　配偶者に愛人ができたと信じる妄想。統合失調症やアルコール依存症でもよく認められる。
　⑥物理的被害妄想
　　電波などで苦しめられるという妄想。
　⑦憑依妄想
　　自分に神や動物，悪魔などが取りついたとする妄想。
　⑧好訴妄想
　　些細な不利益をきっかけに執拗に訴訟を起こし，闘争的手段で解決しようとする妄想。
2) 微小妄想
　　自己の能力や財産を過小評価する妄想である。うつ病でよくみられる。
　①貧困妄想
　　財産がなくなって路頭に迷うに違いないと確信する妄想。
　②罪業妄想
　　過去の些細な失敗を重大な過失と考え，深刻な自責感をもつ妄想。
　③心気妄想
　　健康でありながら大病にかかったと思い込む妄想。老年期のうつ病によくみられる。
3) 誇大妄想
　　自分の能力，地位，財産などを過大に評価する妄想。血統妄想，恋愛妄想，発明妄想などがある。主に躁状態，ときに統合失調症にもみられることがある。

> 被害・関係妄想──統合失調症……一次妄想
> 微小妄想─────うつ病………二次妄想
> 誇大妄想─────躁病………二次妄想

c．思考体験様式の異常

　思考体験様式の異常は自我意識の障害として現れるものもあり，離人体験やさせられ体験が含まれる。これら2つは自分と他者をはっきりと認識できないために生じると考えられる。既にその一部を「自我意識障害」の項 p.7 で説明しているが，重要なのでここでもまとめておく。

①離人体験（離人症）
　自分の精神活動が自分のものという自己所属感が薄れて体験する。主に神経症性障害であるが，ときに統合失調症，うつ病にみられることがある。

②強迫思考（観念）
　ある考えが繰り返し頭に浮かび，その不合理さを知っていながら，払いのけることができない。取り除こうとすると不安や不快の感情を伴う。

③恐怖症
　何かしら特定のものに対して不安をもつ場合，恐怖症性不安障害となる（あまり脅威ではないはずの人や動物，場面に対して強い不安や恐怖を感じるもので，対人恐怖，不潔恐怖，閉所恐怖などがある）。

④支配観念
　ある考えが感情を伴って強調され，長時間頭の中を占めるが，強迫的な感じは伴わない。熱狂者でよくみられる。内容は不合理でなく，了解可能である。例えば，抑うつ気分の強い人が自殺ばかり考えたり，実際に体験した心的外傷体験が頭から離れないような場合である。

⑤させられ体験（作為体験）
　ある力や組織によって自己の考えや行動が強く影響されるという体験。統合失調症によくみられる症状である。その中に他人の考えが自分に吹き込まれる思考吹入，自分の考えが抜き取られる思考奪取，自分の考えが他人に伝わってしまう思考伝播，自分の考えが読み取られる思考察知などがある（「自我意識障害」の項 p.7 参照）。

Ⅰ　精神医学総論

> **CHART　11**
> 離人体験と作為体験は，思考の体験様式の異常として分類され，自我意識の障害を意味する

d．その他

①病識の欠如

　病識とは自分自身の異常体験や異常行動に対する自己の正確な判断であり，その認識である。この客観的な把握が統合失調症や気分障害では欠如している。これは自我意識や思考障害を意味していると考えられる。

　それに類似した言葉に病感がある。これは病気であるという不安感のことで，病識とは区別される。神経症性障害やうつ病者でよくみられるが，診断的意義はない。

②疎通性障害

　人と人との意志や感情が十分に，また適切に通じ合うことを疎通性という。統合失調症患者では感情鈍麻や自閉状態にあり，外界との接触を避けようとする。その結果，お互いの疎通性を保つことが困難になる。

> **CHART　12**
> 統合失調症や気分障害患者では，病感があっても真の病識はない

記憶の異常

① 記憶とは

　記憶とは，過去の外的刺激や経験の影響が頭の中に残され，保持され，必要に応じて再生されることである。

　記憶は次の4つの要素から成り立っている。

①記銘：知覚した印象や経験を刻み込むこと
②保持：記銘されたものを維持すること
③追想（再生）：保持されたものを再び意識に呼び戻すこと
④再認：追想されたものが記銘されたものと同一であるかを確認すること

　記憶は，記銘→保持→追想→再認という一連の精神機能であり，これらの各要素のどこかが障害されると記憶障害として現れる。

　また，記憶は保持期間の長さによって短期記憶と長期記憶に大別される。

a．短期記憶

一時的に保持する記憶機能であり，容量は少なく急速に減衰する記憶である。即時記憶と近時記憶に分けられる。海馬を中心とした大脳辺縁系が関与するとされる。

①即時記憶

秒単位の記憶であり，提示されたものをそのまま意識上に保っておく記憶である。提示されたものを干渉を入れずに復唱させることで検査できる。

②近時記憶

数分〜数時間または数日単位の記憶であり，いったん意識から消えた後に追想される記憶である。提示されたものを，別のものに注意を転導させるなど干渉を入れた後に再生させることで検査できる。

b．長期記憶

より容量が大きく安定した記憶機能である。以下の陳述記憶と手続き記憶に分類される。

①陳述記憶

イメージや言葉などで表現可能な記憶である。意味記憶とエピソード記憶に分けられる。大脳新皮質が関与するとされる。
　ⅰ）意味記憶：知識に相当するもので，事実，概念，語彙など事典的な情報の保持に関与する。
　ⅱ）エピソード記憶：思い出に相当するもので，自伝的な内容である。時間的要素をもち，さらに感情に影響されやすく1回の体験でも得られる。感情と密接に関係することから大脳辺縁系も関与するとされる。

②手続き記憶

習慣や運動および技術の熟練などの行動に関する記憶であり，無意識的に再生される。大脳皮質以外，小脳，基底核が関与するとされる。

c．作動記憶 working memory

短期記憶に関与し，同時に複数の記憶を呼び出し制御する機能である。様々な情報の統御を必要とする認知機能に深く関与する。前頭前野が関与しているとされる。

2 記憶障害

a．記銘障害
①記銘力低下

新しいことを頭の中に取り入れる能力の低下である。記銘障害では，最近の記憶（短期記憶）が減弱し，新しいことが覚えられなくなる。臨床的には即時記憶や近時記憶の障害として現れ，評価される。昔のことは覚えており，保持，追想の障害はない。生理的にも興味や関心が少なく注意が減弱している場合に生じるが，病的に記銘障害がみられた場合は，意識障害や知能障害を疑う。代

表的な疾患としては，慢性の脳器質障害である Alzheimer 型認知症などの変性疾患，脳血管障害，頭部外傷後遺症および精神遅滞などが挙げられる。急性脳障害による意識障害の際にも現れる。

②Korsakoff 症候群

　ロシアのコルサコフ Korsakoff, S. S. が記載した特有の記憶障害を主徴とする症候群であり，記銘力障害，逆向健忘，失見当識，作話を主症状とする。病識の欠如を伴うことが多い。近時記憶を主とする記銘力障害と発症以前にさかのぼって一定期間のことを追想できない逆向健忘などの記憶障害を示すものである。短期記憶としては，近時記憶が障害され即時記憶は保たれる。長期記憶としては，エピソード記憶が障害され意味記憶は保たれる。症状が記銘力障害と逆向健忘のみで，失見当識や作話などの他の精神症状を伴わないものを健忘症候群というが，Korsakoff 症候群と同義に用いられることもある。慢性アルコール中毒，頭部外傷，脳炎，認知症，CO 中毒などの脳器質性障害で現れる。その中でアルコール精神病の１つとして扱われる場合，ビタミン B_1 欠乏による Wernicke 脳症を合併していることが多いことから，同一疾患の経過の表現として一括し，Wernicke-Korsakoff 症候群と呼ばれる。

CHART 13

Korsakoff 症候群には記銘力障害，失見当識，作話のほかに
再生（追想）の異常として逆向健忘がある

---

b．保持障害

　脳の器質的障害の際に，いったん記銘された記憶は，新しく獲得されたものほど消失しやすく，古いものほど消失しにくいのが一般的な傾向である。このことから記憶が層的構造になっているものと考えられるが，感情と強く結びついた記憶ほど保持されやすい傾向もあるため，単純な層的構造ではないとされる。保持障害は脳器質性障害や電気けいれん療法後に生じやすい。

c．追想（再生）障害
《追想の量的異常》
①記憶減退

　追想能力が全般的に減弱している状態を記憶減退という。このような全般的な障害は生理的老化や認知症，脳動脈硬化症にみられる。

②記憶増進

　追想障害では逆に亢進する場合があり，記憶増進は過去の記憶が活発によみがえる現象として現れる。精神遅滞や自閉症において，知能とは関係なく年表，地名，電話帳，時刻表などを並はずれて正確に記憶していることがあり，Savant 症候群と呼ばれる。そのほかの記憶増進としては，生命の危急時にその人の一生が走馬燈のように次々に浮かんでくる現象であるパノラマ幻覚がある。

③健　忘 amnesia

　過去の一定の期間ないしある事柄を追想できない状態を健忘という。その一定期間のことすべてを追想できない場合を全健忘という。一過性全健忘は，海馬付近の一過性脳虚血発作（transient ischemic attack：TIA）によって，突然数時間～数日間の全健忘が起こる。全健忘に対して過去の一定期間を部分的には追想できるが，それ以外は追想不能な場合を部分健忘という。この場合，記憶の中で島状に残っている追想可能な部分を記憶の島という。また，頭部外傷などにより意識障害があった期間だけでなく，それに先立つ意識のあった一定の期間のことまでさかのぼって追想できないことを逆向健忘という。臨床的に障害から回復した後の出来事を追想できないことを前向健忘という。なお，逆向健忘が回復するときは，古い記憶から次第に追想可能になってくる。

　一方，健忘は不快または恐怖など精神的な原因でも生じ，心因性健忘と呼ばれる。従来ヒステリーと呼ばれた解離性（転換性）障害（解離性健忘，解離性遁走）などにみられる。選択健忘は，恐怖体験や不快な体験に関係する人物，場所，状況に関することが選択的に追想できなくなることである。全生活史健忘は選択健忘の一類型であり，自分の名前や生活史に関することが追想できないのに，生活習慣など一般知識は保たれている。そのため日常生活にはあまり支障はない。大半に家庭内問題，男女関係のトラブル，犯罪など直接的な心因を認める。

≪追想の質的異常≫

①記憶錯誤

　過去の出来事を歪曲して追想することである。誤記憶と偽記憶がある。正常でもある程度みられるが，歪曲が著しい場合は病的とされる。

　ⅰ）誤記憶：過去の事実が改変され，誤った内容で追想されることで，追想錯覚ともいう。
　ⅱ）偽記憶：過去の全く経験していない出来事をあったかのように追想することで，追想幻覚ともいう。

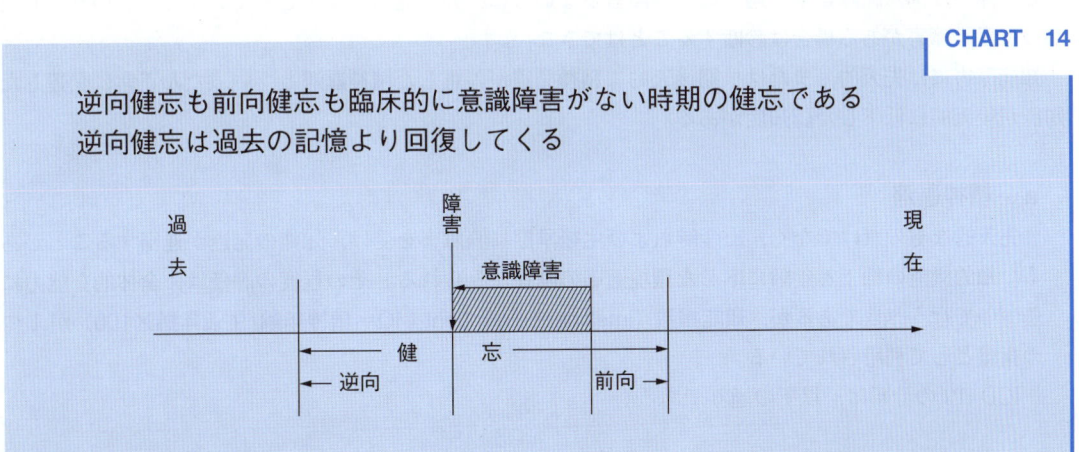

CHART 14
逆向健忘も前向健忘も臨床的に意識障害がない時期の健忘である
逆向健忘は過去の記憶より回復してくる

CHART 15
心因性健忘は選択性（全生活史健忘も含む），都合の悪いことだけ忘れる

d．再認障害

①既視感 déjàvu
初めて見るものを，既に見たことがある，体験したことがあると感じることである。

②未視感 jamais vu
過去に見慣れている風景などを初めて見たと感じることである。

いずれも再認の錯誤であり，正常も含めた様々な状態で体験するが，側頭葉てんかんの発作症状としてもみられる。

知能の異常

1 知能とは

知能とは，出来事や状況を分析，判断し，新しい課題を解決する環境適応能力や学習能力のことであり，さらに具体的なものを抽象化する抽象的思考能力などを含んだ総合的能力である。本能の対立概念であり，本能もまた環境に適応するための能力ではあるが，遺伝的に規定された一定の行動パターンであり，新しい課題には対応できない。また，知能は知識とは異なる概念であり，知識が過去の経験の蓄積であるのに対して，知能は過去の経験の利用であり発展とされる。

2 知能障害

知能障害は，意識障害や一過性の精神障害がないのに，知的能力が障害されていることをいう。したがって意識障害がある場合は診断することはできない。

知能障害には先天的，または早期後天的に精神発達が停止した精神遅滞と，いったん正常に発達した知能が後天的に低下した認知症がある。

a．精神遅滞

先天的なものだけでなく，出産時および生後早期に脳障害を受け，知能の発達が遅滞することがある。知的機能の低下と年齢に応じた環境適応の障害がみられる。その程度の評価は，全体的な能力に基づいて行うべきであるが，知能指数（intelligence quotient：IQ＝精神年齢/生活年齢×100）が1つの指標として利用されている。

ICD-10の分類は，以下の通りである。

①軽度精神遅滞（IQ：50〜69）
言語の習得は幾分遅れるものの，言語，身の回りのことは日常生活程度では自立している。学問的よりも実地能力が求められる仕事は可能である。

②**中度精神遅滞**（IQ：35〜49）

　言語，運動，身の回りの能力の発達に遅れがみられる。成人しても自立した生活ができる人はまれであるが，単純な社会的活動に参加する能力はある。専門家の監督下であれば，単純作業をすることは可能である。てんかんや神経学的・身体的障害の合併もみられる。

③**重度精神遅滞**（IQ：20〜34）

　言語，運動，身の回りの能力において発達の遅れが顕著である。重度の中枢神経の障害の存在を示唆するような顕著な運動障害や神経学的障害を合併することが多い。

④**最重度精神遅滞**（IQ：20 未満）

　意志疎通についての能力が極めて制限されている。運動能力の制限も著しく，ほとんどが動けないか動けてもごく狭い範囲である。生活するための基本的能力もほとんどないため，常に援助と管理を必要とする。てんかん，視覚あるいは聴覚の障害を含めた重度の神経学的，身体的障害もみられるのが通常である。

b．認知症

　一度獲得された知能が，何らかの脳の器質的病変によって持続的に低下することである。認知症は，意識障害がないことを前提に，記憶障害に加えて，それ以外の認知機能障害（例えば，判断力の障害，実行機能の障害など）が認められること，さらに社会生活や対人関係に支障が現れ，病因として器質性疾患の存在が確認または推定された場合に診断される。認知症の主症状は記憶障害，判断力低下，見当識障害，失語などの認知機能の障害であり，中核症状と呼ばれる。それ以外の周辺症状としては抑うつ，睡眠障害，せん妄，徘徊，妄想などがみられる。主に Alzheimer 型認知症などの変性疾患および脳血管障害などによって生じるが，内分泌疾患や栄養障害などの身体疾患でも生じる。非可逆性とは限らず，高齢者のみにみられるものでもない。

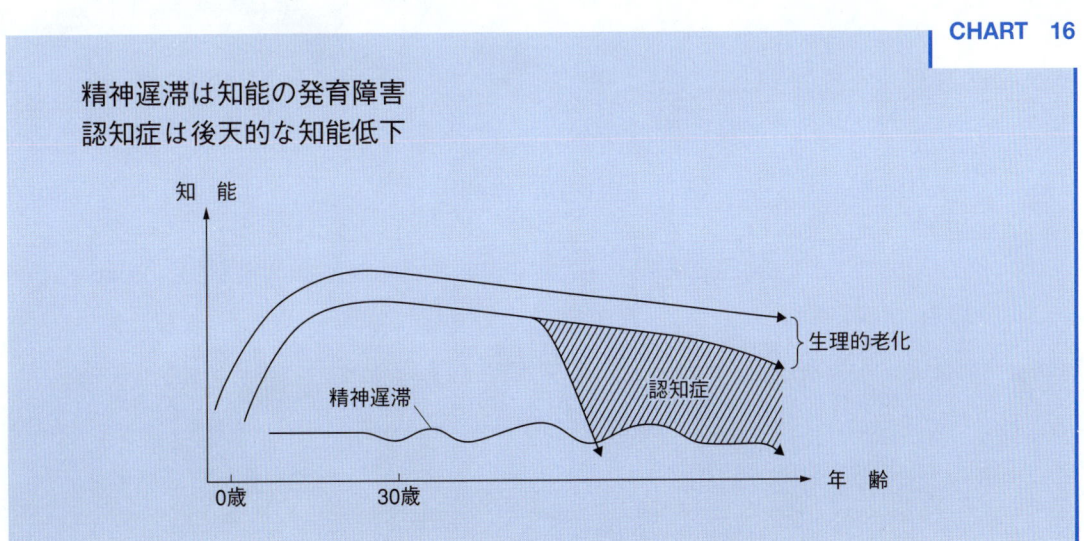

CHART 16

I 精神医学総論

c．認知症に類似した状態
①偽認知症
　解離性（転換性）障害（ヒステリー性心因反応）による退行状態で，ごく簡単なことを間違え，問いに対しても即座に的はずれな応答（的はずれ応答）をするため一見認知症のようにみえる。言動はわざとらしく，言葉使いや振る舞いが子どもっぽく幼稚になる小児症や道化のように振る舞ったりする道化症候群がみられる。このような状態は刑務所や拘置所のような拘禁状態において心因性に引き起こされることがある（拘禁反応）。最初，ガンザー Ganser, S. J. M. が拘禁反応の1つとして偽認知症と小児症および的はずれ応答の症状を記載したことから Ganser 症候群と呼ばれる。

②仮性認知症
　うつ病では，抑うつ気分，意欲の低下，不安焦燥，身体症状（不眠，食欲不振，動悸，胃腸症状など）が主にみられるが，老年期のうつ病では，不安焦燥以外のうつ症状が目立たないことも多い。その際に，思考制止によって考えることを億劫がったり，記憶力や判断力が低下したりして認知症のようにみえる状態を仮性認知症という。

CHART 17

Ganser 症候群は拘禁反応（心因性）であり，偽認知症，小児症，的はずれ応答がみられる

CHART 18

偽認知症も仮性認知症も認知症に非ず
正体は，偽認知症は Ganser 症候群，仮性認知症は老年期うつ病

★★★情★★★
感情の異常

1 感情とは

　快，不快，喜怒哀楽などの自分自身の状態の意識で，「状態意識」とも呼ばれる。認知した対象や表象に反応して生じる主観的な印象であり，明確に対象化できない。感情は，身体（特に自律神経），思考，行動に影響を与え，それらによって表現される。感情には情動，気分，情熱，情性などを含む。なかでも特に重要なのは「気分」と「情動」である。
　「気分」とは，特定の体験に対するものではなく，日常生活の背景をなしている比較的長く緩やかな感情の動きのことである。楽しい，憂うつなどが含まれる。
　「情動」とは，ある体験に対して反応性に比較的急性に生じる一過性の激しい感情の動きをいい，表情，話し方，振る舞いなどを通じて表出され，自律神経の変化や内分泌系の変調などを伴う。喜び，怒り，恐れ，驚愕などが含まれる。

2 感情の障害

a．気分の異常

①抑うつ気分
　必ずしも動機があるとは限らない生気感情（生命力が身体的にみなぎった感覚）の沈滞である。つまり，抑うつ気分とは特に理由なく気分が生き生きとしなくなることである。憂うつ，悲哀，悲観，落胆，絶望などと表現される。意欲の低下や不眠，食欲不振，身体違和感などの身体症状を伴う。うつ病の基本症状である。

②爽快気分
　抑うつ気分と対照的に，動機もなく生気感情が高揚した状態である。気分は，さわやかで高揚しており，活力と自信に満ちあふれて生き生きとしている。欲動が亢進し，思考内容は誇大的で，抑制がとれて多弁，多動となる。躁状態の基本症状である。

③上機嫌症（多幸症）
　内容のない空虚な機嫌の良さである。躁状態の爽快気分に似ているが，特に自信に満ちた意欲的な行動は現れず，自身の状況を苦にせずに，ただ何となく機嫌が良いという点で区別される。認知症や前頭葉損傷などの器質性疾患やアルコールやモルヒネなどの中毒性精神障害などにみられる。

④児戯性爽快
　表面的な朗らかさであり，深みがなく子どもじみていて，わざとらしい印象を受ける。統合失調症の慢性期の症状で残遺型や解体型にみられる。

⑤気分変動（気分易変性）

気分の持続性が障害された状態である。気分が安定せず，外部の要因に影響されやすく，すぐに変動して容易に怒ったり，笑ったり，悲しんだりと極端から極端に変化する。人格障害やてんかんなどの器質性疾患でみられる。

> **CHART 19**
> 爽快気分は躁状態，多幸は老年期認知症
> 児戯性爽快は解体型統合失調症

b．情動の興奮性の異常

≪情動の興奮性亢進≫

①感情失禁（情動失禁）

意志による情動の調節ができず，些細なことですぐに泣いたり，笑ったり，激怒したりする。自身の感情表出が不釣り合いであることを自覚していても抑制できない。器質性疾患，特に脳動脈硬化症や脳血管性認知症にみられる。

②刺激性

不快感情の興奮性が亢進し，些細な刺激で，怒り，不機嫌，攻撃性を表出する状態。過度の疲労時にもみられるが，著明なものは躁状態やてんかんなどでみられる。

≪情動の興奮性減退≫

①情動麻痺

天災や突発的な衝撃体験時の恐怖感や感動のため，情動反応が停止した状態（感情空白状態）。心因反応の１つで，意識は清明で状況認識力もあり，危険な状況であっても傍観者のように冷静に観察，思考していることもある。

②感情鈍麻

情動変化が生じるような刺激があっても感情の変化がみられない状態。感受性が鈍麻して共感性に乏しく，感情の表出も起こらず，周囲に対しても冷淡であったり，無関心となったりする。感情鈍麻が著明となると，親や子の死に際しても情動が起こらなくなり，痛み，暑さ，寒さ，不潔さなどの身体的苦痛，不快にも無関心となる。統合失調症の慢性期に特徴的にみられるが，その他，認知症や精神遅滞でもみられる。

③情性欠如

人間的な高等感情である情性，特に良心，同情，共感，羞恥，自責などの感情が鈍麻あるいは欠如した状態である。平然と残忍非道な行為ができるため，犯罪に及ぶことがある。人格障害による場合が多い。

c．病的感情
①不　安

　正常な不安は，自己が身体的または社会的に危険にさらされたときに起きるが，病的不安は，対象がはっきりせず，理由もよくわからない漠然とした恐れの感情である．正常な不安は，生きている限り避けることができないものであり，物事の分別や価値観をもつようになるとむしろ増える．また，危険を回避し，向上心の原動力ともなりうるものである．それに対して病的不安は，状況に不釣り合いに強く反復性または持続性であり，正常不安のような効用はなく，かえって不安に言動がとらわれてしまい不適応につながる．臨床的に不安といった場合は病的不安を指し神経症性障害の基本症状である．不安は，動悸，息苦しさ，めまいなどの自律神経症状を伴うことが多いが，なかでもパニック発作では，突然起こる強烈な不安に，動悸，胸痛，呼吸苦や非現実感を伴い，死，自制心の喪失，発狂などへの恐怖が現れる．

②恐　怖

　明確な対象がある不安を恐怖という．あまり危険でも脅威の対象でもない事物，事柄，状況に対して激しい恐怖を抱き，自身もその不合理性を認識しながらも恐怖にとらわれてしまう場合を恐怖症という．恐怖症では，基本的に恐怖の対象を避けていれば不安は起こらないが，しばしば恐怖対象を避けられない状況を想像することによって生じる予期不安が現れる．また恐怖や予期不安を避けたくなる回避行動もみられる．

③両価性（アンビバレンス ambivalence）

　同一対象に対して愛と憎，嬉しさと悲しさ，快と不快など相反する感情が同時に存在する矛盾した状態．相反する感情の交代（ときに愛したり，ときに憎んだりなど）でも，側面の違い（人柄が好きでも，行動習慣に嫌悪するなど）でもない．典型的には統合失調症でみられる．

④感情不適合（気分倒錯）

　体験内容と情動との間に著しい不調和を認める状態．肉親の死など悲しむべきときに，愉快に感じて笑顔をみせたり，被害妄想をもち迫害されると思いながらも機嫌が良かったりする．統合失調症にみられることが多い．

⑤恍　惚

　うっとりとした忘我の状態である．言葉で表現しがたい身体的快感，至福感であり，啓示や神秘体験を伴うなど宗教的，超自然的な性質を有する．統合失調症，てんかん性もうろう状態あるいは解離性（転換性）障害（ヒステリー性もうろう状態：トランスおよび憑依障害），幻覚剤や麻薬などの服用時にみられる．

⑥離人感

　自己の能動性意識の障害に属する．自己の感情，思考，身体，外界の事象に対して，生き生きとした感情が生じなくなった状態．ピンとこない，実感がないなどの訴えがみられる．

I 精神医学総論

CHART 20

感情（情動）失禁……脳器質障害による感情の統制力の低下
情動麻痺………………心的外傷後の無感情状態

意欲と行動の異常

★★★意★★★

1 意欲とは

意志と欲動を合わせて意欲という。精神の能動的な面であり，行動に表出される。
欲動とは個体の生命や生活の維持に必要な行動に駆り立てる能動的な力で，あらゆる精神活動の基となる力である。食欲，性欲，睡眠欲などの身体的欲動と，権力，名誉，富，美などを欲する精神的欲動がある。
意志とは，欲動の上に立って統御して，自己統制的，目標選択的な行動に導く意識的な能動性をいう。意志は精神の発達に伴って発達する。

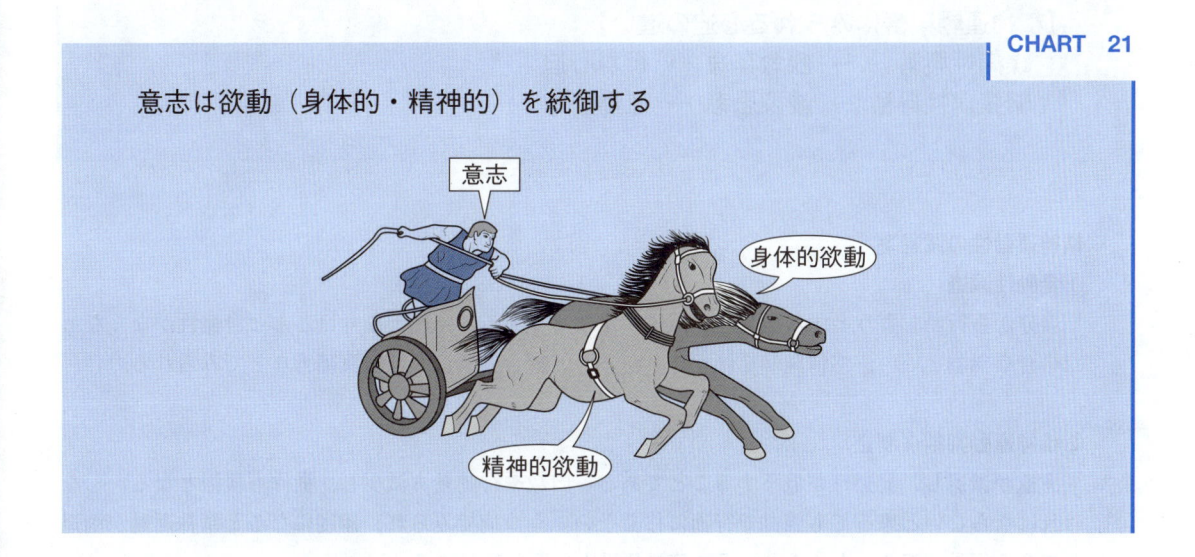

CHART 21

意志は欲動（身体的・精神的）を統御する

意志
身体的欲動
精神的欲動

2 意志と欲動の異常

a．精神運動性の異常

精神運動性とは，文字通り精神活動が表情や行動などの運動面に表出されることである。

≪精神運動性の亢進≫
1）精神運動興奮
　意志と欲動が著しく亢進し，行動過多になっている状態。興奮が軽度で落ち着かない状態を不穏という。また，目的の十分に定まらない欲動の亢進を心迫という。

①躁病性興奮
　爽快気分を基盤とする多弁，多動で，何かしていないといられない状態。対人接触も積極的，干渉的となる。観念奔逸に基づいて，次々と行為をしてしまう行為心迫がみられる。この行為は一応

Ⅰ 精神医学総論

目的をもった行為であるが，注意の転導性が亢進しており周囲からの影響を受けやすく次々と行為を重ねるため，なかなか目的を達することができない。次に述べる緊張病性興奮と異なり，周囲との接触性は保たれている。躁病のほか，アルコール・その他の精神作用物質，器質性精神障害（脳炎や進行麻痺など）などにみられる。

②緊張病性興奮
　精神内界の不安・緊張を基盤とした多動，多弁で，ただ動かずにはいられない状態。滅裂思考に基づいて個々の行動にまとまりを欠き，一定の目的なく動き回り，意味のない運動量が増加する運動心迫がみられる。不自然で理解できない行動であり，周囲との接触も障害される。統合失調症のほか，アルコール・その他の精神作用物質，器質性精神障害（脳炎や進行麻痺など）でもみられる。

CHART 22

【精神運動興奮にみられる心迫の違い】
　躁病性興奮　→　観念奔逸　→　行為心迫
　緊張病性興奮　→　滅裂思考　→　運動心迫

≪精神運動性の減退≫
①発動性減退
　自分から行動しようとする気持ちが減退することである。強度となりほとんど自発性がなくなった場合を無為といい，感情鈍麻を伴うことが多い。統合失調症や前頭葉障害などでみられる。

②精神運動抑制（制止）
　意欲が減退し，発動性が低下することである。口数や行動量も減少し，動作も緩慢となる。しなければならないと思っても億劫で行動に移せない。うつ病でみられ，極度になると精神運動が消退して全く行動が起こらなくなり，うつ病性昏迷という状態になる。

③精神運動阻害（途絶）
　言動が急に停止しては再開するという断続的な動きをする状態である。相反する欲動が対立することによって現れるとされるが，命令的内容の幻聴や作為体験に支配されて起こる場合もある。統合失調症に特徴的である。

④昏　迷
　意識障害はなく外界を認識しているにもかかわらず，精神運動性が完全に抑制され，言語，行動，刺激に応じた行動が自発的に認められない状態である。意識は清明であり，ほとんどの場合，昏迷中の記憶も保たれているため，これらの患者と接する際には注意を要する。原因となる疾患によって昏迷時の精神的な体験内容も異なる。程度の軽いものを亜昏迷という。

・うつ病性昏迷
　うつ病による精神運動抑制（制止）が高度となり，無動状態になったもの。表情には抑うつや悲

哀感を認めることが多い。
・緊張病性昏迷
　精神運動が極端に抑制された状態で，一切の自発的行動がみられず，硬く冷たい表情で無動無言となる。不自然な姿勢をいつまでも続ける常同姿勢，他動的にとらされた姿勢をそのまま長時間維持するカタレプシー（蠟屈症），拒絶症，命令自動などを伴うことが多い。
・解離性（ヒステリー性）昏迷
　解離性（転換性）障害の一型。ストレス性の出来事などを原因とする心因性の昏迷状態である。演技的な傾向がみられることが多い。

≪緊張病症候群≫
　緊張型統合失調症のほか，気分障害，アルコール・その他の精神作用物質，器質性精神障害（脳炎や進行麻痺など）などにみられる症候群である。興奮から昏迷，拒絶症から命令自動などのように極端から極端に交替する。
・緊張病性興奮
・緊張病性昏迷
・常同症：不適切あるいは奇異な同じ動作（常同行為），同じ言葉（常同言語），同じ姿勢（常同姿勢）を長時間繰り返したり保持したりする状態。
・拒絶症：すべての周囲からの働きかけを拒絶する。これは患者の意志ではなく，自動的反射的に生じると考えられている。
・命令自動：周囲からの働きかけに対して自動的に服従する。
・カタレプシー（蠟屈症）：他動的にとらせたままの姿勢を長時間保持する。
・反響言語，動作：相手の言動をオウム返しに言ったり行ったりする。
・途絶：思考途絶，行動面の途絶が現れ，断続的な言動として観察される。

CHART 23

緊張病症候群は，統合失調症の陽性症状のオンパレード
しかし，統合失調症とは限らない（気分障害や器質性精神障害でも起こる）

b．意志の異常
①強迫行為
　その行為が無意味あるいは不合理とわかっていながら，行うまいという自分の意志に反して，行わないではいられない行為である。強迫的衝動がそのまま行為として現れる場合と，強迫観念による恐怖を和らげようとして起こる場合がある。強迫行為は愉快なものではないが，我慢しようとすると強い不安が現れるため反復性である。強迫行為としては手洗い行為（洗浄強迫）や確認行為（確認強迫）が臨床的によくみられる。これらは，それぞれ不潔，盗難あるいは火事などへの強迫観念による恐怖を和らげようとして現れるものである。主に強迫性障害にみられる。

②衝動行為

意志による統御を受けないまま，欲動が直接行動化したものを衝動行為という。放火，窃盗，その他の犯罪行為，自殺が突然現れる。目的や理由がはっきりしないものをいう。

> **CHART 24**
>
> 【不安障害の不適応行動】
> 　強迫性障害：不合理な観念（強迫観念）→ 強迫行為
> 　恐怖症性不安障害（恐怖症）：不合理な対象への強い不安・予期不安
> 　　　　　　　　　　　　　　→ 回避行動

c．個々の欲動の異常

①食欲の異常

・食欲の量的異常

食欲が異常に減退すると無食欲，亢進すると食欲過多といわれる。食欲の減退はうつ病（ときに躁病でもみられる）で頻繁にみられ，食欲の亢進は躁病（ときにうつ病でもみられる）や精神遅滞，認知症など食欲への抑制が低下した際にみられる。そのほか食欲中枢（視床下部）障害などの器質的障害などでもみられる。食行動（摂食）の異常としては，食行動が減退して拒食がみられるものを神経性無食欲症，亢進して過食がみられるものを神経性大食症と呼ぶ。

・食欲の質的異常

食欲の倒錯としては異食症（pica）があり，食物でない砂，草，毛髪，大小便などを摂食する。精神遅滞，統合失調症，認知症，妊婦にみられる。

②性欲の異常

・性欲の量的異常

性欲の亢進や抑制は気分障害，脳血管障害，精神遅滞，内分泌障害，アルコール依存などでみられる。

・性欲の質的異常

性欲の質的異常を性倒錯という。性対象の倒錯として同性愛，小児性愛，老人性愛，フェティシズムなどがあり，性目標の倒錯として露出症，窃視症，サディズム，マゾヒズムなどがある。

③避害欲の障害

避害欲とは，苦痛を避けて快を求めるという基本的欲求の1つである。これが障害されると，自己に苦痛を与えたり，虐げたりを求めることがある。自傷は自ら自分の身体を傷つけるもので統合失調症，神経症性障害，人格障害などにみられる。また，てんかんもうろう状態など意識障害時にもみられる。頭髪や眉毛を引き抜く抜毛癖も一種の自傷行為である。自殺はうつ病や統合失調症，人格障害，アルコール依存などにみられるが，すべてが精神障害によるものではない。

神経心理学的症候群（巣症状）

1 神経心理学的症候群とは

大脳皮質の特定の部位の損傷によって，その部位の高次の精神機能が選択的に侵されて生じてくる症状のことで，巣症状とも呼ばれる。従来は失語，失行，失認といった症状に限定されていたが，近年になり画像診断の技術と認知神経科学的な研究の進歩に伴い，遂行機能，記憶障害，情動といった症状が含まれることもある。

2 失 語 aphasia

失語とは聴覚障害や構音障害がないのに，脳損傷によって言語を介したコミュニケーションが障害された状態を指す。大脳優位半球（右利きの場合は左半球）の障害で生じる。言語は複雑な体系をもち，文化や個人による差異も大きいため，失語の症状は様々な病像を呈する。

古典的に使われるのは図1.2に示したWernicke-Lichtheimの失語図式に基づく分類である。この図式は，現在の知見では論理的・解剖学的に必ずしも正確といえない部分もあるが，失語症の理解と分類には有用な概念である。

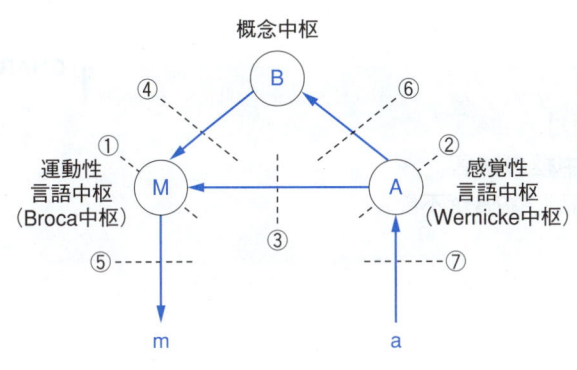

図1.2 Wernicke-Lichtheimの図式

a→A→B：聴覚性言語理解の経路
B→M→m：口頭言語表出の経路
a→A→M→m：復唱の経路
①皮質性運動失語（Broca失語）
②皮質性感覚失語（Wernicke失語）
③伝導失語
④超皮質性運動失語
⑤皮質下性運動失語（純粋語啞）
⑥超皮質性感覚失語
⑦皮質下性感覚失語（純粋語聾）

まず，音声としての言葉は感覚器から感覚性言語中枢（Wernicke中枢：A），さらに概念中枢（B）に達する。その結果，聞いた言語の意味を理解する。また何かしゃべろうとするときは概念中枢（B）から，運動性言語中枢（Broca中枢：M）を通って出力される。復唱する場合はa→A→M→mという経路をたどる。以下の失語型の説明は図1.2を用いて行う。実際のBroca中枢とWernicke中枢の位置は図1.3に示す。

　a．運動失語
　・皮質性運動失語（Broca失語）
　　図1.2の①を指す。優位半球の下前頭回にある運動言語中枢（Broca中枢：M）の障害により起きる（図1.3）。言語理解（a→A→B）は可能であるが，Mが障害されているので自発話（B→

I　精神医学総論

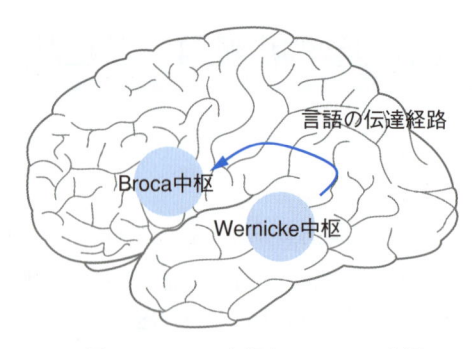

図1.3　Broca中枢とWernicke中枢

M×→m）と復唱（a→A→M×→m）はできなくなる。
・超皮質性運動失語
　図1.2の④を指す。BからMへの経路の障害。言語理解（a→A→B）と復唱（a→A→M→m）は問題ないが，自発話（B→×M→m）が不可能な状態。
・皮質下性運動失語（純粋語唖）
　図1.2の⑤を指す。皮質下運動言語中枢（m）の障害。言語理解が可能，自発話と復唱が不能なのはBroca失語と同じだが，Broca中枢（M）は損傷がないので，自発書字や書き取りは可能な状態である。

CHART 25

【皮質性運動失語（Broca失語）】
　優位半球前頭葉の運動言語中枢の障害
　言語理解は可能だが，自発話と復唱が不能

b．感覚失語
・皮質性感覚失語（Wernicke失語）
　図1.2の②を指す。優位半球側頭葉の上側頭回後部にある感覚性言語中枢（Wernicke中枢：A）の障害で起こる（図1.3）。言語理解（a→A×→B）と復唱（a→A×→M→m）が不能な状態になる。自発話（B→M→m）は流暢であるが，錯語（言葉の誤り）が多くなる。錯語が頻発して，文の構造がとらえられなくなるような極端な状態をジャルゴン（jargon）失語と呼ぶ。
・超皮質性感覚失語
　図1.2の⑥を指す。AからBへの経路の障害のため，言語理解（a→A→×B）は不能だが復唱（a→A→M→m）は可能。自発話（B→M→m）は流暢であるが，この場合も錯語が多くなる。
・皮質下性感覚失語（純粋語聾）
　図1.2の⑦を指す。皮質下感覚中枢（a）の障害で，言語理解（a×→A→B）と復唱（a×→A→M→m）は障害される。この場合はAの損傷がないので，自発話や書字は可能である。

> **CHART 26**
>
> 【皮質性感覚失語（Wernicke 失語）】
> 　　優位半球側頭葉の感覚性言語中枢の障害
> 　　言語理解と復唱は不能だが，（理解が困難な）自発話は可能

c．伝導失語

　図 1.2 の③を指す。A から M の連絡に障害がある場合である。縁上回を中心とした損傷で生じる。言語理解（a → A → B）や自発話（B → M → m）は可能だが，復唱（a → A → ×M → m）の障害が強く，復唱をさせると自己修正を伴う錯語が出現する。

> **CHART 27**
>
> 【伝導失語】
> 　　優位半球の縁上回周囲，Wernicke 中枢と Broca 中枢との伝導路の障害
> 　　言語理解と自発話は可能だが，復唱が不能

d．全失語

　Wernicke 中枢と Broca 中枢を含む広範囲の脳の損傷で，言語理解も自発話も，復唱も不能となった状態を指す。

e．健忘失語

　言語理解や自発話は保たれており，復唱も可能であるが，健忘によって言おうとする言葉，特に固有名詞や単語の喚語が困難となった状態。様々な部位の障害で生じ，Alzheimer 病などで生じることもある。

③ 失　行 apraxia

　四肢の知覚や運動機能は保たれているのに，一定の目的運動，行為を正しく行うことができない状態を指す。古典的な失行はリープマン Liepmann, H. C. により，肢節運動失行，観念運動失行，観念失行に分類されたが，そのほかにも「○○失行」と呼ばれる状態がいくつか存在する。主として頭頂葉の障害が病巣として想定されている。

a．肢節運動失行

　身体の限局した一部に現れる失行で，経験的に習得した運動が不能となる。右手あるいは左手がうまく使えない症状が多い。自発運動や模倣動作，道具使用いずれも障害される。損傷部位は左右の中心領域（中心溝を挟む前後）が想定されており，皮質基底核変性症の主要徴候であるとされる。
　類似の症状に手指失行（手指がうまく動かせない）や口部顔面失行（顔面の動作ができない）など

がある。

b．観念運動失行

　日常生活上で自動的な動作はできるのに，命令に従ったパントマイムの動作ができなくなった状態を指す。習慣化した意味のある信号動作（敬礼など）や日常慣用物品の使用動作（歯ブラシで歯を磨くふりなど）を行わせて，診断する。病巣は優位半球頭頂葉の縁上回，上頭頂小葉と考えられている。

c．観念失行

　個々の部分的行為はできるが，運動の順序が混乱し，複雑な日常生活上の動作を遂行することができなくなった状態を指す。簡単な模倣動作は可能であるが，複数の対象物を用いるような一連の行為で障害が生じる。例えば便箋を封筒に入れ，封をして切手を貼る，といった行為をさせて調べる。病巣は観念運動失行のそれと近接しており，優位半球頭頂葉の角回周囲と考えられている。

d．構成失行

　物の形態を空間的に形成する能力の障害である。臨床上最も多く観察されるもので，個々の運動障害はないが，外空間や身体空間における構成行為が障害される。例えば手指模倣をさせたり，立方体透視図を書かせたり，積木で物の形を作らせたりして検出する。単に「構成障害」と呼ばれることもある。病巣は頭頂〜後頭連合野の障害が考えられている。

e．着衣失行

　日常生活上で自発的に衣服を着ることができない状態をいう。観念運動失行や観念失行があれば着衣という行為は障害されるが，単独で着衣失行のみが存在する場合もある。劣位半球の頭頂葉あるいは後頭葉の障害が想定されている。

> **CHART 28**
> 失行は主として頭頂葉の障害
> 肢節運動失行，観念運動失行，観念失行などに分類される

4　失　認　agnosia

　失認とは，視覚，聴覚，触覚，味覚，嗅覚などの感覚路を通して対象を認知することができなくなった状態である。ただし，その感覚自体の異常はなく，他の感覚を介せば認知可能であり，意識障害などに起因するものでもない。

a．視覚失認

　視覚を介する対象認知障害である。視力や視野に異常はなく，見た物の形や色はわかるが，それが何かを見分けることができない。視覚失認の病巣は後頭葉にある。
　視覚失認は認知の対象となるカテゴリー別に以下のように分類される。それぞれのカテゴリーで脳

内の処理過程が異なることが予想される。

　①**物体失認**：日用物品を誤って認知する。

　②**相貌失認**：自分や他人の顔が識別できない。典型的な例では家族などの身近な人でも誰かわからないが，声を聞くと識別できる。

　③**色彩失認**：色彩の分類ができない。

　④**同時失認**：絵や図を見たときに，個々のものはわかるが全体の意味が了解できない。

　視覚失認の特殊型に Bálint 症候群がある。Bálint 症候群は両側頭頂〜後頭葉の広範な障害で出現し，精神性注視麻痺（視線を一定の方向にしか向けられない），視覚性運動失調（注意した対象を手でとらえられない），視覚性注意障害（一定の物以外に注意ができない）という 3 徴候からなる症候群である。

> **CHART　29**
> Bálint 症候群は広範囲の頭頂・後頭葉の障害で出現する視覚失認の特殊型

　文字の視覚的認知，すなわち読字にのみ選択的な障害が認められ，書字などその他の言語機能が保たれる状態を純粋失読と呼ぶ。また地図に関する知識や空間的な位置関係の記憶は正確なのに，見慣れた街角，建物，景色などを認知できない状態を街並失認と呼ぶ。

b．聴覚失認

　聴力検査では異常がないが，言語声（話し声）や環境音（周囲の音，音楽など）が認知できない状態を指す。臨床的に多くはないが，皮質下性感覚失語（純粋語聾）に伴うもの，感覚性失音楽（熟知音楽が認知できない症状），狭義の聴覚失認（環境音が選択的に障害されたもの）に分類される。一次聴覚野である横側頭回の周囲が両側性に障害されている場合が多い。

c．触覚失認

　手で触れることによって物品を同定することができない状態を指す。物品を見たり，音を聴くなどの他の感覚を用いれば同定することは可能である。病変としては頭頂葉下部が重視されており，病変の反対側の手に症状がみられる。

d．身体失認

　自分の身体についての空間像の認知障害を指す。頭頂葉，頭頂〜後頭葉移行部の損傷によって出現し，病巣が優位半球にあるときは両側性，劣位半球にあるときは反対側半側性に出現する。

Ⅰ　精神医学総論

①Gerstmann症候群：両側性の身体失認で，手指失認，左右障害，失書，失算の4徴候からなる。構成失行を伴うことが多い。優位半球頭頂〜後頭葉移行部の障害と考えられる。

②半側身体失認：半側身体失認は片麻痺でもないのに一側半身が無視され関心を示さず，その側の手足を使わない。劣位半球損傷で生じる。これとは逆に，片麻痺などの障害があるのにそれを認めないことを病態失認という。

③Anton症候群：両側後頭葉の広範な病変で視力を失うことを皮質盲というが，この皮質盲の患者は自己の盲目を否定したり，気づかなかったりすることがある。このような盲目否認はAnton症候群と呼ばれる。

> **CHART 30**
> Gerstmann症候群は手指失認，左右障害，失書，失算の4徴候からなる
> 優位半球頭頂〜後頭葉移行部の障害
> Anton症候群は盲目否認の状態

脳器質精神症候群

これまで述べた，失語，失行，失認などの巣症状は，主として大脳の比較的限局した部位の障害でみられる。一方で，意欲や感情，判断などの精神機能の障害はもっと広範囲の障害が起きることが多く，脳葉単位でまとめられている。図1.4に脳葉単位で出現する症候群を示す。

前頭葉症候群
・自発性低下
・人格変化
・感情変化
・遂行機能障害

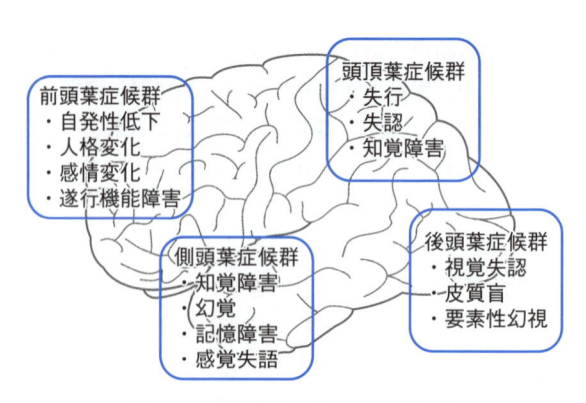

頭頂葉症候群
・失行
・失認
・知覚障害

側頭葉症候群
・知覚障害
・幻覚
・記憶障害
・感覚失語

後頭葉症候群
・視覚失認
・皮質盲
・要素性幻視

図1.4　脳葉単位で出現する症候群

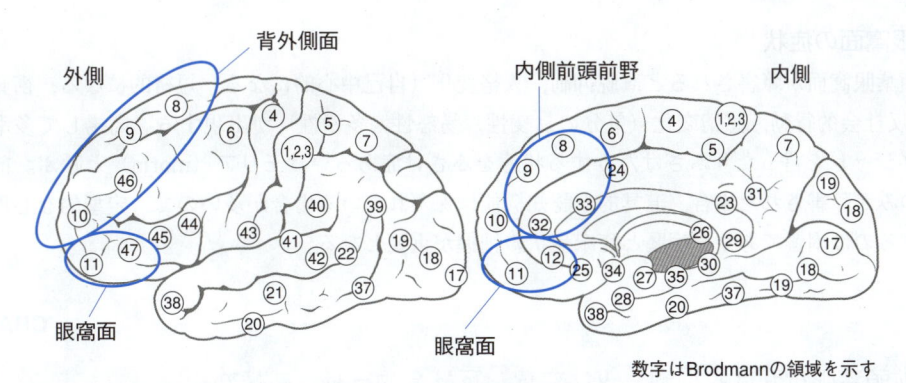

図 1.5 前頭葉症候群

1 前頭葉症候群

　前頭葉が広範囲に障害されたときに出現する一連の症状を指す。脳腫瘍や脳血管障害，頭部外傷，Pick病などで出現する。前頭葉は他の大脳部位からの情報を統合し，制御する役割を担うため，前頭葉症候群は他の巣症状や道具的認知機能を超えた障害になる。具体的には自発性の低下，脱抑制，感情変化，人格変化，遂行機能障害などが前頭葉症候群の主要症状として挙げられる。その症状は複雑であるが，前頭葉の領域によって背外側面の症状，眼窩面の症状，内側前頭前野の症状の3つに大別することが可能である。図1.5にそれぞれの領域を示す。数字はBrodmannの領域に相当する。

a．背外側面の症状

　前頭葉背外側面は主に遂行機能や作業記憶に重要な役割を果たす。遂行機能とは，目的に向けて計画を立案し，それを必要に応じて修正しながら効率的に行動する能力を指す。遂行機能が障害されると，よく考えずに行動する，家事や仕事をする際に手順が悪く効率的でない，定型的なことはできるが環境の変化に応じた柔軟な行動がとれない，誤りを修正できずに状況にそぐわない行動をする，などの症状が出現する。

　遂行機能の検査として比較的よく行われるものに，ウィスコンシンカードソーティングテスト（WCST）などがあり，これは概念の変換能力，すなわち「頭の切り替え」が適切にできるかどうかを調べる検査である。これについては，「神経心理学的検査」の項 p.70 を参照のこと。

　作業記憶はワーキングメモリーとも呼ばれ，必要な情報を短期間保持し操作する能力のことを指す。注意機能とも関連する能力である。注意機能には主に網様体賦活系とこの前頭葉背外側面が関与している。注意機能に障害があると，なかなか作業に取りかかれない，作業の速度が遅い，集中力がなく気が散りやすい，別のことに注意が向けられない，といった症状が出現する。

　注意機能の簡便な検査法として，数字の逆唱や，100から順に7を引き算させる，などの方法がある。

CHART 31

前頭葉背外側面は，遂行機能や作業記憶，注意機能に関与

b. 眼窩面の症状

　前頭葉眼窩面が障害されると，脱抑制，人格変化（自己中心的になる，短絡的になる，衝動的になる），反社会的行動，感情変化（気分の易変性，易怒性，多幸性）が出現する。高揚して多幸的になり，ダジャレを言ったりふざけたりする状態をふざけ症あるいはモリア（moria）と呼ぶ。前頭葉眼窩面のみが障害された場合，道具的な認知機能は保たれている場合が多いので，定型的な心理検査で検出するのは困難であり，病歴と臨床症状の把握が重要となる。

> **CHART 32**
> 前頭葉眼窩面は脱抑制，人格変化，反社会的行動，感情変化

c. 内側前頭前野の症状

　内側前頭前野が障害されると，主に自発性の低下・発動性の低下が認められるようになる。新しい課題を開始する動機に欠け，多くのことに関心を示さず，思考も緩徐になる。終日ぼんやりとして自発的な運動量も減少する。

　極端な場合は無動無言症を呈するが，これは間脳・中脳領域の障害との関連が示唆されている。

2 側頭葉症候群

　側頭葉が損傷されたときに生じる側頭葉症候群には知覚障害や幻覚，記憶障害，情動障害（爆発性，粘着性），感覚失語などがある。

　知覚障害や幻覚は側頭葉にある種々の感覚中枢の脱落症状であるといわれる。狭義の聴覚領域の障害で要素性の幻聴が生じ，上側頭回の障害で言語性の幻聴が生じるとされる。このような器質性幻聴は，統合失調症による幻聴とは異なり，ある程度病識が保たれることが多い。記憶障害は側頭葉正中面の病巣で出現するが，特に海馬の両側性の障害で近時記憶障害が出現する。感覚失語については前述の通りである。

　サルの両側側頭葉を切除したときにみられる症状を，Klüver-Bucy 症候群と呼び，視覚失認，口唇傾向（何でも口に入れる），視覚刺激に強く注目する，情動行動の変化，性行動の亢進などが特徴である。

> **CHART 33**
> 側頭葉症候群は知覚障害，幻覚，記憶障害，感覚失語，Klüver-Bucy 症候群

3 頭頂葉症候群

　中心後回の損傷で知覚障害が生じるほか，巣症状として前述の失行や失認が生じる。観念運動失行は優位半球縁上回で，観念失行は優位半球各回周囲，触覚失認は反対側の頭頂葉下部で各々生じる。優位

半球の頭頂葉下部の障害で二点識別覚障害が生じる。

4 後頭葉症候群

後頭葉には一時視覚野および視覚連合野が存在するため，後頭葉が障害されると，視覚失認や皮質盲，要素性幻視，または Anton 症候群などが生じる。

5 脳梁症候群

脳梁は両側大脳半球の連合線維からなるため，その連合が断たれると様々な症状が出現する。左側が優位半球である場合，左右の脳梁症候群にみられる症状として，①左側の感覚情報に対する言語化の障害，②左手の失行，③左手の失書，④拮抗失行（右手の行おうとする動作を左手が邪魔する），⑤右手の構成失行，などの症状が出現する。

不定愁訴

1 不定愁訴とは

不定愁訴とは自覚する心身の症状が定まらず，経過によって変化する訴えのことである。患者は様々な症状を訴えるが，実際には身体医学的に見合った所見を見出すことができない。

具体的な症状としては，①自律神経系の症状（全身倦怠感，めまい，発汗，頭痛，動悸），②消化器系の症状（下痢，胃部不快感），③知覚の症状（手足のしびれや痛み，灼熱感，締めつけられる感じ），などが代表的である。

その背景には性格，心理，社会的要因が関わっていることが多い。

2 不定愁訴の特徴

不定愁訴は身体の変化に敏感で，疾病に対し不安をもちやすい性格，いわゆる心気傾向の強い人に出現しやすい。思春期や更年期など心身の変化を伴う時期に出現しやすく，高齢者では老年期うつ病や認知症が隠れていることも多い。不定愁訴を認める疾患としては，身体化障害と仮面うつ病が挙げられる。

a．身体化障害 somatization disorder

症状が多彩で変化しやすく，慢性的な経過をたどることが多い。医師が医学的に身体に異常がないことを説明しても受け入れることはできない。一方，類似した疾患に心気障害（心気症）があるが，この疾患では身体症状の根底に進行性で深刻な疾患があると考え，特定の臓器に固執した症状を訴えるため，不定愁訴の形をとらないことが多い。

b．仮面うつ病

精神症状が身体症状に覆われたタイプのうつ病である。抑うつ気分や意欲低下は目立たず，不定愁訴を前景に認めることがある。

睡眠の正常機能

睡眠の分類と特徴

1 睡眠の脳波による分類

睡眠は，急速眼球運動（rapid eye movement：REM）を伴う REM（レム）睡眠と急速眼球運動を伴わない non-REM（ノンレム）睡眠によって構成されている。non-REM 睡眠は脳波的特徴により，次の 4 段階に分類され，第 4 段階に進むにつれて睡眠は深くなる。

- 第 1 段階（入眠期）：α 波が消失して低振幅速波化する。
- 第 2 段階（軽眠期）：高振幅で対称性の瘤波（hump）が現れ，次いで 12〜14 Hz の紡錘波（spindle）が出現する。
- 第 3 段階（中等睡眠期）：高振幅 δ 波（2 Hz 以下 75 μV 以上）が 20〜50 ％ 出現する。
- 第 4 段階（深睡眠期）：高振幅 δ 波（2 Hz 以下 75 μV 以上）が 50 ％ 以上出現する。

大まかな夜間睡眠の経過を図 1.6 に示した。入眠後 non-REM 睡眠を 60〜120 分程経て，最初の REM 睡眠が現れる。その後は，約 90 分の non-REM 睡眠とこれに続く REM 睡眠が 1 セットとなり，このパターンが繰り返される。第 3・4 段階の深い睡眠（徐波睡眠）は一晩の眠りの前半に多く出現し，後半になるにつれて REM 睡眠が長くなる。

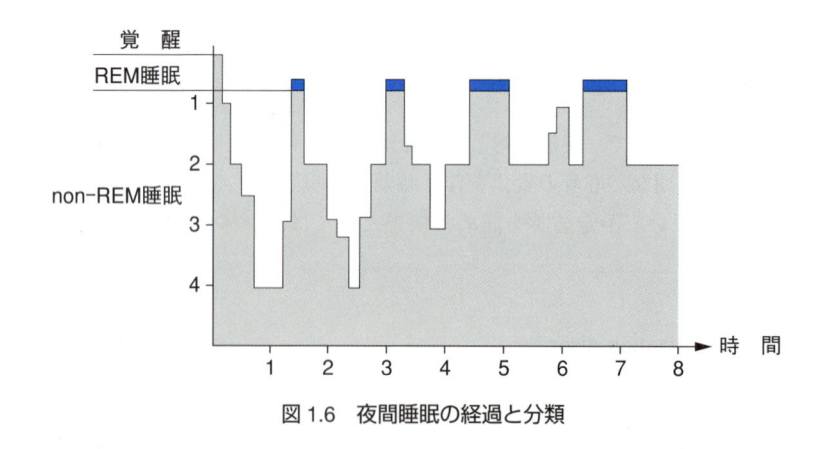

図 1.6　夜間睡眠の経過と分類

2 REM（レム）睡眠の特徴

REM 睡眠の特徴として，次のようなものがある。
- 入眠期に似た低振幅波が脳波上でみられる。
- 急速眼球運動が頻発する。
- 複雑な夢を見る。REM 睡眠中に覚醒させると，夢の内容を覚えていることが多い。
- 筋緊張が消失する。
- 一夜に約 90 分周期で 4〜5 回出現する。持続時間は，最初は 10 分未満であるが，その後は 15〜40 分間で，朝方にかけて延長する。
- 自律神経機能が不安定となり，心拍，血圧，呼吸，体温などの変動が大きくなる。

CHART 34

深睡眠は睡眠前半に，レム睡眠は後半に多く出現する

年齢による睡眠の変化

睡眠覚醒リズムは年齢とともに変化する。乳幼児期は，1 日に何度も寝起きを繰り返す多相性睡眠型をとるが，成長に伴い日中の睡眠時間が次第に短くなり，夜間に眠り，日中は覚醒する単相性睡眠型へと移行する。さらに老年期になると，脳の機能低下，社会的環境，身体的な衰えなどのために再び多相性睡眠型になる。

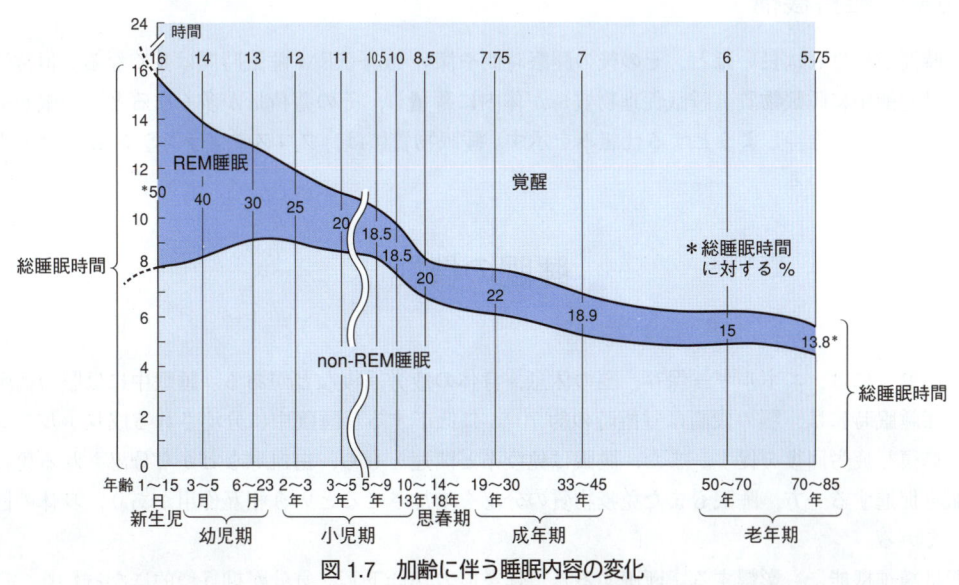

図 1.7 加齢に伴う睡眠内容の変化

Roffwarg, H. P., Muzio, J. N., Dement, W. C.：Ontogenetic Development of the Human Sleep-Dream Cycle, Science, 152（3722），1966, p.604〜619

加齢に伴う睡眠内容の変化を図 1.7 に示す。

新生児期は 1 日約 16〜18 時間眠り，REM 睡眠の割合は総睡眠時間の 50 % 以上と高く，入眠直後から non-REM 睡眠を経ずに REM 睡眠が出現する。生後 4 か月ころから，入眠時に non-REM 睡眠が出現するようになる。REM 睡眠の割合は乳児期より次第に低下し，2 歳ころには 25 % と成人と同程度になる。成年期での各睡眠段階の割合は，第 1 段階：3〜8 %，第 2 段階：50 % 程度，第 3・4 段階：15〜20 %，REM 睡眠：20〜25 % である。総睡眠時間は年齢とともに減少し，老年期では，徐波睡眠，REM 睡眠ともに減少し，第 1・2 段階の浅睡眠の割合が高くなる。

睡眠のメカニズム

睡眠を発現する機序として，①体内時計による調節機構と②恒常性維持機構の 2 つがある。

1 体内時計による調節機構

ヒトには体内時計が存在し，時刻の手がかりのない環境でも，約 24 時間の周期で睡眠と覚醒が規則正しく認められる。これは，体内時計が刻む時刻に依存した睡眠調節が行われていることを示す。睡眠・覚醒リズムにみられるような約 24 時間周期の生体リズムを日内（概日）リズム（サーカディアンリズム）という。隔離環境では，ヒトは約 25 時間周期の日内リズムを示すが，早朝の日光，ヒトとの接触，食事などによりずれを修正し，外界の 1 日 24 時間スケジュールに合わせている。概日リズムをもつものとしては，睡眠・覚醒のほか，深部体温，血圧，脈拍などの自律神経系やメラトニン，コルチゾールなどの内分泌ホルモンがある。

2 恒常性維持機構

覚醒時間が長ければ長いほど，その後の睡眠時間や深い non-REM 睡眠時間は長くなる。恒常性維持機構とは覚醒中に睡眠物質（睡眠促進物質）が体内に蓄積し，その蓄積量が多くなると深睡眠が引き起こされ，恒常性を維持しようとする仕組みを示す。睡眠物質には，プロスタグランジン D_2，サイトカインなどが知られている。

睡眠の機能

睡眠の働きには，エネルギー保存，脳の休息，身体の疲労回復などがある。睡眠中には脳の活動が低下し，深睡眠時には，脳の代謝は覚醒時の約 70 % に低下する。睡眠中に分泌される成長ホルモンは，組織を修復し疲労回復を促す。また，睡眠は免疫系と関連をもち，白血球などから分泌される免疫物質が睡眠を促進する一方，睡眠もまた免疫物質の分泌を増加させるという相互作用があり，身体の回復に寄与している。

睡眠は精神機能にも影響する。断眠すると，作業能力が低下し，気分が抑うつ的になったり，過敏性が高まり易怒的になる。幻覚や妄想が出現することもある。さらに，睡眠には記憶の固定という働きも

あり，学習後に睡眠をとらせた方が，覚醒させた方よりも学習効果が高まる。
　このように，睡眠は，身体機能と精神機能両方の健康維持に重要な役割を果たしている。

睡眠と自律神経機能

1 深部体温

　体温は起床時刻の数時間前に最も低く，次第に上昇し夕方最高値となる概日リズムをもつ。体温が下降している位相では，入眠しやすく深睡眠の割合も多くなるが，体温が上昇する位相で睡眠をとると，レム睡眠の割合が多くなり，睡眠の持続時間は短くなる。

2 血　圧

　夜間入眠すると，自律神経系は副交感神経優位に働くことから，血圧，心拍数は低下する。血圧は2〜4時ころに最低値となり明け方に高くなる。
　睡眠不足になると夜間の血圧低下が生じにくくなる一方で，翌日の血圧上昇をきたす。また，不眠症があると高血圧発症の危険率が約2倍高まることが報告されており，睡眠不足と不眠はいずれも高血圧発症のリスク要因であると考えられている。

睡眠と内分泌機能

　夜間睡眠中に分泌される主なホルモンには，①成長ホルモン，②コルチゾール，③メラトニン，④プロラクチンがある。このうち，コルチゾールとメラトニンの分泌は固有の日内（概日）リズム性が強いが，成長ホルモンとプロラクチンの分泌は睡眠依存性が強い。これらのホルモンの血漿濃度の日内変動を図1.8に示す。
　成長ホルモンは入眠直後の徐波睡眠期に最も多く分泌される。成長期では，不規則な生活習慣や睡眠時無呼吸症候群をはじめとした睡眠障害などにより深い睡眠が得られないと，成長障害がもたらされるおそれがある。
　コルチゾールは副腎から分泌され，代謝促進作用をもつストレスホルモンである。入眠初期に最低値，覚醒前後に最高値となり，覚醒後のストレスに対応できるように準備されていると考えられる。
　メラトニンは松果体から分泌され，性腺の発達に関与するホルモンである。一方，強いリズム性をもち，日中は分泌抑制されるのに対し，夕方から夜間にかけて増加し，深夜に最高値となる。メラトニン製剤を服用すると眠気が強まったり，服用時間によりメラトニン分泌リズムが変化することから，概日リズム睡眠障害の検査や治療に用いられる。
　プロラクチンは乳汁分泌を促すホルモンで，睡眠の後半に向けて増大し，覚醒とともに低下する。

I 精神医学総論

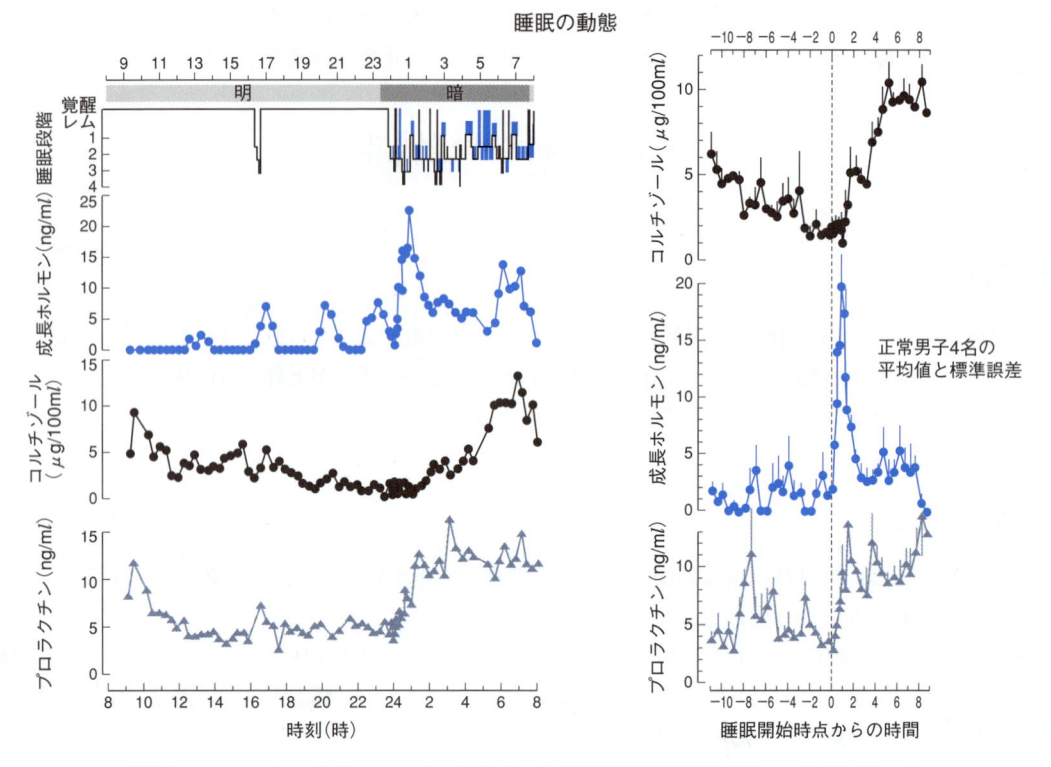

睡眠の動態

成長ホルモン，コルチゾール，プロラクチンの血漿濃度と睡眠段階の 24 時間パターン

左は正常男子（22 歳）の睡眠覚醒と 3 種の血漿ホルモン濃度の 24 時間変動を示す。
右は同じ条件で測定した 20 歳代男性 4 名の各ホルモン分泌パターンを，夜の入眠時点を基点とした平均値と標準誤差で示す。

図 1.8　睡眠に関係して分泌されるホルモン
日本睡眠学会編：『睡眠学ハンドブック』第 1 版，朝倉書店，1994，p.54 より

睡眠と糖・脂質代謝

　糖・脂質代謝と睡眠時間には関連性が指摘されている。2 型糖尿病の発症リスクは，一晩の平均睡眠時間が 7 時間である者が最も低く，7 時間以上でも未満でも 7 時間から離れるほど上昇する傾向（U 字型の関係）がある。また睡眠時間が 7 時間未満であっても，8 時間以上であっても体重や体脂肪率が高まることが報告されている。
　また，睡眠不足になると，コルチゾール値の上昇，交感神経活性の亢進がみられ，インスリン分泌量に変化がないにもかかわらず，朝食後の血糖値が上昇する。その結果，睡眠不足は耐糖能の低下を引き起こす。さらに，睡眠不足は，食欲に関する神経ペプチドに影響し食欲を亢進させるため，睡眠不足は過食を促し血糖の上昇を促進する。

性格・体格と精神および身体疾患

性格論

1 性格とは

性格と類似した概念に，人格と気質がある。「気質（temperament）」とは，性格の基礎にある感情面の先天的な特性をいう。「性格（character）」とは，気質が中心となり，これにしつけ，教育，環境などの後天的影響が加わり形成される。「性格」は，主として社会生活や対人関係からみた行動や思考の特性を示している。また，「人格」は性格を基盤に道徳的側面を含めた総合的な人間の特性を示したものとされるが，性格と人格を同義に扱うことも多い。

2 Kretschmer の体格と性格分類

クレッチマー Kretschmer, E. は病前性格と体格また精神疾患との間に関係があることを見出した。

a．統合失調気質

まじめでユーモアを解さない，非社交的，控えめ，正直，固執傾向がある。また，他人が自分に向ける感情や態度には敏感であるが，自分が他者に与える感情には鈍感な傾向がある。やせ型に多い。統合失調症の病前性格として親和性がある。

b．循環気質

陽気で明るく，情にもろく情緒が変化しやすい。外交的，社交的，現実的，実際的で環境に順応しやすく，社会的に成功しやすい。「環境と共鳴し，溶け込む」特性がある。肥満型に多い。躁うつ病（双極性障害：気分障害）の病前性格として親和性がある。

c．粘着気質

頑固，寡黙で控えめ，マイペース，固執傾向が強い。確実で安定しているが，ときに感情が爆発することがある。闘士型の体型に多い。てんかんの病前性格として親和性がある。

3 その他の性格

a．下田の執着性格

躁うつ病（双極性障害：気分障害）の循環気質に並んで病前性格に多くみられる性格として，下田光造は執着性格を提唱した。仕事熱心，凝り性，徹底的，正義感が強いなどの「熱中性」の要素と，几帳面，正直，ごまかしやずぼらができないといった「几帳面さ」の要素からなる。また，一度起こった感情が長時間持続し，強調されるという特徴が指摘されている。

b．メランコリー親和型性格

テレンバッハ Tellenbach, H. が提唱したもので，下田の執着気質に類似しているが，こちらはうつ病の病前性格としての意味合いが強い。秩序を重んじ，他者配慮的で争いを好まず，「他者のための存在」，「他者との共生」という傾向を示す。また，自己要求水準が高く，自己を責めやすい傾向を認めるため，仕事が増えたときなどにオーバーワークとなりうつ病を発症しやすい。

c．森田神経質

森田正馬（まさたけ）が提唱した神経質である。ヒポコンドリー性基調と呼ばれ，生への欲望や完全欲が強く，心身の些細な異変にとらわれやすい性格を示す。社会恐怖，強迫性障害などと関係する。

d．身体疾患と性格

①タイプA：すばやく，几帳面。競争心が強く，がむしゃらに仕事をする。せっかちで敏感。
②タイプB：タイプAと正反対で，焦らずのんびりしている。
③タイプC：タイプBに類似しているが，恐怖心，悲しみ，憤りなどの感情を素直に表さず抑制する。がんが発生しやすい。

CHART 35

統合失調気質……………統合失調症…非社交的
循環気質………………躁うつ病（双極性障害：気分障害）……社交的
執着気質
メランコリー気質 ┘……うつ病………仕事熱心，正直，他者配慮，争い好まず

ストレス

1 心理社会的要因

ストレスとは，生体に加えられた刺激によって生じる生体側の歪みを指し，その刺激自体をストレッサーという。しかし一般にはストレスという用語がストレッサーと同義で使用されている。ストレスに関連する因子として個人的素質あるいは脆弱性（性格），環境変化，離別，対人関係，経済状況，仕事など心理社会的要因が重要な意味をもつ。

2 感情と行動の変化

ストレッサーに対する生体反応（ストレス反応）は，自律神経系，内分泌系，免疫系などが関連し，過重なストレッサーによりその防衛機構が破綻すると疾患が引き起こされる。その結果として過敏，神経質，落ち込み，不安，薬物乱用，引きこもりなど様々な感情と行動の変化がもたらされ，社会的機能上の問題が生じる。

3 ストレス関連疾患の誘発と症状増悪

　ストレスに関連する精神科疾患の代表として急性ストレス反応，外傷後ストレス障害（PTSD），適応障害がある。これらはストレッサーにより**誘発され症状増悪**をもたらす。その主要な因子は，①ストレッサーの性質，②ストレッサーの意識的・無意識的意味，③元来個人に備わっている脆弱性，である。

4 災　害

　PTSDにおいては，そのストレッサーは生命や安全を脅かされるような出来事であり，自然**災害**，激しい事故，戦闘への参加，他人の変死の目撃，強姦など犯罪の犠牲になることなどが原因となりうる。日本では阪神淡路大震災で広く知られるようになった疾患である。

CHART 36

ストレッサー → ストレス反応 → 感情と行動の変化 → 疾患
ストレス関連障害：急性ストレス反応，外傷後ストレス障害（PTSD），適応障害

Check Test 1

- [ ] 1 もうろう状態では記憶障害がみられる。
- [ ] 2 せん妄になると見当識が障害される。
- [ ] 3 術後せん妄では術後数時間から症状が発現する。
- [ ] 4 非定型精神病の病態の背景には意識変容がある。
- [ ] 5 意識障害で幻覚は現れない。
- [ ] 6 閉じ込め症候群では発語は不能であるが，眼球運動で意思を伝えることができる。
- [ ] 7 解離症状は見当識の障害で起こる。
- [ ] 8 「外界が生き生きと感じられない」のは，うつ病患者にみられる訴えである。
- [ ] 9 錯覚と幻覚を合わせて妄覚という。
- [ ] 10 観念奔逸は思考の障害である。
- [ ] 11 迂遠は思考の障害である。
- [ ] 12 保続は思考の障害である。
- [ ] 13 連合弛緩は思考の障害である。
- [ ] 14 「私はキリストの生まれ変わりだ」という発言では妄想が疑われる。
- [ ] 15 離人症候群は幻覚を伴う。
- [ ] 16 記憶は海馬と関係がある。
- [ ] 17 Korsakoff 症候群では失見当識がみられる。
- [ ] 18 失見当識が躁うつ病でみられる。
- [ ] 19 選択健忘は心因性に生じる。
- [ ] 20 逆向健忘では記憶の回復は現在から過去にさかのぼる。
- [ ] 21 うつ病————仮性認知症
- [ ] 22 躁病————多幸症
- [ ] 23 緊張病症候群は不安障害でみられる。
- [ ] 24 緊張病症候群では拒絶症が現れる。
- [ ] 25 情動は大脳辺縁系と関係が深い。
- [ ] 26 Wernicke 失語では新聞を理解できる。
- [ ] 27 超皮質性感覚失語では書き取りが可能である。
- [ ] 28 伝導失語では復唱ができない。
- [ ] 29 健忘性失語では文字理解が良好である。
- [ ] 30 Gerstmann 症候群————計算障害
- [ ] 31 Anton 症候群————モリア
- [ ] 32 性格変化は側頭葉障害でみられる。
- [ ] 33 緊張病症候群は脳器質疾患で現れる。
- [ ] 34 Broca 失語は大脳皮質の障害に特徴的な症候である。
- [ ] 35 二点識別覚障害は大脳皮質の障害に特徴的な症候である。
- [ ] 36 深睡眠は朝方に増加する。
- [ ] 37 REM 睡眠（逆説睡眠）時は明瞭な夢を見ていることが多い。
- [ ] 38 REM 睡眠では筋トーヌス低下がみられる。
- [ ] 39 REM 睡眠では紡錘波がみられる。
- [ ] 40 REM 睡眠は乳幼児では少ない。
- [ ] 41 総睡眠時間は青年期以降一定である。
- [ ] 42 躁うつ病（双極性障害：気分障害）になりやすい気質とされているのは循環気質である。
- [ ] 43 ストレス関連障害の代表的精神科疾患は統合失調症である。

解説

○ 1 軽度の意識障害であり記憶障害を示す。
○ 2 せん妄は意識障害のうち意識変容としてとらえるが，意識障害でまず臨床的に生じるのは見当識障害である。時間，場所，周囲や人に対する把握などが障害される。
○ 3 せん妄，特に術後せん妄は，術後数時間で急速に発症し，1週間以内で消退することが多い。また記銘力・見当識・注意力の低下のほか睡眠覚醒リズム障害も特徴である。
○ 4 非定型精神病は，病相期の記憶を欠損していることなどから，意識障害，特に意識の変容があると考えられている。
× 5 意識障害の1つであるせん妄では，意識混濁に加えて意識変容がみられ，錯覚，幻覚，精神運動興奮などを伴う。
○ 6 周囲の状況を把握しているが，自分の意思を言葉や行動で表現することができない。
× 7 意識および自我意識の障害である。
○ 8 「外界が生き生きと感じられない」のは，爽快気分の逆でうつ病者が体験する症状である。また離人症状としてとらえることもできる。
○ 9 錯覚は実際の対象とは違って知覚すること，幻覚とはその場には存在しない対象を知覚することである。この錯覚と幻覚を合わせて妄覚という。
○ 10 思路の障害の1つであり，観念が次々に沸き起こり，刻々と変化して，外部からの刺激により容易にずれてしまう状態をいう。躁病でみられる。
○ 11 思路の障害の1つであり，思考の目的はとらえているが，ひとつひとつの観念にとらわれて回りくどく，なかなか思考目的に達し得ない状態をいう。てんかん性精神障害の代表である。
○ 12 思路の障害の1つであり，一度頭に浮かんだ観念が繰り返し現れ，次のテーマに移れない状態をいう。脳血管障害，前頭側頭型認知症でみられる。
○ 13 思路の障害の1つであり，思考の全体にまとまりがなく，話がわかりにくいが，何とか了解できる程度のものをいう。
○ 14 妄想は思考内容の異常であり，現実にはあり得ないことを思い込んでいる状態である。
× 15 離人症は現実感の消失，実在感の希薄として体験する自我意識障害の1つ。神経症性障害，うつ病や統合失調症，ときに正常時でもみられるが，知覚障害ではないので，幻覚を伴うものではない。
○ 16 海馬は大脳辺縁系の主要な構成部分であり，記憶に関わる重要な部位である。
○ 17 Korsakoff 症候群は記名力障害，失見当識，作話および逆向性健忘がある。慢性アルコール中毒，頭部外傷，脳炎などの器質性障害で現れる。
× 18 躁うつ病は気分の障害。その病態の基盤には意識障害や認知症はないので，失見当識を示さない。
○ 19 健忘には，心因性に生じるものとして選択健忘と全生活史健忘がある。恐怖体験や不安な出来事のみを選択的に追想できなくなったり，生活史は全部忘れているが，日常習慣は覚えている。
× 20 逆向健忘は古い記憶から回復してくる。（CHART 14 を参照）
○ 21 知能障害には，精神遅滞と（老年）認知症があるが，そのほか認知症に類似した状態として，心因性の Ganser 症候群では拘禁反応によって偽認知症がみられ，また老年期うつ病では，思考制止症状を前景とした仮性認知症がみられることがある。
× 22 気分の異常として上機嫌症がある。これは多幸症と同義語で，躁病の爽快気分に似ているが，それに比べると空虚で，理由なく楽天的。脳器質疾患（認知症）や酩酊時にみられるもの。
× 23 緊張型の統合失調症で多く認められるが，気分障害や器質性精神障害で認められることもある。
○ 24 すべての外的命令を拒絶することであり，拒食，無言などもこれに含まれる。
○ 25 大脳辺縁系は粗大な運動機能，原始感覚などと関連するが，最も特徴的なのは，本能，情動，記憶に関する機能である。

× 26 Werniche 失語では，言語理解，復唱が不能。自発言語は可能であるが，言葉の意味がわからないので，間違いが多くなる。文章を読んで理解することもできない。
× 27 言語理解が不能。復唱は可能。書き取りは不可能である。
○ 28 言語理解や自発言語は可能だが，言語復唱の強い障害がある。
○ 29 言語理解，自発言語は保たれているが，健忘により固有名詞や単語が使えない。
○ 30 Gerstmann 症候群は手指失認，左右障害，失書，失算の 4 徴候からなる，優位半球頭頂～後頭葉移行部障害によるものである。
× 31 Anton 症候群は両側後頭葉の障害で，皮質盲であるにもかかわらず，盲目を否定したり，気づかなかったりする。モリアは前頭葉の広範な障害時にみられる感情障害。ふざけたり高揚して楽天的になることをさす。
○ 32 性格変化は側頭葉障害でみられる。そのほか幻覚や記憶障害も特徴である。
○ 33 様々な内科的，外科的疾患にも多く発現する。
○ 34 優位半球前頭葉の Broca 野の障害により生じる。
○ 35 頭頂葉障害で生じる。
× 36 深睡眠は一晩の眠りの前半に多い。
○ 37 REM 睡眠時は，脳波では入眠期に似た低振幅波を示し，複雑または明瞭な夢を見ていることが多い。non-REM 睡眠でも夢を見るが，漠然とした夢であることが特徴である。
○ 38 REM 睡眠では急速眼球運動，複雑な夢，筋トーヌス低下，自律神経機能の不安定化が特徴である。90 分周期で出現し，入眠期に似た低振幅波が脳波上認められる。
× 39 REM 睡眠では入眠期に似た低振幅波がみられる。紡錘波は non-REM 睡眠の第 2 段階の軽眠期にみられる。
× 40 新生児の REM 睡眠比率は約 50 % であるが，年齢とともに REM 睡眠の比率は低下し，成人では約 20 % となる。
× 41 1 日の睡眠時間は年齢とともに減少する。
○ 42 うつ病になりやすい気質には下田の執着性格や Tellenbach のメランコリー親和型性格がある。
× 43 ストレス関連障害には，急性ストレス反応，外傷後ストレス障害（PTSD），適応障害がある。

2 診察

面接と問診

① 精神心理学的面接

　面接は精神医学における臨床の基本とされており，さらには治療の第一歩である。すなわち初診時に面接を始めた時点で，既に精神医学的治療が開始されていることを忘れてはならない。治療効果を上げるためには，もちろん重要な情報を正確に収集することが必要であるが，長期にわたる治療の開始である可能性も少なからずあるため，慎重かつ尋問口調や一方的な質問攻めになるような態度は厳に慎むべきである。

　なお，面接前に予診用紙（診察に先立って記入してもらう質問用紙）に記入をお願いし，さらに血圧，脈拍および体温などの vital signs を測定できれば，それだけでもかなりの情報が得られる。

CHART 37

面接は治療の第一歩である

② 問診の要点

a. 主　訴

　予診用紙に主訴が記入されていれば，それがまさに患者自身の主観的な体験あるいは訴えとなる。しかし，記入を渋ることや，「医師に直接話す」と記入を断ることもあり，さらには診察場面でも本人が口を閉ざしたままのこともある。また，たとえ通院が継続してもなかなか主訴を明らかにしない場合さえもあるので，気長に待つしかないこともある。「何かお困りなことがあるので，おいでになられたのでしょう？」といった態度で待つことが重要である。

b. 家族歴

　家族構成は大きな環境要因の１つであり，治療におけるファミリーサポートやキーパーソンにつながる重要な情報である。また遺伝歴では，統合失調症，うつ病，てんかん，アルコール依存症・大酒家および知的障害など精神疾患に関するものはもちろん，高血圧や糖尿病などの生活習慣病まで含めて記載する。

c. 生活歴

　生活歴を読めば，その人の生活ぶりがまざまざとイメージできるように記載する。つまり幼児期〜

思春期に至る養育歴，教育歴，いじめの有無，不登校の有無，学業成績さらにその変化および浪人・留年・卒業延期の有無なども含める。さらに職歴については，職務内容，最長と最短とを含めた勤続年数，転職の回数（頻回ではないか？），昇進のペース，職場環境，交代制勤務の有無，および職場での人間関係なども聞く。婚姻関係では，未婚，既婚，離婚や別居の有無およびそれらの回数も含める。また，友人の有無あるいは多寡，趣味および未成年などでは将来希望する職業などにも言及する。最後に飲酒習慣・喫煙習慣の有無とその量，初飲年齢，有機溶剤吸飲歴の有無，および覚醒剤使用経験の有無も尋ねる。なお，女性の場合は，妊娠中であるか否か，および月経不順の有無も尋ねておく。

d．既往歴

満期正常分娩か否か，生下時体重，仮死分娩の有無，双生児なら第一子か否かなど出生時障害に関する情報，熱性けいれんの有無や始語・始歩の時期など乳幼児期の発育・発達状態，さらに人見知りの程度など小児期の性格的特徴などに注意する。既往疾患は年齢順に記載する。さらに常用薬剤に加え，サプリメントや健康食品などにも注意すべきである。

e．病前性格

精神疾患と性格とは密接に関係するとされており，本人からの主観的評価だけでなく，家族など周囲からの客観的評価も併せて記載することが望ましい。

f．現病歴

受診理由の症状が発生した時期，誘因となった事項（家族間，職場，地域，友人間か，など），さらに突然（急性に）起こったのか，気づかないうちに（慢性に）起こっていたのかなどの起こり方や，その症状が一度だけ現れたのか，持続しているのか，あるいは時々なのか，そして次第に増悪しているのかなど，経過に関する情報をわかりやすく整理すべきである。本人からの病歴聴取が困難な場合は，「では，ご一緒にお見えの方からお聞きしてもよろしいですか？」などと本人に確認したのちに，家族や周囲の関係者から情報を入手する。身長および体重とその変化も記載する。

③ 現在症（精神状態の把握）

a．行動観察

たとえ患者本人が診察に非協力的であったり自閉的であったりした場合でも，その表情，顔色，態度あるいは服装からは，その精神状態に関して大きな情報が得られる。例えば眼を大きく見開き，多幸的で，身振り手振りが大きく，服装が派手かつ無遠慮な印象なら躁状態が，暗く苦悶様の表情で声も小さくて歩くのも遅く服装も地味ならばうつ状態が疑われる。眉をしかめ，表情乏しく，硬く冷たい印象は統合失調症にみられるとされる。

話し方でも躁状態では大声，早口，多弁で声も枯れていることさえあり，さらには話題がころころと変わるのが特徴である。うつ状態では，反応が遅いうえに話し方もゆっくりで，言葉少なで，小声なことが多い。統合失調症では，言葉数が少ないうえに，「盗聴されている」との妄想がある場合は極端に小声であり，内容も支離滅裂であったり，何度も途中で途絶したりすることも多々ある。

b．問　診
①意識状態
　意識障害の有無を見極めることが重要であるが，短時間の面接のみで意識障害の有無を判定することは極めて困難である．それは，話している内容が時間軸に正しく沿っていて，その内容に誤りがないかなど，本人からの情報だけではこうした判定が困難なためである．場面にふさわしくない行動や言動がないか，などといったことから推測するしかないこともある．

②知能レベル
　予診用紙に最終学歴欄を設けておけば参考になるが，その用紙に記入された字中の誤字・脱字などからもある程度推測可能である．

③感情の状態
　感情の状態に変化はあるのか否か，またそのような変化がある場合はどのような経過であるか，および経過に影響を与えうる要因となる出来事などに関する情報が重要である．

④異常体験
　幻聴および幻視などの幻覚状態，注察妄想や追跡妄想などの被害妄想，自我意識障害あるいは思考体験の異常の有無や程度などに関する情報が重要である．

4 医療面接

a．話の進め方
　まず患者入室に際し，可能ならば診察室の入り口まで出迎え，あるいは出迎えることができなくても起立して迎える．この際に可能ならば歓迎の意を表する意味もあり，握手を求めながら，「初めまして」あるいは「お待たせしました」などと挨拶のうえ，フルネームで自己紹介をしたのちに着席を促す．この際に，杖使用の有無などを含めて歩行の様子，麻痺あるいは運動器障害の有無，服装の汚れや乱れ，さらには嫌々の受診なのかそれとも自発的な受診なのか，あるいは単独での受診なのか，右利きなのか左利きなのか，などの情報が収集可能である．医師側の態度，服装としては，礼節が保たれており，清潔で相手に不快感を抱かれないもので，あくまでも取り調べ口調にならないように留意すべきである．
　Yes あるいは No で答えるべき質問を閉鎖型質問と呼ぶ，つまり「食欲はありますか？」との質問に「はい」あるいは「いいえ」と答えて終了してしまう質問である．一方，同様の内容を聞く際に「この症状で悩まされるようになられたこの 4 週間で何か体重に変化をきたすような思い当たることは？」などというような質問にできれば，これを開放型質問と呼ぶ．

b．医師の態度
　診察途中でも，話し手の内容を簡潔にまとめる形で「ということは……なのですね？」と，内容を反復しながらさらに確認を求める非指示的応答を行うことにより，こちらの聞く態度が反映され，さらに診察が促進されることになる．
　例えば，「異星人からのテレパシーによる司令」という突拍子のない訴えでも，その内容を「そん

I 精神医学総論

なことがあるはずがないでしょう！」などと否定することなく，「それは驚きましたね」あるいは「それは大変でしたね」と共感的態度を示さなければ，それ以上は診察の進行が難しくなる。そして，「今の状態をどのように考えておいでですか？」と自身の病状をどのように解釈しているかを確認する，これは<u>解釈モデル</u>と呼ばれ，患者側の満足度が高まるとされる。最後に「では，今日の診察を終わりますが，何かお聞きになりたいことは？」と締めくくる。

> **CHART 38**
> 入室から終了まで満足度を高める

5 学童期の診察

「子どもは小さな大人ではない」と小児科学で学んだが，精神医学でも同様である。絶えず心身の発達過程にあることから，年齢相応の感情面，心理面および行動面での特徴を常に念頭に置きつつ診察する必要がある。

診察上の留意点としては，子どもと同じ高さの視線で対することにより，「対等な」関係で何も決め付けることなく子どもの言い分を聞くという態度を伝えることが重要であり，さらに治療に進む場合は同様の態度で治療のプロセスの説明と同意を得ることを明確にすることを忘れてはならない。

なお，学童期の心理的検査では行動観察を通して行うことが多くなる。このため面接の一部を自由な遊びに当て，例えば低学年では様々なおもちゃに関心を示し，そこから子どもの関心と感情を誘発できる可能性もある。また，高学年では診察に心地よさを感じれば，自発的に遊ばなくなるとされる。

6 思春期の診察

思春期は身体的には急速な変化および成熟をみる一方で，学習・進学・進級・卒業・受験，スポーツなどの課外活動，交友・恋愛など心理的・社会的に数々のライフイベントと向き合わなければならない時期である。すなわち，児童から成人へと成熟する極めて不安定な過程が思春期であることを十分に理解して診察に当たることが重要である。こうした思春期の不安定さは精神症状にも反映されやすく，あたかも突然発症したかのような激しく混乱した精神症状が果たして精神病性のものなのか，あるいは発達途上に生じる一過性の状態像であるのかが鑑別困難なこともしばしばである。さらに，こうした精神症状が成人に比べ非定型的であることも多く，このような場合は的確な診断がますます困難となる。

これらを考え合わせると，思春期の診察場面では，横断的だけではなく縦断的視点から長期的に診察を継続する姿勢を明らかにするとともに，家族や友人あるいは学校関係者との情報共有および協力していく姿勢も同様に重要となる。

3 検査

脳波 electroencephalogram（EEG）

　脳の働きに応じて生じる電気活動の変化を、電極からとらえて記録したものが脳波であり、主にてんかんや意識障害の判別に用いられている。脳波は記録上サインウェーブを描くが、その波形の評価にあたっては、1秒間に現れる波の数、すなわち周波数（Hzもしくはc/sで表す）を把握することが重要であり、この周波数によって脳波の成分を以下の5つに分類している（表1.1）。

　α波を基準にして、これよりも早い波（β波とγ波）を速波、遅い波（θ波とδ波）を徐波と呼んでいる。このうち、特に重要なのはα波であり、その周波数は8～13 Hzである。

表1.1　脳波の構成成分

波	周波数	分類
δ（デルタ）波	～3 Hz	徐波
θ（シータ）波	4～7 Hz	
α（アルファ）波	8～13 Hz	
β（ベータ）波	14～30 Hz	速波
γ（ガンマ）波	30 Hz～	

1 正常脳波

成人における正常脳波について簡単に触れる。覚醒時と睡眠時で脳波像は異なる。

a．覚醒時

　正常な脳波像が出現するのは、覚醒時における安静状態下、閉眼での記録である。この条件の下で、α波は後頭部優位に連続よく、左右対称に出現する。一方、前頭部や中心部ではβ波を中心とした速波が主体となる。しかし、覚醒していても、不安や緊張が強かったり、考えごとや暗算などの精神作業をしていて安静状態ではなくなったとき、または開眼して視覚的な刺激が加わったときなどにはα波は抑制され減少し、代わってβ波が主体の脳波像に変化する。重要なことは、覚醒状態が保たれていなければ、α波の良好な出現はみられないということである。したがって、軽睡眠状態であったり、意識障害があっても軽度の場合はα波の出現を若干みることがあるかもしれないが、深睡眠や重篤な意識障害ではα波の出現はみられないことになる。なお、成人の覚醒時正常脳波には少量のθ波の混在はみても、δ波の出現をみることはない。

　また、人間の成長・発達に伴ってその脳波像は変化する。つまり、新生児や幼児の脳波と成人の脳波とでは、その脳波像が異なることを理解しておきたい。

Ⅰ　精神医学総論

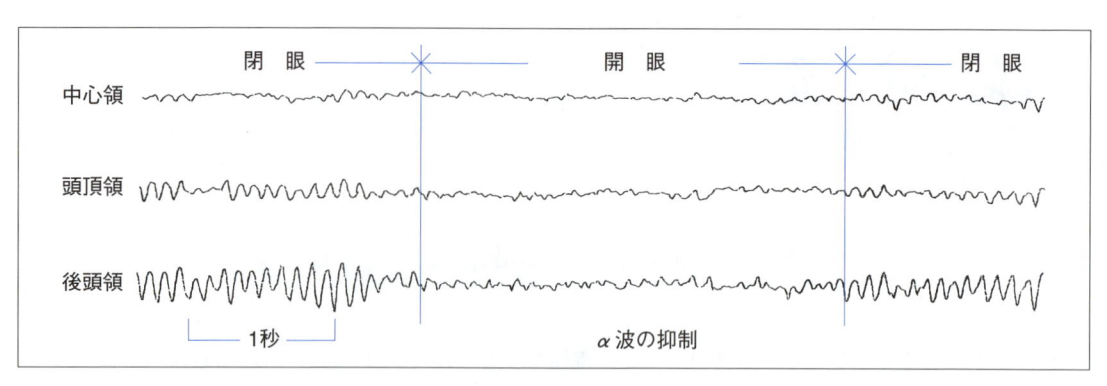

図 1.9　10 Hz の周波数を示す α 波

> **CHART　39**
>
> α 波が良好に出現するのは閉眼・安静・覚醒時である
> 周波数は 8～13 Hz
> 睡眠時や意識障害時には消失

b．睡眠時

　ヒトの睡眠状態は，REM（rapid eye movement の略）と non-REM の 2 種類に大別される。睡眠中には，この 2 つの状態が，約 90 分周期で交互に出現し，睡眠周期を形成する。non-REM 睡眠は，その脳波像を基に 1～4 期の 4 段階に分けられ，その段階が進むにつれて睡眠は深くなる。1・2 期は浅い睡眠段階で，3・4 期は深い睡眠段階である。3・4 期は，特に δ 波が増えて高振幅の徐波が中心となり，徐波睡眠と呼ばれる。一方，REM 睡眠は，non-REM 睡眠とは質的に異なる睡眠状態であり，以下の点が特徴的である。

　①脳波像は低振幅の θ 波や β 波が中心であり，non-REM 睡眠の入眠期（1 期）にみられる脳波像に似ている。
　②急速眼球運動（rapid eye movement）をみる。
　③抗重力筋の緊張が著しく低下し，全身の筋肉は弛緩している。
　④明瞭で現実的な夢を多く見ている。
　⑤自律神経系の激しい変動がみられ，男性では陰茎，女性では陰核の勃起が起こる。

> **CHART　40**
>
> ヒトの睡眠は REM 睡眠と non-REM 睡眠の 2 種類
> REM 睡眠では急速眼球運動がみられ，全身の筋肉は弛緩。夢を多く見ることが特徴
> non-REM 睡眠は 1～4 の 4 段階。このうち 3～4 段階は徐波睡眠で高振幅 δ 波が増加

表 1.2 ヒトの睡眠段階

I	REM 睡眠
II	non-REM 睡眠 ┌ 1 段階（入眠期） 　　　　　　　 ├ 2 段階（軽眠期） 　　　　　　　 ├ 3 段階（中等睡眠期） 　　　　　　　 └ 4 段階（深睡眠期） ┐ 徐波睡眠

2 異常脳波

突発性と非突発性の異常波がある。突発性の異常でみられるのは棘波、棘徐波複合などであるが、これについては「てんかん」の項 p.267 に記した。非突発性の異常波を判別するうえで大切なのは、持続性の意識障害をみるときの脳波である。このときの脳波は一般に徐波が主体であるが、意識の混濁が深まるにつれ、θ 波に代わってより遅い δ 波が増える。しかし、脳死状態では、脳の機能は失われるので脳波は平坦となる。

また、脳波検査の際、突発性の異常脳波を引き出す方法（脳波賦活法）として、主に過呼吸刺激、光刺激、睡眠、薬物の 4 つが用いられる。

ポリソムノグラフィ（ポリグラフ検査）

いくつかの生理学的測定装置を用いて、ヒトの睡眠に関連する生体機能の変化を記録し、睡眠の深度および経過を経時的に観察する方法である。ポリグラフ記録では、脳波のほか、水平眼球運動、オトガイ筋筋電図、心電図、呼吸などの記録を同時に行う。臨床的には、睡眠・覚醒障害の種類の判定および診断、睡眠中の生体現象（呼吸や心拍など）の異常の分析、睡眠中の異常行動の検討などに役立っている。特に、この検査は睡眠時無呼吸症候群やナルコレプシーの診断に有用である。

CHART 41

睡眠時無呼吸症候群、ナルコレプシーには、ポリソムノグラフィが有用

誘発電位

光（視覚）、音（聴覚）、体性感覚など、末梢に様々な外的刺激を与えたときに生じるわずかな電位変動を、コンピュータで加算して表したものが誘発電位である。なかでも聴性脳幹反応（ABR）は、音刺激によって生じる脳幹を起源にもつ誘発電位を、頭皮上から記録する検査であり、ときに行われる。この ABR を用いることで、各波の波形や潜時の異常から脳幹各部の異常を推定することができ、脳幹機能や聴力の客観的評価の手段としてだけでなく、脳死判定の際にも用いられる。

筋電図

　筋電図検査（electromyography）は，筋や神経に起こる電気的活動を増幅して記録する検査であり，その放電のパターンや波形，振幅などにより判定が行われる。筋電図検査には，主に普通針筋電図検査，神経伝達速度検査，表面筋電図検査などがあり，末梢の筋や神経の病変のみならず，中枢神経系の機能異常の診断や経過観察を目的として行われることもある。

頭部画像検査

1 頭部エックス線 CT 検査

　現在広く普及しており，下記の MRI 検査とともに，頭蓋内病変の検索に威力を発揮している。多方向からエックス線を照射して頭蓋内のエックス線吸収値を測定し，これにコンピュータ処理を行って，頭蓋内の断層像を得るものである。

2 頭部 MRI 検査

　核磁気共鳴現象を利用し，体内に豊富に含まれる水素原子（プロトン）を対象として，その密度とそれに強い影響を与える縦・横緩和時間を，頭蓋内の断層面における信号強度として画像化したものである。エックス線 CT に比較し，①鮮明な画像が得られる，②冠状断・矢状断が撮れるため脳の形態学的情報をより詳しく把握できる，③放射線を使用しないため安全性が高い，④骨はほとんど描出されないため，その近傍の組織でも鮮明にみることができる，などの長所がある。

3 頭部 SPECT（single photon emission computed tomography）検査

　放射性同位元素を被験者の体内に投与し，それらが集積した脳組織から出される放射線を体外から計測し，脳内各部での集積度合いを画像化して診断する検査法。脳内局所での放射性同位元素の集積度合いが，同部位での脳血流を反映する性質を利用して，脳内の形態的・器質的疾患の病変部位を検出するのに用いられている。CT や MRI のような形態的脳画像検査の補助として，近年，精神科臨床の場でも普及しつつある（「Alzheimer 型認知症」の項 p. 151 参照）。

心理・精神機能検査

1 ライフサイクル

a．ライフサイクルと心理的課題

　ライフサイクル（生活環）とは生まれてから死ぬまでの心理的発達段階のことである。その発達が進行するためには，十分に解決されていなければならない心理的課題によって，各々の段階が特徴づけられている。各段階の心理的課題を乗り越えることによって自信や人格の統合を得る。一方，神経症患者の多くは，発達過程の避けられない心理的課題に対処することが困難であったことが原因となることもある。

b．自我（自己）同一性形成（性役割，職業役割）

　自我（自己）同一性とは，その人物が一人格として一貫し連続する，という主観的感覚である。乳幼児期から学童期を経てより広い社会集団に適応を広げていく段階で，親に対する息子・娘，学校の生徒，人種，あるいは男性・女性（性役割）としての自分を身につけていく（自我同一性形成）。また，組織の中で働き良好な適応を発揮することで職業役割を身につけていく。社会・集団との関わりにおける自分の役割（identity）の在り方として，適切に保持され統合・共存したり，葛藤を生じたり，拡散状態にあったりすることがある。

c．分離不安 separation anxiety

　母親から孤立し，隔離された子の反応であり，泣くことで表現される。生後10～18か月で最もよくみられ，3歳の終わりまでには消失する。

d．空の巣症候群 empty-nest syndrome

　子どもが家を離れることになったとき，親に起こる心理状態である。子育ての代わりとなる生きがいや，趣味が見出せない，「空っぽになった」と抑うつ状態になる親もいる。特に成人中期（40～50歳代）の専業主婦の母親において起こりやすいとされる。

e．小児の精神発達

　正常な小児発達段階は時系列に従って，乳児期，幼児前期（1～3歳），幼児後期（3～6歳），学童期（小学校時代），思春期，の5期にまとめられる。

①乳児期：生後3か月になると母親に対して優先的に微笑む。8～10か月ころになると母親から取り上げられたとき，不安を感じ母にしがみつく人見知りが生じる。

②幼児期前期（1～3歳）：運動と知能の発達によって特徴づけられる。単語数の増加，構文の形成などの言語機能の習得と同時に，食事摂取や排泄，着衣などの家庭内での習慣を身につける。

③幼児期後期（3～6歳）：家庭外での社会性の獲得が特徴とされる。連帯・協力して遊ぶことを通

I 精神医学総論

して，友人同士での役割を経験できるようになる。またこのころより，異性の親に対する反発（エディプスコンプレックス）がみられる。

④**学童期**（小学校時代）：論理的探求が可能となることで子どもたちは社会性を発達させる。この時期に家族以外の人間関係への関心が家族よりも優先されることもある。

⑤**思春期**（小学校高学年〜17・18歳）：小学校高学年から同性との親密な関係が優先される。中学生時代に入ると，自分を客観視し，他者の目を気にし始める。そして，このころより恋愛などの異性との関係を意識し始める。

f．精神発達区分

一般的に，子どもの精神発達は予測可能で秩序だったものであり，発達理論の立場から以下のように分けられる。

乳児期（1歳半まで），幼児期前期（1〜3歳），幼児期後期（3〜6歳），学童期（6〜10歳），前青年期（10〜12歳），青年期前期（12〜15歳），青年期中期（15〜18歳），青年期後期（18〜24歳），後青年期（24〜30歳），成人期前期（30〜45歳），成人期中期（40〜55歳），成人期後期（50〜65歳），老年期（65歳以降）に区分される。

g．定年後の抑うつ状態，引きこもりの予防のための生活設計

定年後，社会・職業的活動の低下やそれに伴い収入の減少，生活様式の変化などの心理的問題から抑うつ状態となる。老年期における変化する生活状況に対する適応の仕方について，大きく2つの方法がある。1つは退職後に失われた役割に代わる活動によって補うことが好ましいとされる「活動仮説」と，もう1つは退職後の価値観や役割の変化に合わせた，年齢相応の生活スタイルへ段階的に移行していくことが望ましいという「社会離脱仮説」がある。

CHART 42

ライフサイクルとは年齢に応じて生じる特徴的な心理発達段階のこと
その過程でそれぞれの役割である自我同一性を獲得していく

2 心理・精神機能検査とは

　内科医は，様々な検査から得られる数値化されたデータをもとに身体の病気を評価することが多い。精神科医は，面接，心理・精神機能検査，行動観察などを用いて，患者の病状，人格特性，発達水準，社会的能力などをアセスメントする。その中で，心理・精神機能検査は，信頼性・妥当性に裏づけられた客観的なデータとして，アセスメントの結果を示すことができる。つまり，心理・精神機能検査とは，とらえどころのない「こころ」の状態を可能な限りデータとして客観的に把握し，その結果を示そうと考案されたものである。

　また，心理・精神機能検査は1種類のみ単独で行うことはまれで，テスト・バッテリーとしていくつかの検査を組み合わせることが多い。

　心理・精神機能検査の効用としては，①診断の明確化，②症状の具体的な把握，③パーソナリティの力動的な理解，④治療効果の判定，⑤心理的な治療手段などが挙げられる。

3 心理・精神機能検査の限界

　心理・精神機能検査は，「こころ」の状態を客観化・数量化できる，ある程度集団的に用いることができる，などの利点を有する反面，種々の限界を有している。①一時的変化か恒常的変化かを区別できない，②症状学的診断は可能であるが，疾病学的診断はほとんど不可能である（例えば，精神病状態であることはわかっても統合失調症によるものかはわからないのである），③客観性は高いものの，やはり検者を含めた検査状況の影響を受ける，④場合によっては一種の精神的な侵襲となる，などである。それゆえ，心理・精神機能検査はあくまで補助的手段として用いられるべきである。

　心理・精神機能検査は，知能検査（知能検査・発達検査・記銘力検査），人格検査，精神作業能力検査の3つに大きく分けられる（表1.3）。

表1.3　主な心理・精神機能検査

心理・精神機能検査	知能検査		田中・Binet式知能検査 Wechsler成人知能検査（WAIS-III） Wechsler児童用知能検査（WISC-III） 老人用知能検査
	人格検査	質問紙法	Cornell medical index（CMI） Minnesota多面人格検査（MMPI） 矢田部・Guilford性格検査（Y-Gテスト）
		投影法	Rorschachテスト 絵画統覚検査（TAT） 文章完成テスト（SCT） Szondiテスト
	精神作業能力検査		内田・Kraepelin精神作業検査
神経心理学的検査			Bender視覚運動ゲシュタルトテスト 標準型失語症検査（SLTA）

4 発達検査

乳幼児（新生児～7歳代）の全般的な発達程度を測定するもので，運動機能，社会性，言語表現力，理解力，生活習慣などを総合的に評価する。

発達検査には，検査用具を使って直接に乳幼児を検査する方法と，母親に質問して乳幼児の日常生活の様子から測定する方法がある。結果は「発達指数（developmental quotient：DQ）」として示される。

DQ＝発達年齢／生活年齢×100

a．津守・稲毛式発達検査

438項目からなる質問紙法の検査で，子どもの心身発達レベルが「運動，探索，社会（おとなとの関係，子どもとの関係），生活習慣（食事，排泄，習慣），言語」の各領域から総合的に査定され，プロフィールが発達輪郭表に描かれる。乳幼児である子どもの行動を直接観察するのではなく，母親などの子どもの養育者に質問項目に答えてもらう（間接法）。1～12か月，1～3歳，3～7歳の3種類が作成されている。乳幼児の発達上の問題や発達障害を早期に発見して専門的な治療や教育につなげるという目的がある。

b．スクリーニング法（日本版 Denver 式）

発達スクリーニング検査は，発達障害や発達の遅れ，精神遅滞（知的障害）などを早期に発見して必要な治療や療育を受けられるようにするとともに，特別な発達上の問題がなくても乳幼児の個性や特徴に合わせた指導教育に役立てることができる。日本では『母子保健法』に基づいて，乳児健診，1歳6か月児健診，3歳児健診などで発達スクリーニング検査が実施され，検査結果を子どもの養育者に伝えて適切な発達教育支援へとつなげている。アメリカで開発された Denver 式発達スクリーニング検査を日本の乳幼児向けに改訂して標準化したものが「日本版 Denver 式発達スクリーニング検査（JDDST-R）」であり，日本の乳幼児発達スクリーニング検査で「プレ発達スクリーニング検査（JPDQ）」と並んで最もよく使われるテストである。日本版 Denver 式発達スクリーニング検査（JDDST-R）には「個人−社会領域，微細運動−適応領域，言語領域，粗大運動領域」の検査項目があり，各検査項目において，各発達年齢に対応した「90％発達月（同年齢の子どもの90％が達成可能な発達課題）」を知ることができる。

5 知能検査

知能検査とは，知能水準，知能の発達や減退の程度を測る心理検査である。

知能の概念は多様であるが，一般に，①情報処理能力，②抽象的思考能力，③学習する能力，④新しい課題や場面への順応力，などと定義される。また，知能には，①遺伝や生理学的要因によって生得的に規定されている能力としての知能と，②学習や経験によって習得された能力としての知能，の2つの側面がある。知能を総合的な一般能力と解するか，個々に独立した多くの能力の和と解するかによって議論が分かれており，前者の立場に立ったものが Binet 式であり，後者の立場に立ったものが Wechsler 法である。

また，知能検査には，個人を対象とする個別式知能検査と，集団を対象とする集団式知能検査があり，言葉を用いる A 式または α 式と，非言語的な B 式または β 式に分けられる。

a．田中・Binet 式知能検査

ビネー Binet, A. により最初に考案された知能検査を日本人用に改訂したものである。全般的能力をみる概観検査である。成人も適応になるが，主として児童が対象となる。各問題の合否の判定から，精神年齢が求められ，さらに生活年齢との関係から知能指数（IQ）が算出される。

　　IQ＝精神年齢/生活年齢×100

動作性テストが多いのが特徴で，集団検査にも適している。

b．Wechsler 成人知能検査（WAIS-Ⅲ）

WAIS は，ニューヨーク大学ベルビュー病院の臨床心理学者ウェクスラー Wechsler, D. が，成人（16歳〜老人）を対象に開発した知能検査の改訂版として，1955 年に出版された，知能（IQ）を測るための一般的な検査である。現在，日本では，平成 18（2006）年に出版された日本版 WAIS-Ⅲが広く使われている。

言語性検査と動作性検査によりバランス良く構成され，知能の構成因子の評価を可能にした診断検査である。言語性 IQ，動作性 IQ，総合 IQ が個々に求められるほか，各サブテストのプロフィールが診断の補助となる（図 1.10）。

c．Wechsler 児童用知能検査（WISC-Ⅲ）

WAIS の子ども版で，5〜16 歳の児童に適応される知能検査である。現在，日本では平成 10（1998）年に出版された日本版 WISC-Ⅲが広く使われている。

> **CHART 43**
> Wechsler では，言語性 IQ と動作性 IQ を知ることができる

d．老人用知能検査

- 改訂長谷川式簡易知的機能評価スケール（図 1.11）

　9 項目の質問によって構成され，最高点は 30 点であり，20 点以下ならば認知症の疑いありとされる。簡便に実施でき，認知症のスクリーニング用として用いられている。重症度の判定には用いない。

- mini-mental state examination（MMSE）

　国際的に最も一般的に使用されている質問式の簡易認知機能検査である。
　ほかに N 式精神機能検査や岡部式簡易知的評価尺度がある。

e．対語記銘力検査

有関係対語（例：医者と患者）と無関係対語（例：医者とトマト）を記銘させる検査である。

I 精神医学総論

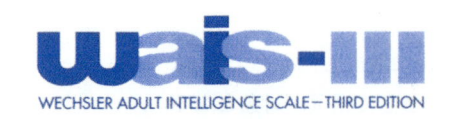

② WAIS-III プロフィール

	言語性 VIQ	動作性 PIQ	全検査 FIQ	言語理解 VC	知覚統合 PO	作動記憶 WM	処理速度 PS
評価点合計	62	56	118	36	37	20	12
IQ／群指数	102	108	105	111	114	79	78
パーセンタイル	55	70	63	77	82	8	7
信頼区間 90 %	97〜107	102〜113	101〜109	105〜116	106〜120	74〜87	73〜86

言語性尺度 評価点: 単語13 類似12 知識11 理解11 算数8 数唱7 語音5

動作性尺度 評価点: 配列12 完成13 積木11 行列13 符号7 記号5 組合10

図 1.10 WAIS-Ⅲ 記録用紙の記入例
『日本版 WAIS-Ⅲ 成人知能検査 記録用紙②WAIS-Ⅲプロフィール』日本文化科学社，2006

改訂長谷川式簡易知的機能評価スケール				
	質 問 内 容		配 点	記 入
1	あなたの年齢はいくつですか？ （2年までの誤差は正解）		0　　1	
2	きょうは何年の何月何日ですか？　何曜日ですか？ （年，月，日，曜日それぞれの正答につき各1点）	年	0　　1	
		月	0　　1	
		日	0　　1	
		曜日	0　　1	
3	いまいるところはどこですか？ （自発的に答えられたら2点。5秒おいて，ここは病院ですか？　家ですか？ 　施設ですか？　の問いから正しく選択すれば1点）		0　1　2	
4	いまから3つの言葉を言います。私が言い終わったら続けて下さい。 あとでまた聞きますから覚えていて下さい。 （使用するのは次のような2系列で，いずれか1つを採用する。1．ⓐ桜ⓑ猫ⓒ電車 　2．ⓐ梅ⓑ犬ⓒ自動車。これを復唱させ，1つの言葉に対して各1点。3つとも言え れば3点。正解が出ないときは，正答を教え覚えてもらう）		0　　1 0　　1 0　　1	
5	100から7を順番に引いてください （100-7は？　それからまた7を引くと？　と質問する。 　最初の答が不正解の場合，打ち切る）	（93） （86）	0　　1 0　　1	
6	いまから言う数字を逆から言ってください（6-8-2, 3-5-2-9） （各正答につき1点。最初の3桁逆唱に失敗したらそこで中止し次の質問に進む）	2-8-6 9-2-5-3	0　　1 0　　1	
7	先ほどの3つの言葉をもう一度言って下さい （自発的に答えられれば各正答につき2点。答えられない言葉があればヒント 　［a）植物　b）動物　c）乗り物］を与え，正解なら1点）		a；0　1　2 b；0　1　2 c；0　1　2	
8	いまから5つの品物を見せます。（それを隠して）では何があったか言って下さい。 （並べる品物は時計，鍵，タバコ，ペン，硬貨など必ず相互に無関係なもの。各正答に つき1点）		0　1　2 3　4　5	
9	知っている野菜の名前をできるだけたくさん言って下さい （5個までは0点，6個=1点，7個=2点，8個=3点， 　9個=4点，10個=5点。途中で言葉に詰まり10秒待っても 　出てこないときは打ち切る）		0　1　2 3　4　5	
			合計得点	

満点：30　cut-off point：20/21（20以下は認知症の疑いあり）

図 1.11

CHART 44

知能検査は，知能障害をみるもの
したがって，適応疾患は，主に精神遅滞と認知症である

6 人格検査

性格の特性やパーソナリティ障害といった，情意面の測定を目的とする検査法である．検査の方法は，質問紙法と投影法とがある．

a．質問紙法

パーソナリティの特性を評価するために設定された質問項目に対し，被検者が判断して回答する検査法であり，意識的かつ表面的な人格を把握できる．同時に多数の被検者に実施でき，客観的，数量的評価ができるが，被検者の内省により答えるものが多いため，被検者の意識的操作により回答が歪められる可能性がある．

①Cornell medical index（CMI）

心身両面の自覚症状を質問することにより神経症性障害の傾向を測定しようとするもので，心身症，神経症性障害の傾向の有無を判定する．

②Minnesota 多面人格検査（MMPI）

ミネソタ大学の心理学者ハサウェイ Hathaway, S. R. と精神医学者マッキンリー Mckinley, J. C. によって作成された．

彼らは，研究者間の診断のバラツキが大きいことに気づき，診断の正確さを求めて開発した，次の内容を使用している．10個の臨床尺度（心気症尺度（Hs），うつ病尺度（D），ヒステリー尺度（Hy），精神病質的偏倚尺度（Pd），男子性・女子性尺度（Mf），パラノイア尺度（Pa），精神衰弱尺度（Pt），統合失調症尺度（Sc），軽躁病尺度（Ma），社会的内向性尺度（Si））と4個の妥当性尺度の基礎尺度から構成されており，気質，性格および神経症性障害レベルから統合失調症などの精神病レベルまで評定可能なうえ，虚偽や曖昧な答えをする傾向も評価し，検査の信頼度も評価できるところが特徴である．

10個の臨床尺度のうち，得点の高い2個の尺度の組合せや，特定の尺度のパターンから人格特性をとらえる方法が広く使われている．

③矢田部・Guilford 性格検査（Y-G テスト）

アメリカのギルフォード Guilford, J. P. らが1940年代を通して開発した「気質概観検査」を，矢田部達郎らが昭和29（1954）年に日本人用に改訂した性格検査であり，2人のイニシャルである Y と G を組み合わせて Y-G テストと呼ばれている．

日常の行動傾向や態度に関する120の質問によって構成されており，「はい」，「わからない」，「いいえ」の三者択一で答える「三件法」が用いられている．

全体のプロフィールによって「A型：平均型」，「B型：不安定不適応積極型」，「C型：安定適応消極型」，「D型：安定積極型」に分類し，人格傾向を評価する．

④状態特性不安検査（STAI）

状態不安検査20項目と特性不安検査20項目からなり，状態不安（「今まさに，どのように感じているか」という不安を喚起する事象に対する一過性の状況反応）と特性不安（「ふだん一般，どの

ように感じているか」という不安体験に対する比較的安定した反応傾向）の高さをそれぞれ測ることができる。

⑤気分プロフィール検査（POMS）

気分を評価する質問紙法の 1 つで，「緊張-不安（tension-anxiety）」，「抑うつ-落ち込み（depression-dejection）」，「怒り-敵意（anger-hostility）」，「活気（vigor）」，「疲労（fatigue）」，「混乱（confusion）」の 6 つの気分尺度を同時に測定できる。MMPI が被検者の性格傾向を評価するのに対し，POMS は被検者の置かれた条件により変化する一時的な気分・感情の状態を測定できるという特徴をもっている。

> **CHART 45**
>
> 'C' MI, 'M' MPI, 'Y' G
> ➡ CMY は，質問紙法

b．投影法

直接聞かず，「こころ」を刺激して探り出す方法である。

第一印象で，初対面の人に対し何の情報もないにもかかわらず，その人は「いい人である」とか「あやしい人だ」とか勝手に評価することはよくあることである。我々は，曖昧なものに刺激されると，「こころ」の中の情報を用いて何とかそれを解釈しようとする。この際に「こころ」の中の状態が外界に写し出されるのである。このように自己の精神内界を外界の対象に属するものとして知覚する機制を投影というが，投影法はこの心理機制を利用したもので，無意識的な深層の人格を検査できる。被検者の内省は必要なく，回答が意識的に歪められることは少ないが，判定において数量化が難しく解釈に主観が入ることもあり，検査者にかなり高度な技術が要求される。

①Rorschach テスト

ロールシャッハ Rorschach, H. により 1921 年に創案されたものである。

Rorschach テストは，インクのしみによる模様のカード（**図 1.12**）を順番に見せて，カードが何に見えたか，その決定因子，反応の内容などについて解釈し判定するもので，図版は黒と白 5 枚，赤と黒 2 枚，多彩色 3 枚の計 10 枚から構成されている。

検査者は，10 枚の図版を順に呈示して，被検者に自由に答えさせ，その反応時間と内容を記録し，次に被検者に反応の説明を求め，最後に疑問な点を質問して明確にする。得られた反応語を，反応領域，反応決定因，反応内容，形態水準などの側面から分類記号化して解釈する。解釈は，統計的処理による客観的評価法と，精神力動的な立場によるものがある。

気質，性格および神経症性障害レベルから統合失調症などの精神病レベルまで評定可能であり，現在広く使われている。

インクのしみという曖昧な刺激を用いて，精神内界を探り出しているので，神経性食思不振症における独特の心象，考え方が把握されることもある。

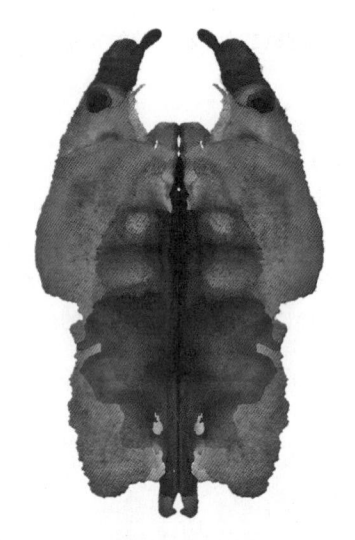

図1.12　Rorschach テストのカードの一例

②絵画統覚検査（TAT）

　ハーバード大学心理クリニック所長マレー Murray, H. A. により，空想研究のために考え出されたものである。統覚とは，認知したものを意味的に解釈する「こころ」の働きを意味し，我々は，常に統覚作用を働かせている。この検査は，社会的な状況を描いた絵画（図1.13）によって「こころ」を刺激することにより，被験者に意味的に解釈（統覚）させて，その結果としてでき上がった物語から，その人の人生における主題を推定し，理解しようとするものである。つまり絵画を手がかりとしてつくられた空想による物語を通して人格を診断するものである。潜在的なもろもろの傾向を明らかにする効力がある。

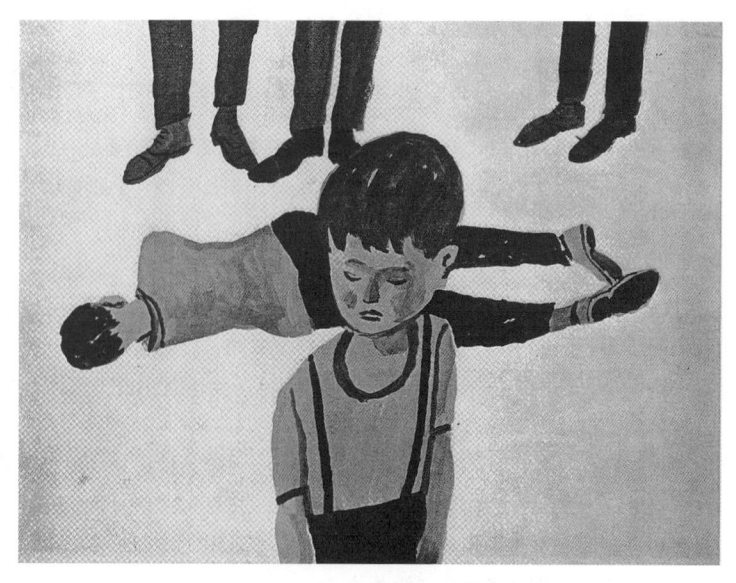

図1.13　TAT に用いられる絵画
精研式 TAT　主題構成検査図版　成人用（佐野，槇田，2001）

③文章完成テスト（SCT）
　未完成な刺激語句に後半部を続けることにより，文章を完成させるものである。刺激語句には，家族関係，交友，容貌などに関するものが用いられている。完成された文章は，パーソナリティの知的，情意的，指向的，力動的側面と，身体的，家族的，社会的決定要因から分析する。被検者の心的，環境状況を広く把握することができ，性格に関する広く浅い情報が得られ，面接の補助資料などとして用途は広い。

④Szondiテスト
　ハンガリー生まれの精神科医ソンディSzondi, L. によって考え出されたものである。投影法心理検査の一種で，正確には，実験衝動診断法という。
　人間の行動を規制する8種の衝動因子の特徴を最も典型的に表すと考えられる衝動行為が問題となっている患者の顔写真を刺激素材とし，8人の顔写真の好き嫌いを選択させることによって，我々の意識の世界に，衝動がどう関わって作用を及ぼすかを評価するものである。性格の特徴や「こころ」を病む人々の行動特徴を理解したり，判別したりするときに用いられる。

⑤PFスタディ
　ローゼンツヴァイクRosenzweig, S. によって作成された欲求不満の診断を目的とした検査法である。検査用紙には，2人の人物が登場する24の欲求不満場面が，表情などの不明な線画によって描かれており，被検者は，それらの場面で一方の人物がどのように応答するか，絵画中の空白の吹き出しの中に記入することを求められる。結果は，外罰・内罰・無罰の3種の罰の方向と，障害優位・自己防衛・要求固執の3種の反応の型を組み合わせた9種に分類され，欲求不満場面での反応の特徴や適応方法，耐性などが分析される。

⑥描画テスト
　被検者に絵を描かせ，パーソナリティの特徴を把握しようとするものである。言葉の役割が少ないため，言語的能力が劣る被検者にも使用できる。パーソナリティの無意識的な部分が表れやすいと考えられている。
　代表的なものとして，人物画テスト（draw-a-person test），樹木画テスト（Baum test），HTP（house-tree-person）テスト，家族画テスト（family drawing test）などがある。

CHART 46

投影法には，投影したくなる刺激素材が用いられる
インクのしみ，絵画，未完成な文章，患者の顔写真

7 精神作業能力検査

a．内田・Kraepelin 精神作業検査

内田勇三郎が，クレペリン Kraepelin, E. の連続加算の作業研究からヒントを得て作成し，我が国で独自に発展した作業検査である。

1桁の数字が横に何行にもわたって印刷されている検査用紙を用い，被検者は，この横に並んでいる数字を第1行目から，1字目と2字目，2字目と3字目という具合に連続加算し，その答えの1の位の数字を印刷された数字の間に書き込んでいく（図 1.14）。

この検査は，まず各行における加算作業の最終点を線で結び，この曲線型と全体の作業量の水準，誤答の有無，初頭努力，休憩効果などを総合的にみて，被検者の心理的特徴を判定しようとするものである。この検査は，質問紙法，投影法などの他の検査では測定できない，心的活動性，作業特性などを測定，判定することができる。「仕事ぶり」，「作業ぶり」といった面を明らかにしてくれるため，入社試験などにも用いられる。

図 1.14 内田・Kraepelin 精神作業検査の一部

b．Bourdon 抹消検査

ブルドン Bourdon, B. によって考案された方法で，□の一辺または隅に棒のついた8種の図形からなる50行で構成されている。これらの図形の中から指示された1種類だけを選び出して抹消していく作業をさせる。テストに要した時間，誤りなどによって，作業能力，特に注意力を測定するのに用いられる。

8 神経心理学的検査

a．Wechsler 記憶検査（WMS-R）

この検査は Wechsler memory scale（WMS）の改訂版として 1987 年に出版され，平成 13（2001）年に日本語版が出版されている。視覚性記憶指数（visual memory quotient），言語性記憶指数（verbal memory quotient），遅延記憶指数（delayed memory quotient），注意・集中力指数（attention/concentration quotient）を測定することができる。対象は 16～74 歳で，被検者の年齢に応じて，平均が 100，標準偏差が 15 になるように標準化されている。WMS-R は言語性，視覚性双方の前向性記憶に関する包括的な検査バッテリーで，記憶課題の成績に影響を及ぼす注意や集中力についても測定可能であるため，記憶検査の第一選択として広く行われている。

b．Bender 視覚運動ゲシュタルトテスト

1938 年にベンダー Bender, L. によって考案されたものであり，成人の器質的な脳障害をスクリーニングするために広く用いられている。9 個の別々の図形からなるテスト題材を書き写すものである。器質的脳障害患者が，知覚（視覚）したものを適切に運動行為（書く）に結びつけられないことを利用したものである。

c．Benton 視覚記銘検査

ベントン Benton, A. L. が 1955 年に発表した視覚性記憶の検査であり，昭和 41（1966）年に日本語版が出版された。複数の単純な図形が同時に提示され，被検者は特定の提示時間の後に，学習した図形を記憶により描画する。10 試行が 1 セットになっており，最初の 2 試行では 1 つの図形が，それ以降の試行では 2 つの大図形と 1 つの周辺図形が提示され，試行を重ねるごとに図形はより複雑なものとなる。正解した試行数（正答数）およびすべての試行で生じた誤りの数（誤謬数）の 2 つの尺度により評価される。特に誤りの内容については詳細な分類がなされており，誤りの空間的な特徴や保続の有無などの分析が可能である。

d．標準高次視知覚検査（VPTA）

視覚失認と視空間失認に関する検査。視知覚の基本機能，物体・画像認知，相貌失認，色彩失認，シンボル認知，視空間の認知と操作，地誌的見当識，の 7 つの大項目から成っている。

e．リバーミード行動記憶検査（RBMT）

日常生活における障害を予測するために，普段の生活で記憶に加えられる負荷を想定して作られた検査である。人名の記銘と遅延再生，未知相貌と日用物品の記銘と再認，道順の記銘と遅延再生，予定記憶など，日常生活で要求される能力の評価を目的とした課題から成り立っている。得点により，normal, poor memory, moderately impaired, severely impaired の 4 段階に分けられる。

f．標準型失語症検査（SLTA）

リハビリテーション計画作成のための症状把握を目的に日本で開発された，言語障害の有無とその程度を評価する検査である。聴く（聴覚的言語理解），話す（口頭言語表出），読む（音読・読字理解），書く（自発書字・書き取り），計算（四則筆算）の 5 つの大項目から成り，その下に合計 26 の下位項目がある。

g．ウィスコンシンカードソーティングテスト（WCST）：前頭葉機能障害の評価

注意や概念の転換をみるのに最も鋭敏な検査である。色（赤・緑・黄・青），形（三角形・星型・十字形・円），数（1～4 個）の異なる図形の印刷されたカードを用いて，それらを分類していく。

h．標準高次動作検査（SPTA）

麻痺，失調，異常運動などの運動障害，老化に伴う運動障害や知能障害，全般的精神障害などと失行症との境界症状も把握することができる。また，行為を完了するまでの動作過程が詳細に評価できる。顔面動作，上肢動作，描画，積木テスト，などの検査項目がある。

I 精神医学総論

> **CHART 47**
> Bender ゲシュタルトテストは，脳のゲシュタルト（形態）が壊れた患者（器質的脳障害患者）が適応となる

9 精神症状の評価法

精神症状の性状や重症度を定量的に評価するために，各種の精神症状評価尺度が開発されている。対象となる疾患は決まっており，観察者の評価によるものと患者の自己記入によるものがある。

a．統合失調症を対象とするもの

①簡易精神症状評価尺度 brief psychiatric rating scale（BPRS）
　全般的な機能水準を評価するものである。観察者が 18 項目を 7 段階で評価する。簡便ではあるが，陰性症状の評価に関する項目が少ないという欠点がある。

②陽性・陰性症状評価尺度 positive and negative syndrome scale（PANSS）
　観察者が，陽性尺度，陰性尺度，総合精神病理尺度から成る 30 項目を 7 段階で評価する。陽性症状と陰性症状の重症度を包括的に評価できる。

b．うつ病・うつ状態を対象とするもの

①Hamilton うつ病評価尺度 Hamilton rating scale for depression（Ham-D/HRSD）
　うつ病の重症度を評価するものである。観察者が 24 項目 3 段階もしくは 5 段階で評価する。

②Zung のうつ病自己評価尺度 Zung self-rating depression scale（SDS）
　過去 1 週間のうつ状態について，自己記入式調査票を用いて重症度を評価する。20 項目の質問について 4 段階の評価を行う。

③Beck のうつ病自己評価尺度（BDI）
　21 の質問項目それぞれについて 4 段階で評価する形式となっている。不安，身体症状といったものよりも自覚症状に重きが置かれている。ベック Beck, A. T. 自身の分類では，0～13 点をほぼ正常，14～24 点を軽症～中等症，25 点以上を重症のうつ病としている。

c．不安を評価するもの

①顕在性不安尺度（MAS）
　MMPI から 50 項目抽出されたもので，Tailor 不安検査ともいう。意識的体験としての不安（顕在性不安）を測定しようとするものである。

Check Test 2

- [ ] 1 見当識障害の有無は，簡単な問診所見で判定できる．
- [ ] 2 医療面接はまず挨拶，自己紹介から始める．
- [ ] 3 脳波検査で賦活法としてよく用いられるのは，光刺激である．
- [ ] 4 ポリソムノグラフィはナルコレプシーの診断に有用である．
- [ ] 5 乳幼児期は自我（自己）同一性形成の時期である．
- [ ] 6 少年期────家族や関係者の死の衝撃
- [ ] 7 老年期────劣等感
- [ ] 8 生年月日を言わせるのは，軽度のせん妄が疑われるときの適切な認知テストの1つである．
- [ ] 9 「朝食に何を食べましたか」という問い掛けは，見当識を調べるのに適切な方法である．
- [ ] 10 記銘力を調べるには，住所を尋ねることが適切である．
- [ ] 11 Alzheimer 型認知症の診断には Mini-Mental State Examination（MMSE）が有用である．
- [ ] 12 Minnesota 多面人格検査（MMPI）は投影法である．
- [ ] 13 Minnesota 多面人格検査（MMPI）は統合失調症に用いる検査である．
- [ ] 14 状態特性不安検査（STAI）は認知症を評価する検査である．
- [ ] 15 Rorschach テストは統合失調症に用いる検査である．
- [ ] 16 Rorschach テストは神経性食思不振症の検査に用いられる．
- [ ] 17 Bender ゲシュタルトテストは投影法である．
- [ ] 18 WAIS は神経症の診断と治療に有用である．
- [ ] 19 標準高次視知覚検査は前頭葉機能障害の評価に用いられる．
- [ ] 20 ウィスコンシンカードソーティングテスト（WCST）は前頭葉機能障害の評価に用いられる．
- [ ] 21 標準高次動作検査（SPTA）は Alzheimer 型認知症の重症度の評価に有用である．
- [ ] 22 簡易精神症状評価尺度────神経症評価
- [ ] 23 ハミルトンうつ病評価尺度────自己記入式
- [ ] 24 ツングのうつ病自己評価尺度は投影法である．

解 説

- ○ 1 今日は何月何日か，ここはどこか，この人は誰かなどの質問に対して正答するかどうかで判断できることもある。
- ○ 2 「こんにちは。医師の○○○○と申します」と始める。
- ○ 3 脳波検査でしばしば用いられる賦活法は過呼吸賦活，光刺激であり，次いで睡眠賦活である。ときには薬物賦活も用いられる。
- ○ 4 ポリソムノグラフィは，脳波，筋電図，呼吸，眼球運動などを睡眠中に記録するものであり，睡眠覚醒の異常を呈する疾患の検査として行われる。
- × 5 乳幼児期は自我の芽生えとともに，母親からの分離が課題であり，分離不安の時期である。青年期が自我同一性形成・確立の時期である。
- × 6 少年期は勤勉の時期であり，この時期に計画が失敗したりすると劣等感が生じる。
- × 7 老年期は自らの人生を受け入れられれば統合性を獲得し，受け入れられなければ絶望を感じる。
- ○ 8 軽度せん妄ではまず見当識が障害される。生年月日や住所，電話番号などを聞くと診断に役立つ。
- ○ 9 「朝食に何を食べましたか」という問い掛けは，短期記憶障害のテストで，有効でない。
- × 10 住所を尋ねることは見当識のテストであり，記銘力テストとして有効ではない。認知症では住所も忘れるが，初期の段階では短期記憶障害で，昔のことや生活に関係したことは障害を受けにくい。
- ○ 11 現在世界中で最も広く用いられている簡易認知機能検査である。
- × 12 MMPIは，質問紙法による人格検査の最も代表的なものである。
- ○ 13 MMPIでは，気質，性格および神経症性障害のレベルから統合失調症などの精神病レベルまで広範囲に評定可能である。
- × 14 情緒状態としての不安と性格傾向としての不安を区別して測定する質問紙法の検査である。
- ○ 15 Rorschachテストは，投影法による人格検査の代表であり，気質，性格および神経症性障害のレベルから統合失調症などの精神病レベルまで広範囲に評定可能である。
- ○ 16 Rorschachテストは代表的な投影法による心理検査である。神経性食思不振症における独特の心象，考え方が把握されることもある。
- × 17 このテストは，正確にはBender視覚運動ゲシュタルトテストと呼ばれ，成人の器質的な脳障害をスクリーニングするために広く用いられている。
- × 18 WAISは，知能検査なので基本的には知能障害（精神発達遅滞や認知症）の診断に有用である。
- × 19 高次視知覚機能障害を包括的にとらえることのできる標準化された検査である。
- ○ 20 一般的には前頭葉機能検査法として「抽象的行動」と「セットの転換」を評価する検査である。
- × 21 麻痺，失調，異常運動などの運動障害，老化に伴う運動障害や知能障害，全般的精神障害などと失行症との境界症状を把握することができる。
- × 22 簡易精神症状評価尺度（BPRS）は，統合失調症を対象とした精神症状評価尺度である。
- × 23 ハミルトンうつ病評価尺度は，うつ病・うつ状態を対象とする精神症状評価尺度である。ツングのうつ病自己評価尺度が自己記入式であるのに対して，ハミルトンうつ病評価尺度は観察者によって評価される。
- × 24 ツングのうつ病自己評価尺度は，精神症状評価尺度である。投影法は，人格検査の方法の1つであり，Rorschachテストが代表的なものである。

4 治療

　精神障害の治療法には，精神療法，身体的療法，社会療法などがある。精神療法と社会療法は，心理的影響や生活環境の改善を治療に利用するものである。身体的療法には薬物療法と電気けいれん療法がある。精神科では，これらを併用して総合的な治療を行うことが重要である。

精神療法 psychotherapy

　精神療法とは，治療者が精神的な交流によって心理的影響を与え，心身の障害を治療する方法をいう。これには，精神分析療法をはじめ，森田療法，行動療法，認知療法，芸術療法，心理劇など多彩なものがある。治療者と患者が1対1の場合は個人精神療法，複数の患者を対象とする場合は集団精神療法という。

1 支持療法 supportive therapy

　大きく分けて直接治療場面で患者を安心させ励ます方法と，患者の生活状態を改善させたり調整したりすることで自信を取り戻させる間接的な方法とがある。

　治療場面の支持とは，患者に対して支持的に接し，共感，受容することによって不安や苦痛を軽減する方法を指す。支持的に接するとは，患者のもつ内的な葛藤に立ち入ったりパーソナリティを修正したりしようとするのではなく，患者の長所を支持しながら患者が直面している現実的な問題を解決することを目的とする。支持や共感は，治療者と患者の信頼関係を築くための基本的態度であり，あらゆる精神療法で重要である。

　患者の生活状態を改善させたりするとは，患者の社会的環境を可能な範囲で変化させることによって，患者を支持することである。社会的環境とは，具体的には職業，家庭環境などである。

2 表現療法 expressive therapy

　今まで内面に秘めていた事柄を医師の前で表現する。この表現するということがもつ治療的意味を利用するのが表現療法である。表現には言語的方法と非言語的方法がある。

　言語的方法によりそれまで内心にせき止められていた感情的緊張が解放されることに第1の治療的意義があり，通利（カタルシス catharsis）療法の名があるのはそのためである。

　非言語的方法には心理劇，遊戯療法も含まれる。心理劇とは，葛藤を生じやすい状況を他の人の協力を得ながら実際に患者に演じさせ，患者自身が役割を演じることを通して体験的に自己認識を深めるという技法である。遊戯療法とは，言語能力が未発達で言語的交流が困難であり，治療動機の乏しい子どもの場合に，表現や交流の手段として遊びを用いる治療技法である。

3 精神分析療法 psychoanalytic therapy

a．精神分析療法

①理　論

　精神分析療法とはフロイト Freud, S. が発明した治療法で，患者が意識化することが困難であった無意識にある葛藤を明確にして症状の軽減を目指すものである。精神分析の他の精神療法と違う大きな特徴は，無意識の発見と夢の分析である。神経症状は，その無意識内容によって患者の「自我」が脅かされるのを守る側面と，無意識の「欲動」を満足させる側面があり，この両者の葛藤から症状形成されているとの仮説を Freud は立てた。「自我」とは，心の実行部分を指し，幼児的な欲望や衝動を指す「イド」と，道徳や倫理といった抑制機能を指す「超自我」との仲介をする。欲動の中で Freud は性欲を重視した。幼児は一定の精神的発達の過程を踏んで成長すると Freud は考えた。具体的には2歳ころまで（口唇期），2歳～4歳まで（肛門期），3歳～5歳まで（男根期）を経過して潜伏期に入り，思春期から成人性愛の段階（性器期：11, 12歳～）へ向かうという幼児性欲論である。通常幼児期の性的体験が抑圧されて無意識にとどまる。成人期になり，あるきっかけから抑圧されたものが再び起こり，抑圧されていた性的興奮がよみがえり，通路を見いだそうとしてここに内的葛藤が起こる。治療はその内容の意識化によって神経症は治ると考えた。しかし，この過程はスムーズにはいかず，抵抗と転移を分析し，これを乗り越えることが重要である。

②精神分析療法と精神分析的精神療法

　精神分析療法は，寝椅子を使って毎日行われる。患者は寝椅子に横たわり思い浮かぶことを全部言葉にするという「自由連想」を求められる。治療者は患者の後ろにいて患者の言葉に耳を傾ける。しかしこの過程では，連想が停滞するような様々な形で抵抗が起きる。治療者の主な仕事はこの抵抗を解釈することにより患者を助けることである。

　一方，精神分析的精神療法は，いわば精神分析の簡便法である。我が国では週に1～2回が限度で，寝椅子は使わず対面式で行われ，厳密な意味での自由連想法は行われない。しかし，この形態でも転移や抵抗は出現し，転移の分析を通じて患者の葛藤を明らかにすることで患者の行動様式を改善していくことが治療目標となる。

③適応条件

- 解離性・転換性障害が良い適応である。統合失調症，双極性障害，器質性精神障害あるいは精神発達遅滞や認知症は原則適応とはならない。
- 自由連想の過程で抵抗が出現してくるが，患者はこの抵抗を克服し，葛藤を明らかにし，その葛藤によって制限されていた自らの機能を，より適応的なものとしていくという治療目的を理解できる。
- 転移とは，両親など自分にとって重要な人物に対する感情が無意識のうちに治療者である医師に向けられる現象をいう。この際，患者は欲求不満耐性が求められ，これに耐えられることが大事である。また，治療には「ほどよい陽性転移」が重要である。

④精神分析的精神療法の概要

- 診断・評価：治療導入に際して，まず対面法で何回かの面接を行い，そのうえで適応を判断する

のが一般的である。この診断・評価する際の面接では自由連想に準じた形式で患者に自由に語ってもらう。

面接手順は，①患者に面接に関する構造を説明する。②患者に自分を語ってもらうため質問をする。③質問に対する患者の反応を見て次の対応を決める。④患者の醸し出す雰囲気と，語る内容から症状の経過を追う。⑤患者の話が曖昧になったときは脱線しないで話すよう伝える。⑥的をしぼった質問をする。⑦患者にとって手にあまる問題を同定し，明確な言葉で提示する（解釈する）。初回の診断・評価面接から治療的プロセスは始まっていると認識するよう努めるべきである。

- 解釈面接と契約：可能であれば初回，それが無理なら数回の診断面接の間には，患者の抱えている問題に関する解釈を行い，治療者・患者双方の間で取りあえずの合意をみる必要がある。理想的には初回にそれがなされ，数回後には解釈面接という形で，さらに深い解釈が行えるのが良い。その際には，患者の神経症を生み出している無意識的な葛藤の特定（解釈）と同時に，その葛藤ゆえ非適応的な行動パターンが形成されていること，幼児期にはその葛藤処理が適応的であったが，今はもっと適切な処理の仕方があるのではないかということ，そして治療により改善されること，などの説明がされるのが望ましい。また，治療開始には双方の合意に基づく契約が必須である。

- 治療の過程
  ⅰ）転移：治療開始から患者は治療者へ特殊な感情を抱き始める。「この人なら自分を委ねることができる」といった感情である。その一方で「この人へはこれだけは言ってはならない」などの思いも出てくる。
  ⅱ）転移抵抗：転移抵抗の中には行動化（acting out）がある。記憶想起や転移反応を言葉で表すのではなく行動で表現することである。例えば患者が面接途中にトイレに行きたいということなどである。転移そのものが過去の再現であるし，抵抗のすべてが行動化の要素をもっている。行動化の分析は重要な意味をもつ。転移抵抗解釈は，患者が抱えている無意識の神経症性葛藤を意識化するのを助ける。なお，この治療関係に現れる治療者側の感情や人間関係の特徴を逆転移という。転移の無意識的意味を繰り返し解釈する徹底操作の作業によって洞察が得られると考えられている。

以上の過程を経て治療を終結するにあたっては治療者，患者の双方の合意が必要である。この目安となるのは，患者の内的・現実的な改善と，転移の好ましい解消である。

CHART 48

精神分析療法とは，患者が意識化することが困難であった
無意識にある葛藤を明確にして症状を改善しようとする治療法

b．対人関係療法 interpersonal psychotherapy（IPT）

精神分析の理論には，Freud 学派の古典的精神分析と，Freud 理論から発生した自我心理学，対象関係論，自己心理学があるが，ここでは精神分析療法の考え方を発展させた現代の代表的な精神療法として対人関係療法を挙げる。うつ病の発症と進行に人間関係が強く影響していることが注目され，

この治療が生まれた。対人関係療法では，精神科的障害は通常は何らかの対人関係状況の中で起こるものであると考える。つまり，発症，治療への反応は，うつ病患者と「重要な他者」（配偶者を含め家族，恋人など）との間の対人関係の影響を受ける。また，社会的役割と精神病理との関係は双方向で生じるものであり，社会的役割の障害が病気のきっかけになると同時に病気によって社会的役割が障害される。このような根拠に基づき，対人関係療法では重要な他者との「現在の」関係に焦点を当て，症状と対人関係問題の関連を理解し，対人関係問題に対処する方法を見つけることで症状に対処できるようになることを目指す。

焦点を当てる対人関係については，4つの問題領域，①悲哀，②対人関係上の役割をめぐる不和，③役割の変化，④対人関係の欠如，のうち1つか2つを選んで取り組む。

①悲哀

悲哀は死による喪失のみを扱う。それ以外の別れや機能の喪失は，③役割の変化として扱われる。対象喪失後の喪の作業がうまく進まずに異常な悲哀となっている場合に問題領域として選ばせる。対象喪失後の患者の感情を表現させ，失った人との関係を再構築することによって，新たな愛着や活動が始められるようにする。具体的には，治療者は頻繁な沈黙に寄り添い，患者の感情表現するのを待つということが少なくない。このような治療者の「待つ」姿勢が重要である。治療者が対象喪失に伴う罪悪感や怒りなどの感情を扱うことがこの治療の本領である。さらに「新たな愛着や活動を始める」よう助けていくこともこの治療の特徴といえる。これが対人関係療法の特徴といえる。精神分析療法や精神分析的精神療法のように「過去」へさかのぼるのではなく，「現在」に焦点を当てている。

②対人関係上の役割をめぐる不和

この項目は，対人関係上の役割期待にずれがあって解決していない場合に問題領域として選ばれる。不和には，ⅰ）再交渉（お互いのずれに気づいて積極的に直そうとしている段階），ⅱ）行き詰まり（お互いのずれに関する交渉をあきらめて黙っている段階），ⅲ）離別（不和が取り返しのつかないところまできているが，別れるためには何らかのサポートが必要な段階），の3つの段階があり，治療者は不和がどの段階であるかを見極めて治療に当たる。戦略としては，再交渉の段階では問題解決を促進するよう関係者たちを落ち着かせ，行き詰まりの段階では再交渉ができるよう食い違いをはっきりさせ，離別の段階では喪の作業を助けることになる。ここでの感情の扱い方として，①の悲哀であったように感じることを促進するだけでなく，それを利用して実生活に変化を起こしていく，というスキルも必要になってくる。例えば，怒りを感じたら，それを感じなくてすむように相手との関係を変えられるように交渉する，といったやり方である。

③役割の変化

この項目は，身体の役割変化（妊娠，出産，加齢による身体的機能の低下）や社会的な役割変化（入学，卒業，結婚，離婚，昇進，引退）にうまく対応できずにうつ病が発症した場合に問題領域とされる。治療戦略は，良い面も悪い面も含めて，古い役割と新しい役割についてバランスの取れた見方ができるようにすること，また新しい役割で要求されることについて「できる」という感覚を育てることである。

④対人関係の欠如

　この項目は，満足すべき対人関係をもてなかったり，すぐに破綻する場合に問題領域として選ばれる。治療戦略は，過去の重要な対人関係の振り返り，繰り返される非適応的な対人関係パターンの検討が中心となる。

4 催眠療法 hypnotherapy

　注意集中と一連の暗示操作によって，催眠トランスと呼ばれる特殊な意識状態に導くものである。催眠に誘導するには，①動機づけ，②操作者と受け手の心的融和（ラポール），③心身の弛緩，④特定のものへの注意の集中，⑤言語暗示，の要素を必要とする。

　適応としては，①催眠感受性が高い場合，②神経症性障害の中で効果が最も期待できるのは解離性障害（特に解離性健忘），転換性障害である。しかし，強迫症状には効果が期待できない。

5 認知行動療法 cognitive behavior therapy

a．行動療法

①概　論

　行動療法とは学習理論または条件づけ理論を利用して，行動内容を変化させる治療法である。行動療法の精神療法としての特徴は，第1に，行動療法は問題解決的方向型の治療である。臨床的な問題はどのような方法で治療すればよいのか，という探し方をして，実施し，検証し，それを繰り返しながら治療を進めていく。第2に，行動療法は学習による変化を期待する点である。治療では，変化を起こすためにはどのような体験が必要であるかという見方をして，その体験を可能にするための環境設定をし，体験しやすくして変化を待つ。第3に，行動療法では刺激-反応という見方をする点である。患者とそれを取り巻く環境（家族などの）との連結されている刺激-反応系としてとらえることができる。治療を「できるところから」のように，どこからでも進めることができる点が長所といえよう。

②代表的な4つの理論

・新行動 S-R 仲介理論

　古典的条件づけの研究より派生した学習の理論である。ここでは，神経症性の不安は学習されるものであり，学習された不安が原因となって行動の障害を引き起こしたり神経症性障害を発症させると考える。したがって治療の中心は学習された不安の軽減である。この中で代表的な技法として，系統的脱感作法，エクスポージャー法（曝露法）がある。

　系統的脱感作法とは，不安とリラクセーションとは拮抗するという理解に基づいて不安反応習慣を徐々に弱める方法である。この方法は，①深い筋肉弛緩訓練，②不安刺激の階層表（ヒエラルキー）の作成，③深い筋肉弛緩状態にある患者への不安刺激のイメージによる短時間の反復呈示による拮抗条件づけの3要素から成る。この治療法は，のちの行動療法の発展の糧となったが現在臨床場面で使われることはそれほど多くない。

　エクスポージャー法（曝露法）とは，特定の恐怖症，強迫性障害，パニック障害，外傷後ストレス障害などの不安障害の中核的な治療法である。これは，神経症性不安は弛緩反応などの拮抗反応

I　精神医学総論

がなくても不安刺激状況に持続的に長時間直面することにより低下するという原理を技法化したものである。不安刺激状況へ直面すると，その状況から逃げ出したくなる反応が起こる。この反応を阻止する方法を反応妨害法という。この反応妨害法をエクスポージャー法と同時に用いるとき，それを曝露反応妨害法と呼んでいる。これは特に強迫性障害に対して有効である。

さらに早く不安を軽減する方法としてはフラッディングがある。これは不安や恐怖を感じる場面に一気に患者を曝露して，不安を体験する時間を徐々に延長していき，不安場面を回避したり，そこから逃避したりする条件反射を消去していく方法である。

・応用行動分析理論

オペラント原理を基礎とする理論である。行動の学習は手がかり刺激によって生じた反応の結果によって起こるとする理論である。オペラント強化技法とは，好ましい行動に対して，報酬や賞賛を与えてそれを強化する方法である。オペラント消去技法は，罰金制度などの負の強化因子により反応の発生頻度を減少させる技法である。

・社会学習理論

人と環境との相互制御関係を重視している。この理論に基づく技法としてモデリング，セルフモニタリングなどがある。モデリングとは，モデル刺激を呈示してそれを患者が観察したり模倣したりすることでモデル行動を学習する方法である。モデル刺激とは，治療者や他者の実際の行動のデモンストレーションやビデオや絵やイメージでの描写などがある。

セルフモニタリングとは，自分自身の行動の観察，記録，評価を含む方法である。記録は刺激-反応の連鎖が明らかになるように行う。

・認知行動療法理論

この理論は，思考などの認知活動を行動とは別の活動と取り，行動を変化させるために認知の変化を治療目標とする。技法的には，認知再構成法，認知療法などが代表的な技法である。認知療法については，のちほど述べる。認知再構成法とは，不適応な運動反応の原因と仮説された思考を直接的に変える技法である。対象となる行動のセルフモニタリングと，そのときに自動的に生じる考え（自動思考）のモニタリングをもとにして，適応的でない認知を患者自身が発見していくように導く。

③適応疾患

神経症性障害，心身症，統合失調症，アルコール・薬物依存，人格障害，自閉症など非常に幅広い。

④行動療法的な診立て

ⅰ）症状を行動レベルでとらえる。これにより行動の頻度が客観的に測定できるようになる。このときに適応行動が不足しているのか，不適応行動が過剰なのかの判断をし，不適応行動が誘発行動なのか，自発行動なのかを区別する。

ⅱ）行動を具体的で小さな部分に分けて明確にする。これにより症状をコントロールできるという期待感が高まり，変化への動機づけが高まる。

ⅲ）行動を周囲の状況との関連の中で理解する。すなわち，行動が起こる際の誘因や行動の結果を特定し，行動に伴う認知や情動を明らかにする。患者に日常生活の記録をつけてもらうこともある。

iv）行動を個人の全体像で把握する。患者なりの対処方法でこれまで成功したものと失敗したものを聞くことが重要である。
v）治療目標を定める。治療開始は「治りやすい」症状に焦点を当てて治療を始めるのが望ましい。あるいは患者の最も治療意欲のある症状から焦点を合わせる方法もある。
vi）治療効果の評価を決める。ごく簡単に，0〜10までの数字で数量化するのも良い。
vii）精神医学的診断と薬物療法の適応を検討する。状況と無関係に症状が出現する場合は薬物療法を先に行う方が良い。

⑤行動療法の進め方
i）治療原理を行動療法の理論に従って明確に説明する。
ii）診察中に課題を練習してもらう。
iii）宿題を出す。
iv）繰り返し評価をする。
v）成功を積み重ね「うまくできるクセ」を身につける。

b．認知療法 cognitive therapy
①概　論
　認知療法とは，認知（思考）のあり方に働きかけて感情を変化させることを目的とした短期の精神療法であり，うつ病の治療から出発した。認知行動療法とは，ほぼ同義語と考えられる。

②認知療法の理論モデル
　認知療法創設者ベック Beck, A. T. はうつ状態と，自己，世界，将来の領域における悲観的な考えとの関係を明らかにした。Beckはこうした認知の歪みに焦点を当ててそれを修正することで抑うつ患者を治療することを考えた。こうした認知の歪みは大きく分けて2つのレベルに分けて考えていくことができる。それは，表層の自動思考と深層の仮定もしくはスキーマである。
　自動思考とは，ある状況で自然にそして自動的に沸き起こってくる思考あるいはイメージである。一方，スキーマとは，その人の基本的な人生観であり，素質的要因と環境要因の影響を受けながら，それまでに体験した事柄に基づいて作られた深層にある個人的な確信である。スキーマは生まれながらあるいは過去の経験から作られるとされ，それに何らかの出来事がきっかけで賦活されて自動思考を作用する。例えば，「自分には力がない」と思っている人は，ほかの人からの援助の有無に敏感になる。認知療法では現実と思考とのずれ，つまり認知の歪みに注目しならが，現実に沿った考えや判断ができるように認知を修正していく。
　認知の歪みの主なものを挙げる。
i）選択的抽出：自分が関心あることにばかり目を向けて抽象的に結論づける状態である。
ii）恣意的推論：証拠が少ないのに思いつきを信じこむ状態である。
iii）過剰な一般化：ほんの小さな出来事を取り上げて何事も同様に決め付けてしまう状態である。
iv）拡大解釈・過小評価：出来事または感覚の意味を誇張または軽視する。
v）自己関連づけ：何か悪いことが起きると自分に関連づけて責めてしまう。
vi）二分割思考：物事が曖昧な状態に耐えられず，いつも白黒をつけていないといられぬ状態である。

Ⅰ 精神医学総論

③認知療法の適応

　主たる適応は大うつ病（精神病像を伴わない），不安障害，人格障害，摂食障害，物質使用障害。補助的適応は，精神病像を伴う大うつ病，双極性障害，統合失調症，抑うつ，不安を伴う軽度の認知症。禁忌は重度の認知症，せん妄，中等度〜重度の精神発達遅滞。

④治療の概要

　ⅰ）治療の期間と治療目標の整理：通常1回のセッションは45〜50分で5〜20回行われる。治療目標は今起きていることに注意を向ける。症状とそれにより回避している行動パターンを共有し，これをいかに解決していくかを治療目標にする。

　ⅱ）ソクラテス的質問法：この質問法とは，患者の知的好奇心を刺激するような質問をしていく。そして誘導的な質問をして，患者の機能的でない思考パターンや行動パターンを明らかにしていく。

　ⅲ）心理教育：患者の治療理論の理解のために，パンフレットを用いて簡潔な説明や具体的な事例を示す。心理教育ではビデオを使用したり，宿題を出したり，認知療法の本を読んでもらったりする。

　ⅳ）認知の再構成：認知に働きかけるとき治療者は「そのときどのような考えが浮かんでいましたか」と問う。そしてさらに以下の3つの視点からの質問を続ける。①証拠を探す，②結果を推測する，③代わりの考えを見つける。さらに歪んだ認知を現実の生活の中で検討していくためには，患者が自ら行動することが大切になる。

　治療者は患者と一緒に行動計画を立てる。しばらく自動思考をつけていくうちに，その患者特有の共通するテーマ（スキーマ）が明らかになる。例えば，「自分はだめな人間だ」，「何でも自分でやらないといけない」といった思い込みである。治療の後半ではこのスキーマを修正することが主な目標となる。

CHART 49

・行動療法とは学習理論・条件づけ理論に基づき，系統的脱感作やオペラント条件づけなどにより，行動パターンを修正する治療法
・認知療法とは，認知（思考）のあり方に働きかけて感情を変化させることを目的とした短期の精神療法であり，認知行動療法とほぼ同義語と考えられる

6 カウンセリング counseling

　面接による心理相談のことを一般的にカウンセリングという。例えば，ロジャース Rogers, C.R.(1942) の非指示的カウンセリングでは，クライアント中心に面接を進め，治療者が肯定的関心や共感的理解を示すことで，患者の主体性を回復させ，自己理解や成長へと導く。

　カウンセリングは症状や異常を前提としておらず，あらゆる種類の問題が取り上げられ，その現実的解決が目標とされる一方，精神療法・心理療法は心因性の症状や異常の治療を行うものという区別はあるが，両者は同義に用いられる場合もある。精神療法とカウンセリングの異同については議論がある。カウンセリングという言葉は，相談・助言・ガイダンスを行うことの総称的な概念であり，一般的な用語として用いられることも多い。

7 自律訓練法 autogenic training

　自己暗示によって全身の緊張状態を除去し，心身のコントロール能力を高めようとする治療法である。シュルツ Shultz, J. H. (1932) によって開発された精神生理的な訓練法。①外界からの刺激をできるだけ遮断し，一定の楽な姿勢をとらせる（閉眼，仰臥姿勢，安楽椅子など），②言語公式の言葉を頭の中でゆっくり反復する，③受身的注意集中（さりげない集中）を行わせる，という原則から成る。取り消しの動作（両手を握って開く，腕の屈伸など）を行って終了する。

　標準訓練の公式として，背景公式（安静練習「気持ちが落ち着いている」），第1公式（重感練習「手足が重い」），第2公式（温感練習「手足が温かい」），第3公式（心臓調整練習「心臓が静かに規則正しく打っている」），第4公式（呼吸調整練習「楽に息をしている」），第5公式（腹部調整練習「胃のあたりが温かい」），第6公式（頭部調整「額が涼しい」），といったものがある。基本的な標準練習のほかに，疾患の種類や重症度によって用いられる特殊練習がある。

　適応症は，心身症，神経症性障害などの心因性疾患をはじめ，身体疾患による二次的な不安・緊張などにも有効である。そのため，心療内科領域でも多く用いられる。一般的に不安・緊張が強く病態に関与している場合や，自律神経失調状態（特に交感神経緊張型）などが良い適応になるとされる。また，一般的な心身のリラクゼーションを進める方法としても取り入れられている。

8 森田療法 Morita therapy

a. 森田療法の基本的な考え方

　森田療法は，大正9 (1920) 年ころ東京慈恵会医科大学初代教授である森田正馬（まさたけ）(1874〜1938) によって，主に不安障害を対象として編み出され，日本で発祥・発展してきた精神療法である。その基盤には不安や恐怖を「取り除くべき異物」ではなく，人間が限りのある生を生きるうえで必ず生じてくる「自然なもの」ととらえる観点がある。その自然なものである不安を「取り除こう」として計らうために，むしろそれにとらわれてしまうことを問題とする。そして不安や恐怖の裏には「よりよく生きたい」という「生の欲望」があると考える（図1.15）。例えば「健康でありたい」という欲望があるからこそ病気に対する恐怖が生じるといった具合である。その理解のもとで，治療では不安や恐怖を排除するのではなく「あるがまま」にすることで症状にとらわれたあり方を転換していく。さらに，「目的本位」の行動を重ねることで不安の裏にある「生の欲望」を発揮していくことを目指すこと

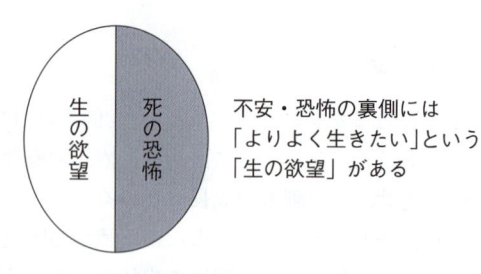

図 1.15 生の欲望と死の恐怖

不安・恐怖の裏側には「よりよく生きたい」という「生の欲望」がある

になる。

b．森田療法の適応

　森田療法は，ある一定の素質を基盤として症状発展に「とらわれの機制」をもつ神経症性障害（不安障害）を対象として編み出された。その素質・神経質性格とは，①内向的，内省的で，心配性，些細なことにこだわりやすく，自らの心身の状態に過敏（森田のいう「ヒポコンドリー性基調」）という弱力的な側面と同時に，②完全主義，理想主義的で優越欲求が強いという，強力性の両面を併せもつ性格である。したがって，神経性格をもち，症状発展の過程に「とらわれの機制」が読み取れる社交不安障害，強迫性障害，パニック障害，全般性不安障害，恐怖症などの不安障害が中心的な適応といえる。近年では，慢性の抑うつ状態に入院森田療法が適応されることも増えている。心身医学領域（アトピー性皮膚炎，慢性疼痛，歯科領域心身症など），また緩和医療にも森田療法が活用されている。気分障害の急性期，統合失調症は適応とならない。

c．症状発展のからくり──「とらわれ」の機制

①精神交互作用

　精神交互作用とは，図 1.16 に示したように，注意と感覚が悪循環を起こしているさまを表している。ある感覚に対して注意を集中すればその感覚は鋭敏となり，この感覚過敏はさらにますます注意をその方に固着させ，この感覚と注意とが相まって交互に作用して，その感覚をますます強くする。例えば，電車の中でふと動悸を感じたとする。そのときそこに不安な注意を向け脈を測るなどして注意が集中し，ますます動悸が強くなるという悪循環が起こる。

②思想の矛盾

　不安や恐怖，不快な感情や身体反応という自然な反応に対して「こうあるべきだ」というように，観念的にねじ伏せ，取り除こうとするあり方を森田療法では「思想の矛盾」と呼んでいる。例えば，「人前では堂々としているべき」という構えでもって人前で自然に起こる緊張をやり繰りしようとするために，逆にそうした場面での自然な心身の反応（緊張したときの身体の震えなど）があってはいけないことと感じ，とらわれてしまうことになる。

d．治療の実際

①入院森田療法

　入院森田療法は森田療法の原法とされる（約 3 か月程度の入院期間が一般的。短期の入院も行わ

①精神交互作用

```
     注意の集中
      ↙    ↖
  感覚の鋭化 → 意識の狭窄
```

注意と感覚が悪循環を起こすこと

②思想の矛盾

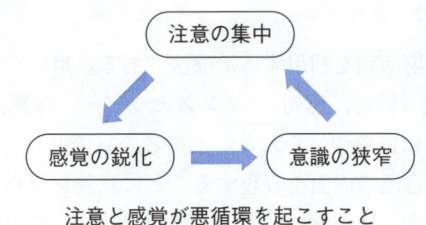

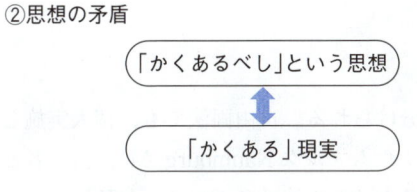

```
「かくあるべし」という思想
       ↕
  「かくある」現実
```

図 1.16 「とらわれ」の機制

れる)。まず第Ⅰ期として，絶対臥褥期が置かれている。原則として1週間，自室に横になって過ごす。臥褥期では不安と直面し，自らの活動欲に気づいていく。第Ⅱ期（軽作業期）では大きく身体を動かすような作業は禁じられ，周囲をよく観察すること，木彫りなどの一人でする作業を行う。それを通して自発性を高めていく。第Ⅲ期，（重）作業期では，清掃や日常生活を整える共同作業，動物・植物の世話などの作業を行う。ここでは不安をそのままにしての「目的本位」の行動が重視される。不安にとらわれていた注意を外に向け，不安を受け入れる態度を身に付けるとともに，本来もつ健康な欲望を作業や集団生活を通して発揮していかれるように治療者は援助する。第Ⅳ期は1週間～1か月程度の社会復帰期である。なお，第Ⅱ期以降は，主治医による面接に加えて，日記指導が行われる（森田療法での日記は1日の行動を中心に記載するようにし，治療者から森田療法に則ったコメントを付けて返す）。

②外来森田療法

外来での面接，日記療法を通して森田療法を行う。患者の生活の場を治療の場ととらえ，具体的なやり取りを行う。治療導入後の基本的構成要素として，「感情の自覚と受容を促す」，「生の欲望の発見と賦活」，「行動指導」，「生活の見直し」が挙げられている。

CHART 50

森田療法は，神経症性障害（社交不安障害，パニック障害，強迫性障害など）が主な適応症
症状や不安を「あるがまま」にし，その裏にある生の欲望を建設的な行動に発揮する

I 精神医学総論

9 芸術療法 art therapy

　精神・心理療法のために芸術活動を利用する治療法である。用いられる内容としては，絵画療法，音楽療法，箱庭療法，詩歌療法（俳句，連句），ダンスセラピー，写真，陶芸，コラージュなど様々である。心理劇も芸術療法の1つに位置づけられる。治療者の立場として，1つの作品を完成すること自体に治療的価値を認める立場，自己の内面を表現することに意義を認める立場，精神療法のコミュニケーション・チャンネルとする立場，精神療法における解釈材料として用いる立場などがある。年齢や適応症を問わず幅広く用いられるが，児童や思春期の患者では，芸術活動のような非言語的手段が特に有用である。

a．絵画療法

　自由画法と課題画法に大きく分けられる。自由画法でも，個人実施と集団実施がある。自由画法の代表的なものにスクリブル法（ナウムブルク Naumburg, M），治療者と患者が相互に線の書き足しのやり取りをして絵画化していくスクイグル法（ウィニコット Winnicott, D. W）などがある。課題画法にはバウムテスト，DAP（人物画），HTP（家，木，人），動的家族画（KFD），風景構成法（中井）などがある。

b．音楽療法 music therapy

　音楽を享受するか（passive music therapy），創造的に利用するか（active music therapy）の方向性がある。歌声のみを用いる場合，楽器を利用する場合がある。

c．箱庭療法 sandplay therapy

　カルフ Kalff, D. M. による方法を河合隼雄が理論的に発展させたもの。内側を青く塗った四角い砂箱と，大小の人形や動物，建物などのミニチュアを用意し，患者に自由に庭を造らせ，非言語的表現をしていく。

d．心理劇 psychodrama

　患者が演技者となり即興劇を行い，葛藤を生じやすい状況などを実際に演じ，様々な役割を演じることで，気づきや自己洞察，カタルシスなどを獲得する技法である。

10 家族療法 family therapy

　家族内のシステムの歪みを修正することで，患者本人の問題や症状を解決しようとする治療法である。患者本人や家族に原因があるのではなく，家族全体のシステムに問題があるととらえ，そのシステム自体を変化させることを重視する。児童・思春期の患者の問題が家族関係の歪みから生じている場合などに重要となる。ほかにも夫婦の問題が基盤にある場合は夫婦療法が行われるなど，幅広い年代や疾患が適応となる。
　心理教育的家族療法の代表的なものに統合失調症の患者の家族に対する心理教育モデルを用いたアプローチがある。統合失調症の再発の頻度には家族の感情表出（high EE）が関係しているとされている。具体的には攻撃，拒絶，過干渉などの否定的な感情表出が強くみられる場合である。そのため，統合失

調症についての説明，薬物療法の重要性，家族内外の環境が再発に及ぼす影響と一般的な対処法についての知識を供給し，家族の不安を軽減し，EE のレベルを下げるための介入を治療者が行っていく。

11 集団精神療法 group psychotherapy

　複数の患者を対象とする精神療法の総称を集団精神療法という。精神分析療法，来談者中心療法，認知療法，行動療法，森田療法など，様々な精神療法の立場から行われている。7，8 人の小グループ，それ以上の中グループ，大グループなどの人数がある。あらかじめメンバーと期間を定めるクローズドグループ，メンバーの数も機関も厳格には設定しないオープングループといった設定があるが，頻度や時間などの枠組みを設定し守っていくことが重要とされる。集団精神療法では，集団への所属感，相互の共感や協力関係などが治療的に働くと考えられる。代表的なものにアルコール依存症患者の断酒会（アルコール患者匿名会（alcoholics anonymous：AA））がある。うつ病や社交不安障害，強迫性障害など精神医学的な問題の治療として行われる場合もある。近年ではうつ病の社会復帰を目指すリワーク活動などにも集団精神療法が活用されている。また，癌や慢性疼痛など身体的な疾患に伴う心理的な問題を対象とするものなど，様々なものがある。

CHART 51
集団精神療法は，アルコール依存症の治療などに活用されている

薬物療法 pharmacotherapy

　現在の精神科治療において，薬物療法が担う役割は大きい。精神療法や精神科リハビリテーションなどとともに，精神医療の中心をなす。精神科領域で使用される薬物は「向精神薬（psychotropic drugs）」と総称される。向精神薬とは中枢神経系に作用し，生体の精神機能や行動に影響を与える薬物であり，『麻薬及び向精神薬取締法』に指定されている。現在使用されている「向精神薬」には，抗精神病薬，抗うつ薬，気分安定薬，抗不安薬，睡眠薬，抗てんかん薬，抗認知症薬（認知機能改善薬），精神刺激薬などがある。

　近代的な精神科薬物療法は，昭和27（1952）年に抗精神病薬であるクロルプロマジンが精神科治療に導入されたことに始まる。そして，昭和32（1957）年には抗うつ薬であるイミプラミンが，昭和35（1960）年にはベンゾジアゼピン系抗不安薬であるクロルジアゼポキシドが開発された。また，1960年代になって，炭酸リチウムの抗躁効果が評価されるようになった。その後，現在に至るまで多くの薬物が開発されているが，新しい薬物ほど副作用が軽減され，また，従来にない作用機序をもっている。しかし，向精神薬の治療効果につながる作用機序には，まだ不明なところが多い。この分野の研究の発展が精神疾患の病因究明につながることが期待される。

1 抗精神病薬 antipsychotic drugs

　抗精神病薬とは，幻覚妄想や精神運動興奮などの精神病症状に対して使用される薬物であり，neuroleptics（神経遮断薬）あるいはmajor tranquilizer（メジャートランキライザー）とも呼ばれる。主として統合失調症に用いられるが，そのほか，躁病，およびうつ病や神経症性障害における強い不安，緊張などにも使用される。

　抗精神病薬には従来からの定型薬と新しい世代の非定型薬がある。非定型抗精神病薬とは従来の定型抗精神病薬と同様の抗精神病作用をもちながら，錐体外路性の副作用を示さない点で"非定型"と名づけられた。しかし，その後，血中プロラクチン値増加に基づく乳汁漏出性無月経症も起こしにくく，定型抗精神病薬では効果の乏しかった統合失調症の陰性症状や認知機能障害にも効果を示すことがわかり，"非定型"という用語の示す範囲も広くなってきた。このため，最近は非定型という用語の代わりに第二世代，定型の代わりに第一世代という用語が使用されるようになった。

a．抗精神病薬の薬理作用

　脳内には4種類の主要なドパミン神経路が存在するが，統合失調症では中脳辺縁系のドパミン神経機能が亢進していることが陽性症状（幻覚や妄想）の発現と関係し，中脳皮質系のドパミン神経機能が逆に低下していることが陰性症状（意欲減退，感情の平板化，思考内容の貧困化など）の発現に関係していると推定されている。これに対して，運動系を制御する黒質線条体系（錐体外路系）と，内分泌系を制御する隆起漏斗系のドパミン神経機能は正常に保たれている（表1.4）。第一世代の抗精神病薬は，脳内のすべてのドパミン神経路を抑制する。すなわち，中脳辺縁系ドパミン神経機能を抑制して幻覚や妄想を改善させるものの，本来正常な機能にあった黒質線条体系や隆起漏斗系のドパミン神経機能も抑制するため，錐体外路症状（Parkinson症状，アカシジアなど）や性機能障害（月経障害，乳汁分泌）という副作用が生じる。さらに，統合失調症では機能が低下しているとされる中脳皮

表1.4 脳内のドパミン神経路と統合失調症の症状，抗精神病薬の効果の関係

ドパミン神経路	統合失調症		第一世代薬による効果	第二世代薬による効果
	病態	精神症状		
中脳辺縁系	機能亢進	陽性症状	陽性症状改善	陽性症状改善
中脳皮質系	機能低下	陰性症状 認知機能障害	陰性症状悪化 認知機能障害悪化	陰性症状改善 認知機能障害改善
黒質線条体系	正常	なし	錐体外路症状	錐体外路症状は なし〜ごく軽度
隆起漏斗系	正常	なし	血中プロラクチン上昇	血中プロラクチン上昇は なし〜ごく軽度

木下利彦ら：「ドパミンパーシャルアゴニスト，aripiprazoleはどう位置づけられるか」，『臨床精神薬理』第7巻，第11号，星和書店，2004，p.1739を改変

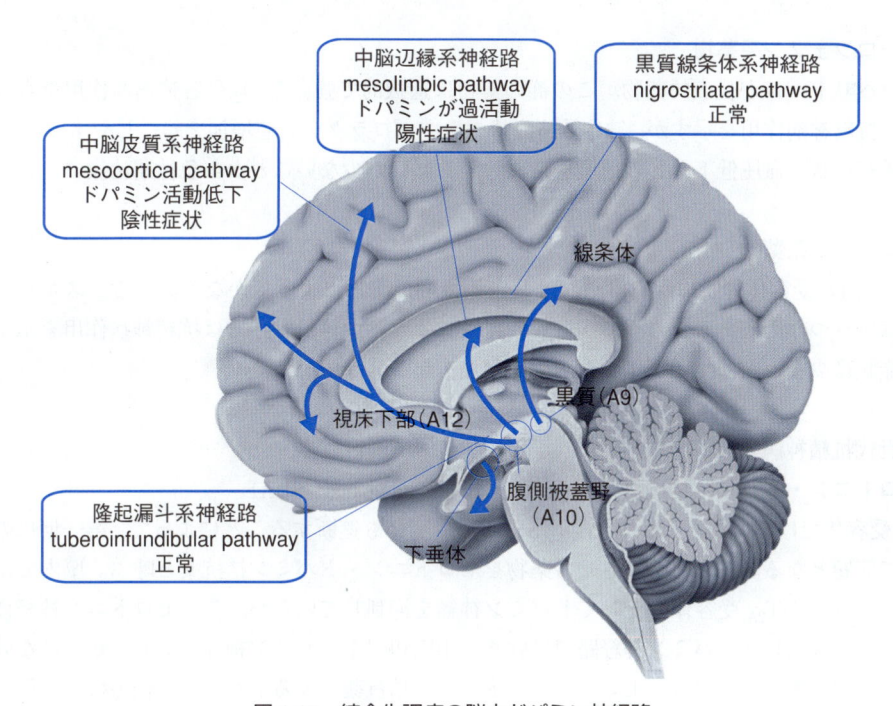

図1.17 統合失調症の脳内ドパミン神経路

質系のドパミン神経機能をさらに低下させるため，陰性症状を悪化させることが避けられなかった。

これに対して，第二世代の抗精神病薬は統合失調症で機能異常がみられる中脳辺縁系のドパミン神経路に選択的に作用するように作られている。そのようなことが可能になる機序として，①D_2受容体遮断にセロトニン5-HT_{2A}受容体遮断作用を併せもつ薬物，②D_2受容体への親和性がドパミンよりも弱い薬物，③D_2受容体の部分作動薬の3種類がある。

> **CHART 52**
> 抗精神病薬は，D_2 受容体遮断作用によって幻覚や妄想を改善させる

b．抗精神病薬の分類

● 第一世代抗精神病薬

①フェノチアジン系薬物

クロルプロマジンやレボメプロマジンなどで，この群の薬物はムスカリン M_1 性アセチルコリン受容体遮断作用が強いため錐体外路症状は比較的少ないが，末梢性抗コリン作用による副作用が起こりやすい。アドレナリン α_1 受容体やヒスタミン H_1 受容体を遮断するため鎮静，催眠作用が強く，興奮や不穏を示す患者に使用される。

②ブチロフェノン系薬物

ハロペリドールが代表的薬物。この群の薬物は選択的で強力な D_2 受容体遮断作用をもつため，強力な抗精神病作用を示すが，錐体外路症状や血中プロラクチン値増加を起こしやすい。催眠作用，自律神経症状，血圧低下などの循環器系に対する影響が少ないことから急性期治療に用いられる。

③ベンザミド系薬物

選択的 D_2 受容体遮断作用をもつが，臨床的特徴は薬物によってかなり異なる。スルピリドは少量では抗うつ作用があるためうつ病にも使用されるが，中等量以上では抗精神病作用を示す。錐体外路症状は少ないが，血中プロラクチン値増加を起こしやすい。

● 第二世代抗精神病薬

①セロトニン・ドパミン拮抗薬 serotonin dopamine antagonist（SDA）

D_2 受容体だけではなく，セロトニン 5-HT_{2A} 受容体も遮断することによって，第一世代の抗精神病薬で問題となる副作用を軽減させる薬物をセロトニン・ドパミン拮抗薬と呼ぶ。脳内ではセロトニン神経は 5-HT_{2A} 受容体を介してドパミン神経を抑制しているが，このセロトニン神経による抑制は，黒質線条体系ドパミン神経路では強く，中脳辺縁系ドパミン神経では明らかではない。したがって，黒質線条体系では，セロトニン・ドパミン拮抗薬によるドパミン神経の機能回復が強く現れるために，錐体外路症状が起こりにくい。これに対して，中脳辺縁系ではドパミン神経の機能回復が現れにくいために抗精神病効果が維持される。第二世代抗精神病薬は，すべてセロトニン・ドパミン拮抗作用を示すが，特にその作用が強い薬物は，リスペリドン，ペロスピロン，ブロナンセリンである。

②ドパミン D_2 受容体低親和性抗精神病薬

第二世代の抗精神病薬の中でオランザピン，クエチアピン，クロザピンでは，上記のような作用機序に加えて D_2 受容体への親和性がドパミンよりも弱いことが，副作用軽減のうえで重要な役割を果たしている。すなわち，ドパミンが豊富に存在する線条体では，抗精神病薬が D_2 受容体をドパミンと競合した場合，ドパミンよりも親和性が弱いために D_2 受容体から離れやすくなり，錐体

外路症状が生じにくい。一方，幻覚，妄想に関係する中脳辺縁系ドパミン神経路ではドパミン量が少ないので，D_2 受容体に対する結合（遮断）が維持されて抗精神病効果が発揮される。

③ドパミン D_2 受容体部分作動薬 dopamine partial agonist

　他の非定型抗精神病薬が D_2 受容体に結合した場合にドパミンの神経伝達を完全に遮断するのに対して，D_2 受容体パーシャルアゴニストであるアリピプラゾールは，固有活性に基づいたドパミンの神経伝達を維持させる（例えば，ドパミンが D_2 受容体に結合した場合には 100 % のドパミンの神経伝達を生じるが，アリピプラゾールは約 30 % のドパミンの神経伝達を生じる）。このため，ドパミンの神経伝達が亢進している中脳辺縁系では固有活性のレベルまで神経伝達を抑制し，ドパミン神経の抑制作用を介して抗精神病効果を発揮する。逆に神経伝達が低下している中脳皮質系では固有活性のレベルで神経伝達を維持させ，陰性症状や認知機能障害改善効果が期待される。このように，ドパミン神経の状態に応じて神経機能を回復・安定化させるため，ドパミンシステムスタビライザー（dopamine system stabilizer）と呼ばれる。加えて，黒質線条体系や隆起漏斗系では，遮断が部分的で，固有活性に応じたドパミン神経伝達を維持するために，それぞれの神経機能が維持されて，錐体外路症状や性機能障害などの副作用が起きにくい。

c．抗精神病薬の副作用

抗精神病薬の副作用を表 1.5 に示した。

①第一世代抗精神病薬

　D_2 受容体遮断による錐体外路症状，血中プロラクチン値増加による性機能障害，悪性症候群，ヒスタミン H_1 とアドレナリン α_1 受容体遮断による眠気，アドレナリン α_1 受容体遮断による起立性低血圧，ムスカリン性アセチルコリン受容体遮断による認知機能障害や末梢性の抗コリン性副作用（口渇，鼻閉，視力調節障害，排尿困難，便秘，緑内障の悪化），アレルギー反応による肝障害，皮膚症状などが代表的な副作用である。

②第二世代抗精神病薬

　第二世代抗精神病薬では，第一世代抗精神病薬でみられる副作用は少ないか認められない。しかし，体重増加，食欲増加，耐糖能障害，脂質代謝障害はクロザピン，オランザピン，クエチアピンで問題となり，糖尿病とその既往のある患者への使用は禁忌になっている。また，クロザピンによる顆粒球減少は頻度は少ないものの致命的となるため，使用に際しては定期的な血液検査，内科専門医のチェックなど条件が決められている。その他，第一世代抗精神病薬と比較すると軽度ではあるが，リスペリドンでは高用量では D_2 受容体遮断作用が強くなるために錐体外路症状と血中プロラクチン値増加が，クエチアピンではヒスタミン H_1 受容体遮断による眠気が生じる。

CHART 53

- 第一世代抗精神病薬の副作用は，錐体外路症状，性機能障害，眠気，起立性低血圧など。致命的となるものは悪性症候群
- 第二世代抗精神病薬の副作用は，食欲増加，耐糖能障害，脂質代謝障害など。致命的となるものはクロザピンによる顆粒球減少

表 1.5 抗精神病薬の副作用

副作用	症状	出現しやすい薬物
1．中枢神経症状		
精神症状		
過鎮静（眠気，だるさ）	服薬後，1週間以内に強く，その後軽減する	フェノチアジン系
認知機能障害		フェノチアジン系
抑うつ		ブチロフェノン系
錐体外路症状		
アカシジア	特に下肢のむずむず感から，じっと坐っていられない	ブチロフェノン系
Parkinson 症状	筋固縮，寡動，無動，仮面様顔貌，小刻み歩行	ブチロフェノン系
急性ジストニア	急性の筋緊張の異常。眼球上転，舌突出，斜頸など	ブチロフェノン系
遅発性ジスキネジア	口周辺と顔面，四肢，体幹の不随意運動	ブチロフェノン系
けいれん，脳波異常		フェノチアジン系
悪性症候群	高熱，錐体外路症状，自律神経症状（発汗，頻脈など）CK の増加がある。治療は，抗精神病薬を中止して，ダントリウム®を投与する。重篤な副作用	ブチロフェノン系
2．自律神経症状		
抗コリン性副作用	ムスカリン M_1 受容体遮断作用による。口渇，鼻閉，視力調節障害，排尿困難，便秘，緑内障（狭隅角）の悪化	フェノチアジン系
起立性低血圧	たちくらみ	フェノチアジン系
3．心・循環器系		
心電図異常	QT 間隔延長，不整脈，心刺激伝導障害	フェノチアジン系
4．内分泌・代謝障害		
肥満・食欲増加		第二世代薬（クロザピン，オランザピンなど）
耐糖能障害，糖尿病	クロザピンやオランザピンでは，糖尿病とその既往のある患者は禁忌	第二世代薬（クロザピン，オランザピンなど）
性機能障害	高プロラクチン血症，乳汁分泌，月経障害，勃起・射精障害	ブチロフェノン系
5．血液・造血器障害	顆粒球減少（無顆粒球症）。重篤な副作用	第二世代薬（クロザピン）
6．肝障害	アレルギー反応	フェノチアジン系
7．皮膚症状	斑丘疹性紅斑（アレルギー反応），光線過敏症，色素沈着	フェノチアジン系
8．眼症状	網膜色素変性症	フェノチアジン系（クロルプロマジン）

2 抗不安薬 antianxiety drugs

　抗不安薬は，主に不安障害に使用される薬物である。日本で不安症状に適応をもつ薬物はベンゾジアゼピン（BZD）系薬物を除くと一部の薬物に限られるが，そのほかにも多くの薬物が不安障害に使用されている。表 1.6 に不安障害に有効性が報告されている薬物を示す。近年，不安障害の薬物療法は，ベンゾジアゼピン系抗不安薬に加えて，セロトニン 5-HT_{1A} 受容体部分作動薬，選択的セロトニン再取り込み阻害薬（selective serotonin reuptake inhibitor：SSRI），セロトニン・ノルアドレナリン再取り込み阻害薬（serotonin noradrenaline reuptake inhibitor：SNRI）が使用されるようになっている。しかし，不安障害の治療では，薬物療法のみならず，精神療法や心理教育などを多角的に組み合わせて行うことが重要である。

表 1.6 不安障害の治療薬

薬　物	全般性不安障害	パニック障害	強迫性障害	社会不安障害	外傷後ストレス障害	急性ストレス障害
ベンゾジアゼピン系薬物	○	○		○	○	○
5-HT_{1A} 受容体部分作動薬	○			(○)		
三環系抗うつ薬		○	○			
SSRIs	○	○	○	○	○	
MAO 阻害薬*		○		○		
β遮断薬**				(○)		

*MAO 阻害薬：日本では使用できない。　**β遮断薬：カルテオロール（ミケラン®），プロプラノロール（インデラル®）
田島　治：「不安障害の薬物療法の最近の動向」，『日本神経精神薬理学雑誌』24，日本神経精神薬理学会，2004，p.133〜136 を一部改変

表 1.7　代表的なベンゾジアゼピン系薬物の作用特性

一般名	主な商品名	用量（mg/日）	作用特性		
			抗不安	鎮静・催眠	筋弛緩
短期作用型（半減期：6 時間以内）					
エチゾラム	デパス®	1〜3	○○○	○○○	○○
クロチアゼパム	リーゼ®	15〜30	○○	○	○
トフィゾパム	グランダキシン®	150	○	—	—
中期作用型（半減期：12〜24 時間）					
ロラゼパム	ワイパックス®	1〜3	○○○	○○	○
アルプラゾラム	ソラナックス®，コンスタン®	1.2〜2.4	○○	○○	○
ブロマゼパム	レキソタン®	3〜15	○○○	○○	○○○
長期作用型（半減期：24〜100 時間）					
フルジアゼパム	エリスパン®	0.75	○○	○	○
クロキサゾラム	セパゾン®	3〜12	○○	○	○
ジアゼパム	セルシン®，ホリゾン®	4〜20	○○	○○	○○○
クロナゼパム	リボトリール®，ランドセン®	3〜12	○○	○○	○○
超長期作用型（半減期：100 時間以上）					
ロフラゼプ酸エチル	メイラックス®	2	○○	○	○
フルトプラゼパム	レスタス®	2〜4	○○○	○○	○○
プラゼパム	セダプラン®	10〜20	○○	○○	○

尾鷲登志美：「各種抗不安薬の使い分け」，『今月の治療』13 巻，8 号，総合医学社，2005，p.59〜65 を一部改変

a．抗不安薬の分類

①ベンゾジアゼピン（BZD）系薬物

　BZD 系薬物は不安に最も多く使用されている薬物で，日本では SSRI 導入後も処方が減っていない。表 1.7 に代表的な BZD 系薬物を示す。BZD 系薬物は速効性の抗不安効果を示すものの，眠気，倦怠感，記憶障害，常用量依存，離脱症状などの副作用があるため，特に長期使用については否定的見解が多い。一方で，BZD 系薬物を継続することで恩恵を受けており，実際的な不都合がない場合は，服薬を継続しても良いという意見も少なくない。しかし，一般的には，BZD 系薬物は 1 か月以内の短期使用にとどめ，長期使用になっている場合には，1〜4 週ごとに 10〜25％ ずつ減量する方法が推奨されている。

BZD系薬物は，表1.7に示したような抗不安効果，効果持続時間，筋弛緩作用などの程度によって使い分けられる。例を挙げると，①不安が1日持続する場合には長期作用型のロフラゼプ酸エチル（メイラックス®），②ときに不安発作が生じる場合には，短～中期作用型のロラゼパム（ワイパックス®）の頓用（臨時使用），③不安・緊張が強い場合には，抗不安効果の強いブロマゼパム（レキソタン®），④筋緊張性の頭痛や肩こりを伴う場合には，筋弛緩作用のあるフルジアゼパム（エリスパン®）などである。

②選択的セロトニン再取り込み阻害薬（SSRI）

SSRIはベンゾジアゼピン系薬物の常用量依存が問題となった欧米では，1990年代に適応拡大が図られ，現在では各種ガイドラインやアルゴリズムで，急性ストレス障害を除いて，強迫性障害，パニック障害，外傷後ストレス障害，社会不安障害，全般性不安障害など不安関連疾患の第一選択薬とされている。日本では平成22（2010）年4月現在，SSRIの不安障害に対する適応疾患は，フルボキサミン（ルボックス®，デプロメール®）が強迫性障害と社会不安障害，パロキセチン（パキシル®）がパニック障害，強迫性障害，社会不安障害，セルトラリン（ジェイゾロフト®）がパニック障害のみであり，これ以外の使用は適応外使用となる。しかし，今後，欧米の状況を鑑みてこれらの薬物のほかの不安障害への適応が図られ，また，新たなSSRIが上市されることが予想される。

③ベンゾジアゼピン（BZD）系薬物とSSRIの使い分け

SSRIとBZD系薬物の抗不安効果発現のメカニズムとして，BZD系薬物は，GABA$_A$受容体を介して速効的で強力な抗不安効果を発現させる。これに対して，SSRIは慢性投与により徐々に5-HT$_{1A}$受容体を介した抑制作用を発揮する。SSRIの作用は，効果発現は遅いが，神経細胞に可塑的な変化を生じることが特徴であり，このことが，SSRIではBZD系薬物と異なり，不安の元となる疾患そのものを治療する可能性があるとされる所以である。臨床効果の観点からは，BZD系薬物は正常な不安から病的な不安まで，特に急性の不安に対して迅速な（服用して数分～30分くらいで）効果発現と高い有効性を示し，服用者もこれを自覚できる。一方，SSRIは，服薬開始から1か月くらい（早くても1週間目ころから）効果が出現し，服用者が効果を自覚しにくい。

このような両薬物の作用機序の違いから，治療開始時のみSSRIにBZD系薬物を併用し，SSRIの効果が十分出現してからBZD系薬物を中止していく方法や，BZD系薬物は当初からなるべく不安時のみの頓用とするなどの方法が提唱されている。

④その他の不安障害治療薬

そのほか，セロトニン5-HT$_{1A}$受容体部分作動薬タンドスピロン（セディール®）が，心身症と神経症に適応を有している。ベンゾジアゼピン系抗不安薬で問題となる副作用はないが，効果発現まで数週間を要し，抗不安効果もマイルドである。β遮断薬ではカルテオロール（ミケラン®）が心臓神経症に適応を有している。不安に伴う動悸や手のふるえに有効であるが，心不全や気管支喘息を悪化させる可能性がある。

以下に挙げる薬物は不安障害に対する適応はないが，有効性が報告され，不安障害に使用されることが少なくない。まず，セロトニン・ノルアドレナリン再取り込み阻害薬（SNRI）のミルナシプラン（トレドミン®）は強迫性障害，パニック障害，社会不安障害などに効果が期待される。三環系抗うつ薬のイミプラミン（トフラニール®）はパニック障害に，クロミプラミン（アナフラニール®）

表1.8 睡眠薬の分類

分 類	一般名		誘導体	作用時間 （半減期/時間）
超短時間型 （～6時間）	ゾルピデム ゾピクロン トリアゾラム	zolpidem zopiclone triazolam	非ベンゾジアゼピン系 非ベンゾジアゼピン系 ベンゾジアゼピン系	2～3 3～4 2～3
短時間型 （6～12時間）	ブロチゾラム エチゾラム ロルメタゼパム	brotizolam etizolam lormetazepam	チエノ・トリアゾロ・ジアゼピン系 ベンゾジアゼピン系 ベンゾジアゼピン系	7 6 10
中間型 （12～24時間）	ニトラゼパム フルニトラゼパム エスタゾラム アモバルビタール	nitrazepam flunitrazepam estazolam amobarbital	ベンゾジアゼピン系 ベンゾジアゼピン系 ベンゾジアゼピン系 バルビツール系	21～25 15 24 8～42
長時間型 （24時間～）	クアゼパム ハロキサゾラム	quazepam haloxazolam	ベンゾジアゼピン系 ベンゾジアゼピン系	29～43 20～40

は強迫性障害に有効とされている。また，少量の抗精神病薬は，従来から軽度～重度の不安に対して比較的よく使用される。

3 睡眠薬

睡眠の導入を促す薬物群をいう。現在，臨床で用いられている睡眠薬は，①バルビツレート（barbiturate）系，②非バルビツレート系，③ベンゾジアゼピン系，④非ベンゾジアゼピン系に大別される。表1.8に睡眠薬の分類を示す。

a．睡眠薬の薬理作用

バルビツレート系睡眠薬は，脳幹網様体賦活系や大脳皮質など中枢神経系全体を抑制して催眠効果を現す。また，REM睡眠を抑制し，高用量では脳幹の呼吸中枢を抑制するため，生命に危険な状態をもたらす。

ベンゾジアゼピン系睡眠薬は，扁桃体や海馬などの大脳辺縁系や視床下部に作用して，その鎮静作用によって催眠効果を発揮すると考えられている。REM睡眠に対する抑制作用は軽度で，脳内の抑制性神経伝達物質であるGABA（γ-アミノ酪酸）受容体に結合して催眠作用をもたらす。

非ベンゾジアゼピン系睡眠薬は，ベンゾジアゼピン受容体のサブタイプの中でω_1受容体に作用するタイプのものをいう。メリットとしては，後述するふらつき，記憶障害などのベンゾジアゼピン系睡眠薬の副作用が少ない点である。

b．睡眠薬の使用法

副作用の観点からは，最も優れている薬物は非ベンゾジアゼピン系睡眠薬で，次いでベンゾジアゼピン系睡眠薬となる。睡眠薬の使用に際しては，半減期や睡眠障害の型（入眠障害，熟眠障害，早朝覚醒など），患者の年齢や身体状況を考慮しながら薬物を選択することが重要である。また，アルコールとの併用や，重症筋無力症，急性閉塞隅角緑内障，高度の呼吸機能障害を合併している患者では，

I 精神医学総論

ベンゾジアゼピン系睡眠薬は**禁忌**である点に注意が必要である。

c．睡眠薬の副作用

バルビツレート系睡眠薬では，①連用により耐性と依存が形成される，②強い離脱症状がみられる，③睡眠薬としての至適用量と致死用量が近く，安全性に問題があるために，現時点では特殊なケース以外では用いるべきではない。

ベンゾジアゼピン系睡眠薬は，バルビツレート系睡眠薬と比較して安全性，耐性，依存性において優れた薬物として広く使用されている。しかし，副作用として，①持ち越し効果，②精神運動作業能力の低下，③記憶障害，④筋弛緩作用，⑤反跳性不眠，⑥奇異反応，⑨催奇形性・新生児への影響，がある。また，睡眠内容に歪みを与える問題点も指摘されている。

非ベンゾジアゼピン系睡眠薬は，ベンゾジアゼピン系睡眠薬にみられる副作用が少ない点で優れている。非ベンゾジアゼピン系睡眠薬は，血中半減期が1～2時間と短いため，持ち越し効果もなく，睡眠内容に及ぼす影響も少ない。

CHART 54

- ベンゾジアゼピン系の抗不安薬や睡眠薬は速効性があるが，眠気（睡眠薬では翌朝の），ふらつき，記憶障害，離脱症状などの副作用がある
- SSRIは，不安障害に有効であるが，速効性はなく，効果が自覚されにくい。しかし，ベンゾジアゼピン系薬物で問題となる副作用がない

4 抗うつ薬 antidepressant

抗うつ薬とは，①抑うつ気分，②精神運動制止，③不安・焦燥に対して改善効果を有する薬物である。主にうつ病などの気分障害に使用されるが，選択的セロトニン再取り込み阻害薬（SSRI）は，不安障害に対する効果も有している。

抗うつ薬開発の歴史は，第一世代の抗うつ薬の開発に始まる．第一世代の抗うつ薬の多くは三環系抗うつ薬であり，その薬理作用は，神経終末においてセロトニンやノルアドレナリンの再取り込みを阻害することである．第一世代の抗うつ薬は，抗うつ効果は強力であるが，効果発現に時間がかかり，抗コリン作用に基づく種々の副作用や心毒性をもつという問題があった．

そこで，1970年代に入り，新たな抗うつ薬が開発された。これらの薬物には四環系抗うつ薬があり，より選択的なセロトニンやノルアドレナリンの再取り込み阻害作用をもち，抗コリン作用や心毒性が少ないことが特徴である。また，ミアンセリンのような中枢モノアミンの再取り込み阻害作用をもたず，ノルアドレナリン前シナプスα_2受容体を阻害することによって抗うつ効果を発揮する薬物も開発された。これらの抗うつ薬は第二世代の抗うつ薬と呼ばれる。

近年，さらに選択性の高いセロトニンの再取り込み阻害作用をもつSSRIや，選択性の高いセロトニンとノルアドレナリン両方の再取り込み阻害作用をもつセロトニン・ノルアドレナリン再取り込み阻害薬（SNRI），およびノルアドレナリン作動性・特異的セロトニン作動性抗うつ薬（noradrenergic and specific serotonergic antidepressant：NaSSA）が開発されている。これらの薬物は，第三世代抗うつ薬と

呼ばれ，従来の副作用が少なく安全性が高いことから，現在のうつ病の薬物療法の中心となっている。

a．薬理作用

うつ病に関わる神経伝達物質として，セロトニンは衝動性，ノルアドレナリンは意欲と興味，ドパミンは欲動に関係すると想定されている。抗うつ薬は，これらの神経伝達物質に作用して改善効果をもたらすと考えられる。

現在，使用されている抗うつ薬に共通する作用機序は，神経伝達物質であるセロトニンやノルアドレナリンのシナプスでの作用を増強することである。シナプス前膜には，神経伝達物質を再取り込みする部位が存在するが，抗うつ薬は，この再取り込みを阻害することによって，シナプス間隙でのセロトニンやノルアドレナリンの量を増加させる。この結果，シナプス後膜の受容体数が代償性に減少することにより，抗うつ効果が生じると考えられてきた。しかし，実際には抗うつ薬の慢性投与での受容体数は減少，増加，不変と様々な報告があり，抗うつ作用は前述の仮説とは異なった機序で生じると考えられるようになった。現在では，受容体以降の細胞内二次情報伝達の変化，すなわち Gs 蛋白を介したアデニレートシクラーゼ（AC）活性の増強による cAMP の増加や，脳由来神経栄養因子（brain-derived neurotrophic factor：BDNF）の合成増加などの遺伝子発現システムの変化が抗うつ作用の発現に関与していることが示唆されている。

b．抗うつ薬の分類

抗うつ薬は，表 1.9（p. 99）のように分類されている。

①第一世代抗うつ薬

世代的には最も古い抗うつ薬である。特徴は，抗うつ効果は強いが，副作用も強く，効果発現も 2 週間以上と最も時間がかかる。作用の中心は，セロトニンとノルアドレナリン双方の再取り込み阻害作用であり，2 種類の神経伝達物質のシナプス間隙の濃度を増加させ，神経伝達を亢進させる。一方で，アドレナリン α_1，α_2 受容体，ヒスタミン H_1 受容体，ムスカリン性アセチルコリン受容体を遮断することから，抗コリン作用（視力調節障害，口渇，振戦，便秘，排尿障害，緑内障には禁忌），心循環系，鎮静，性機能障害などの副作用が強い。最も注意すべき副作用は，心循環系への毒性であり，過量服薬すると致命的となる。

②第二世代抗うつ薬

第一世代抗うつ薬に比べて効果は弱いが，副作用はやや少ない。アモキサピン（amoxapine）は効果発現が比較的早く，制止症状の強いうつ病に有効である。ミアンセリン（mianserin）やトラゾドン（trazodone）は不安焦燥や不眠の強いうつ病に有効である。

③第三世代抗うつ薬

最も新しい世代の抗うつ薬であり，その作用機序の違いによって以下の 3 種類に分けられる。

ⅰ）SSRI

　セロトニン神経終末で選択的にセロトニンの再取り込みを阻害して，シナプス間隙のセロトニン濃度を増加させ，セロトニンの神経伝達を亢進させる。第二世代までの抗うつ薬と異なり，抗コリン作用，心循環系，鎮静の副作用がほとんどないことから，忍容性に優れている。一方，効果もやや弱いことから，軽症〜中等症のうつ病の第一選択薬となっている。しかし，以下のようなSSRIに特有の副作用が存在する。

- 消化器症状：悪心（胸やけ），吐気などが服薬初期に出現する。頻度は15〜35％と比較的高いが，多くの場合，制吐薬で治療できる。
- 性機能障害：頻度は比較的高く（30〜40％），性欲減退のほか男性では射精障害，女性では無快感症が生じる。
- 賦活症候群（activation syndrome）：不安，イライラ，不眠，怒りなどの症状が出現することがある。小児や思春期での自殺関連事象が問題となっている。
- セロトニン症候群：頻度は低いが，錯乱，興奮，ミオクローヌス，反射亢進，発汗，発熱などが生じることがある。
- 中断症候群（discontinuation syndrome）：SSRIを急に中止すると，めまい，頭痛，不安，不眠，ふるえ，しびれ，ショック様の異常な感覚などが3日以内に出現するが，1〜2週間で自然に消失する。多くの場合は軽症で，ゆっくりと減量すれば問題はない。

　また，肝でのチトクロームP450を抑制することから，他の薬物との併用によって予想外の薬物相互作用が生じる可能性がある。

ⅱ）SNRI

　セロトニンとノルアドレナリン双方の再取り込み阻害作用をもつ。効果の発現はSSRIよりも早く，他の薬物との相互作用が少ない点で安全性が高い。SSRIと同様に，抗コリン作用，心循環系，鎮静などの従来型の抗うつ薬でみられる副作用は少なく，また，SSRIで問題となる副作用もSSRIに比べると弱い。しかし，排尿障害，口渇，頭痛の頻度はSSRIよりも高い。

ⅲ）NaSSA

　最も新しい抗うつ薬で，SSRIやSNRIと異なり，再取り込み部位とは異なる作用機序でセロトニンとノルアドレナリンの双方の神経機能を亢進させる。SSRIで問題となる副作用が少なく，抗うつ効果も比較的強い。ただし，ヒスタミンH_1受容体を遮断するために眠気と体重増加の副作用がある。不安焦燥や不眠を伴ううつ病に有効とされる。

CHART 55

- 抗うつ薬の薬理作用は，シナプス間隙のセロトニンやノルアドレナリンを増加させること
- 第一世代薬では抗コリン性の副作用が強い。第三世代薬では抗コリン性の副作用はほとんどないが，特にSSRIでセロトニン症候群や中断症候群がある

表1.9 抗うつ薬の分類

分類		薬物名		用量（mg/日）
第一世代	三環系抗うつ薬	イミプラミン アミトリプチリン クロミプラミン ノルトリプチリン トリミプラミン	imipramine amitriptyline clomipramine nortriptyline trimipramine	25〜300 30〜300 50〜225 20〜150 50〜300
第二世代	四環系抗うつ薬	アモキサピン ロフェプラミン ドスレピン マプロチリン ミアンセリン セチプチリン	amoxapine lofepramine dosulepin maprotiline mianserin setiptiline	25〜300 20〜150 75〜150 30〜75 30〜60 3〜6
	その他	トラゾドン	trazodone	75〜200
第三世代	SSRI	フルボキサミン パロキセチン セルトラリン	fluvoxamine paroxetine sertraline	50〜150 20〜40 25〜100
	SNRI	ミルナシプラン	milnacipran	25〜100
	NaSSA	ミルタザピン	mirtazapine	15〜45
その他		スルピリド	sulpiride	150〜300

5 抗躁薬（炭酸リチウム）

a．適応症

適応症は躁病および双極性障害（躁うつ病）の躁状態で，その治療および再発予防に用いる。また，治療抵抗性のうつ病において，増強療法としてSSRIおよび三環系抗うつ薬に炭酸リチウムを追加し抗うつ効果を増強することもある。

b．用法・用量

用量は1日200〜1,200 mgであるが，副作用を防ぐため少量から開始し，血中濃度を測定して投与量を決め，定期的な血中濃度測定を行う（治療薬物モニタリング，therapeutic drug monitoring：TDM）。重篤な心疾患や腎障害には禁忌である。有効血中濃度は0.4〜1.2 mEq/lであり，1.5 mEq/l以上だと注意が必要である。2 mEq/l以上だと重篤な中毒症状が出現することがある。また，有効血中濃度以下でも副作用の出現に注意が必要な症例もある。

c．薬理作用・薬物動態

作用機序は不明な点が多い。血漿蛋白とは結合せず代謝を受けないで腎から排泄する。腎機能障害例，サイアザイド系利尿薬，NSAID，ACE阻害薬使用例，電解質異常などで，血中濃度が上昇することがある。

I　精神医学総論

d．有効性

爽快気分を伴う躁病や家族歴のある躁病に有効である。双極性障害のうち，1年間に4回以上の躁うつの病相を繰り返す急速交代型（rapid cycler）や混合性エピソードでは効果が弱い。躁病エピソードでは炭酸リチウムの反応率は54 %（プラセボ31 %），再発率は37 %（プラセボ79 %）であった。抗うつ効果増強療法では，低濃度群（0.4〜0.6 mEq/l）より標準濃度群（0.8〜1.0 mEq/l）の方が副作用は多かったが，病相の数は少なかった。

e．副作用

初期は，口渇，悪心，嘔吐，下痢，多尿がみられる。長期投与では，甲状腺機能低下，甲状腺腫，振戦がみられる。

　　リチウム中毒：初期症状として食欲低下，嘔気，嘔吐，下痢，振戦，眠気，発熱，発汗などがみられる。中毒が進行すると，乏尿・急性腎不全が生じ電解質異常が発現し，粗大振戦，筋痙縮，けいれん，不整脈などがみられる。腎機能低下時，脱水の疑いのあるとき，高齢者では注意が必要である。リチウム中毒が生じた場合には投与を中止し，リチウムの排泄促進（補液，利尿薬投与）を図り，重篤な場合は血液透析を行う。

f．その他の抗躁薬

リチウムは速効性に欠けるので，その場合は抗精神病薬（ハロペリドールなど）を用いる。最近は非定型抗精神病薬（オランザピン，ケチアピンなど）が抗躁・抗うつ双方の作用があるとされ使用されるようになった。さらに，抗てんかん薬（カルバマゼピン，バルプロ酸ナトリウム）なども躁病に用いる。

6　抗てんかん薬　antiepileptics

a．薬理作用

抗てんかん薬は，中枢神経において，①けいれん抑制系神経伝達物質の作用を増強させる，②けいれん促進系神経伝達物質の作用を抑制する，ことで神経細胞膜を安定化させ抗けいれん作用を発揮する。抗けいれん薬の作用部位は，①抑制性神経伝達物質である GABA の受容体，②興奮性伝達物質であるグルタミン酸の受容体，③細胞膜にある電位依存性イオンチャンネル（Na, Ca イオンチャンネル）である。

GABA 受容体にはフェノバルビタールとベンゾジアゼピン（ジアゼパム，クロナゼパムなど）の結合部位があり，結合すると Cl チャンネルから Cl^- が細胞内に流入し，神経細胞の興奮を抑制する。膜電位依存性チャンネルの抑制では，興奮性 Na チャンネルにはフェニトイン，カルバマゼピンが，興奮性 Ca チャンネルにはバルプロ酸，エトスクシミドが結合し，それぞれ Na^+，Ca^{2+} の流入を抑え神経細胞の興奮を抑制する。トピラマートは上記の機序のほかに，グルタミン酸受容体に作用して抗てんかん作用を発揮する。

b．薬物動態

薬剤は有効血中濃度を得るため，血中濃度を測定して投与量を決め，定期的な血中濃度測定を行う（TDM）。また，各薬剤によって半減期の長さが異なるので投与回数は各薬剤によって異なる。

さらに，大部分の抗けいれん薬はチトクローム P450（CYP）やグルクロン酸転移酵素によって代謝される。すなわち，クロバザムは CYP3A4, CYP2C19 により，カルバマゼピン，クロナゼパム，エトスクシミド，トピラマート，ゾニサミドは CYP3A4 により，フェノバルビタール，フェニトイン，プリミドンは CYP2C9, CYP2C19 により，ラモトリギン，バルプロ酸はグルクロン酸転移酵素によって代謝される。よって併用薬剤がこれらの酵素を阻害したり誘導したりする場合は，各抗てんかん薬の血中濃度が上昇したり低下したりする。

一方，多くの抗てんかん薬がチトクローム P450 やグルクロン酸転移酵素を誘導する。カルバマゼピン，フェノバルビタール，フェニトイン，プリミドンは CYP1A2, CYP2C9, CYP2C19, CYP3A4，グルクロン酸転移酵素を誘導することにより，これらの酵素で代謝される薬剤の血中濃度を低下させる。バルプロ酸は CYP2C9 とグルクロン酸転移酵素を阻害し，これらの酵素で代謝される薬剤の血中濃度を上昇させる。なお，ゾニサミドはチトクローム P450 やグルクロン酸転移酵素の誘導作用も阻害作用ももたない。

c．適応症と薬剤選択

てんかんの約 80 ％ は抗てんかん薬で発作が抑えられる。てんかん発作は部分発作と全般発作に分けられるが，抗てんかん薬は，発作型によって選択すべき薬剤が異なる。部分発作の第一選択薬はカルバマゼピンであり，第二選択薬はフェニトインかゾニサミドである。全般発作の第一選択薬はバルプロ酸であり，第二選択薬としては，欠神発作の場合はエトスクシミド，ミオクロニー発作の場合はクロナゼパム，強直間代性発作の場合はフェノバルビタール，クロバザム，フェニトイン，ゾニサミドが推奨されている。また，てんかんは，病因によって病因の明らかでない素因のみの特発性てんかんと，病因のある症候性てんかんがある。特発性てんかんは治療反応性が良いが，症候性てんかんでは治療反応性の悪い場合がある。

d．各抗てんかん薬の特徴

- バルビツール酸誘導体：フェノバルビタール
  強直間代発作に用いる。最も歴史のある抗てんかん薬だが，第一選択薬とはなりにくい。急激に減量すると発作が誘発されるので，減量は慎重に行う。
- ヒダントイン誘導体：フェニトイン（ジフェニルヒダントイン）
  欠神発作以外のすべての発作型に有効だが，副作用も多彩である。眼振，多毛，歯肉増殖，にきび，容貌変化，小脳症状，造血器障害（再生不良性貧血，顆粒球減少），リンパ腫，葉酸欠乏など。プリミドンとの併用では催奇形性のリスクが高まる。
- スクシミド誘導体：エトスクシミド
  定型欠神発作（小発作）の第二選択薬。強直間代発作や部分発作には無効。消化器症状が強く，頭痛，ふらつきも出やすい。幻覚妄想状態も起きやすい。
- カルバマゼピン：部分発作に有効。てんかんに伴う性格変化や精神障害にも用いる。副作用としては，投与初期にめまい，複視が出やすい。抗利尿作用による水中毒も知られている。カルバマゼピンによる皮疹は重篤になることがある。なお，漢民族の調査において，皮膚粘膜眼症候群（Stevens-Johnson 症候群）および中毒性表皮壊死症（Lyell 症候群）発症例の HLA 型を調べた結果，ほぼ全例が HLA-B*1502 保有者

であった。
- バルプロ酸ナトリウム：強直間代発作，欠神発作の第一選択薬。このほかの全般発作（欠神発作，ミオクロニー発作）や部分発作にも有効である。副作用としては悪心，嘔気，食欲亢進，肥満，高アンモニア血症などがある。また，妊婦の服用では奇形の発現に注意が必要で，カルバマゼピンとの併用ではさらにリスクが高まる。
- ゾニサミド：多くの発作型に有効である。チトクローム P450（CYP）やグルクロン酸転移酵素に影響を与えないので他の薬剤と併用しやすい。
- ベンゾジアゼピン誘導体：ニトラゼパム
  West 症候群（点頭てんかん）や Lennox-Gastaut 症候群などの難治性てんかんに有効。
- クロナゼパム：ミオクロニー発作，非定型欠神発作，自律神経発作に有効。
- ジアゼパム：てんかん重積発作に対する第一選択薬。呼吸抑制があるので，ゆっくりと静脈注射で投与する。ただし，発作抑制作用は短時間なので，発作が止まらないときは再度投与する。それでも効果不十分なときはフェニトインの投与を行う。
- ACTH：West 症候群（点頭てんかん）に有効。

e．新規抗てんかん薬

従来の抗てんかん薬では抑制困難であった部分発作に併用することで有効性を示す。クロバザム，ガバペンチン，トピラマート，ラモトリギンがある。
- クロバザム：ベンゾジアゼピン系薬剤で大脳辺縁系に作用し GABA ニューロンの働きを増強することで効果を表す。
- ガバペンチン：シナプス前細胞膜にある電位依存性 Ca イオンチャンネルに作用して Ca^{2+} の流入を抑制し，グルタミン酸など興奮性神経伝達物質の遊離を抑制することで抗けいれん作用を示す。半減期が短いので1日3回服用する必要がある。チトクローム P450（CYP）やグルクロン酸転移酵素との相互作用はないので，他剤と併用しやすい。また腎から排泄されるので腎機能低下時には注意が必要である。
- トピラマート：電位依存性イオンチャンネル（Na，Ca イオンチャンネル），GABA 受容体増強作用，グルタミン酸受容体機能抑制作用など多彩な作用をもつ。難治性部分発作には最も有効性が示された。副作用は傾眠，体重減少，めまいなどであるが，重いものでは続発性緑内障，尿路結石，代謝性アシドーシスなどがある。
- ラモトリギン：シナプス前細胞膜にある電位依存性 Na イオンチャンネルを抑制して膜を安定化させ，グルタミン酸など興奮性神経伝達物質の遊離を抑制することで抗けいれん作用を示す。Ca チャンネルの阻害作用も考えられている。副作用としては，皮膚粘膜眼症候群（Stevens-Johnson 症候群）および中毒性表皮壊死症（Lyell 症候群）など重篤なものもある。

CHART 56

抗てんかん薬と炭酸リチウムは，血中濃度を測定して投与量を決める

7 抗酒薬

アルコールの代謝過程を阻害する薬物で，慢性アルコール中毒（アルコール依存症）に対する抗酒療法に使用する。
- ●シアナミド：エチルアルコールがアセトアルデヒドになる過程（アルコール脱水素酵素）を阻害するために，少量の飲酒でも強い酩酊状態となる。
- ●ジスルフィラム：アセトアルデヒドが酢酸になる過程（アルデヒド脱水素酵素）を阻害するために，アセトアルデヒドが蓄積して極めて不快な症状が出現する。

飲酒試験：アルコール依存症の治療で嫌酒を導入する際に行う。抗酒薬を1週間服用させ，その後飲酒させることを数回繰り返し，抗酒薬服用中に飲酒するとどんな状態になるか何度も体験させ，飲酒に対する拒絶感を条件づけることで断酒効果がもたらされる。

抗酒薬服用中は，奈良漬のような少量のアルコールを含む食品を摂取したり化粧品を塗布すると抗酒薬－アルコール反応（顔面紅潮，血圧低下，胸部圧迫感，心悸亢進など）の急性アルコール中毒様症状を起こすことがある。

8 精神刺激薬

我が国ではメチルフェニデート，ピプラドロール，モダフィニルなどが使用されている。

メチルフェニデートはコカインと同様，ドパミン・トランスポーター阻害薬であり，ドパミンの神経終末への再取り込みを阻害することによってドパミン神経系を賦活する中枢神経刺激薬である。効果発現が早く効果持続時間が短いため，精神依存や耐性が引き起こされる。適応はナルコレプシーだけであり，日中の強い眠気に対し投与される。なお，メチルフェニデートの徐放剤（コンサータ）は薬剤の放出調整作用により，速効性と持続性を併せもち，メチルフェニデート単独より依存形成や耐性作用が比較的少ない。18歳未満の注意欠陥多動性障害（ADHD）の治療に用いられる。モダフィニルはヒスタミン H_1 受容体刺激作用をもち，依存性は少ない。適応はナルコレプシーである。

電気けいれん療法 electroconvulsive therapy（ECT）

電気ショック療法といわれることもあるが，心理的なショックを与えるわけではない。ECTは，有効な薬物がほとんどなかった50年以上前から行われ，その速効性や副作用の少なさから現在でも有用な治療法である。最近では，前頭部に100V前後の電流を4～6秒間通電して，てんかんの強直間代発作（大発作）を起こさせる従来型の有けいれん療法に代わり，麻酔下で通電する修正型電気けいれん療法（modified electroconvulsive therapy：m-ECT）が主流となりつつある。

a．歴史

1938年，頭部に通電し全身けいれんを誘発させることにより，統合失調症を寛解に導いたことが始まりである。その後，1950年代からは麻酔科でけいれんを誘発する修正型けいれん療法が始まり，患者の恐怖感や全身けいれんによる合併症の軽減が図られた。1970年代から，従来のサイン波に対し，より少ないエネルギー量で発作を起こすことができるパルス波が開発され，平成14（2002）年には我

I 精神医学総論

が国でも通電量設定が逐一でき，脳波，筋電図，心電図のモニタリングができるパルス波治療器が薬事承認された。

b．分 類

欧米では，全身管理下・麻酔下（麻酔薬，筋弛緩薬）パルス波治療器を使用して行う無けいれん性電気けいれん療法が主流となっており，我が国でも国立病院，大学病院，総合病院などを中心に行われるようになっている。一方で麻酔薬により鎮静あるいは入眠させるだけで，サイン波を起こして有けいれん性電気けいれん療法で治療を行っている施設もいまだに 34 ％ 存在する。

無けいれん性電気けいれん療法の利点は，全身けいれんに伴う心循環系への影響が少なく，骨折もなく，認知機能への障害が少ない点である。一方で，けいれん発作が起こらず不発になり，効果が得られないこともある。有けいれん性電気けいれん療法では細かく通電量を決められないため循環系や認知機能への影響が大きく，骨折などのリスクもある点が欠点である。

通電は通常左右の側頭～前頭に各々電極を置いて通電する（両側法）。電極は側頭に近いところに置くほど効果が高く副作用が強く，前頭に近いほど効果が低く副作用が弱い。なお，高齢者や全身状態が悪く副作用を避けたい場合は，劣位半球に通電する（片側法）。

通常 1 クール 8～10 回行う。

c．適 応

疾患としては大うつ病性障害，双極性障害，統合失調症（急性発症，緊張病状態，感情障害を伴うもの），その他の精神病性障害（統合失調症様障害，失調感情障害，特定不能の精神病性障害）が主な適応。その他，難治性強迫性障害，Parkinson 病，悪性症候群，身体疾患に起因する緊張病性障害，精神病性障害，感情障害，などである。

状態としては，強い希死念慮，経口摂取不能，激しい興奮，昏迷，錯乱など，重篤で危険な状態，あるいは，薬剤で難治な場合，副作用が強い場合，高齢者，妊婦，身体合併症のある場合である。

禁忌は，器質性脳疾患，高血圧，動脈瘤，緑内障，心疾患などである。

d．副作用

頭痛，記憶障害，認知機能低下，発作後せん妄，吐き気，嘔吐，筋肉痛，躁転などである。

電気けいれん療法が有効なのは脳内のセロトニンや BNDP（神経栄養因子）を増やすからだといわれている。薬物以外の身体的療法として，かつてインスリンショック療法，持続睡眠療法，発熱療法，精神外科（ロボトミー：前頭葉白質切断）などがあったが，電気けいれん療法以外はすべて過去のものとなった。

> **CHART 57**
>
> 電気けいれん療法の適応は，精神病性障害（うつ病，双極性障害，統合失調症）と重症（希死念慮，昏迷，錯乱），全身状態悪化，難治例（薬物療法無効，副作用が強い）である

社会療法

1 生活療法

生活指導，レクリエーション療法，作業療法の3つを合わせて生活療法と総称される。従来は精神病院の入院患者を対象に行われてきたが，現在では地域在住の患者が作業所や保健所で受けるサービスにまで拡大されている。

a．生活指導

洗面，入浴，清掃など基本的習慣，対人交流，社会生活習慣，服薬管理，金銭管理などの指導を行う。

b．レクリエーション療法 recreational therapy

ゲーム，スポーツ，音楽鑑賞などを利用した治療法で精神的緊張や葛藤を直接的に解放し，病状の回復や健康維持を図る治療である。

c．作業療法 occupational therapy

作業や労働を通して病状の改善を目指す治療である。職業訓練的意味合いが強い場合は，職業リハビリテーションと呼ばれる。症状への関心を減らして現実に目が向けられる，作業療法士や仲間との人間的ふれあい，仕事がもたらす満足感，収入が得られる満足感などが治療機転と考えられる。

①病院での作業療法

保険診療に組み込まれている。作業療法士が医師からの指示を受けて作業処方せんを作成する。

②社会復帰施設での作業療法

共同作業所では作業とともに生活指導も重視される。授産施設では専門職員による指導を受ける。生産活動が要求され，職業訓練的な意味合いが強くなる。福祉工場では専門職員による指導を受けながらより自立した労働を行う。

③公共職業安定所，障害者職業センターでの作業療法

能力障害が少ないケースでは，一般雇用に近い形で訓練を受ける。

2 精神科リハビリテーション

a．デイケア

デイケアとは，外来患者に対して医師の処方により行われるレクリエーション活動，創作活動，生活指導，作業指導，療養指導などを指す。通常の外来診療に併行して行われることが多い。社会復帰相談事業として保健所でもデイケアが行われている。高齢者福祉の領域では，『介護保険法』による居宅介護サービスの1つであるリハビリテーションのうち，通所リハビリテーションのことをデイケアという。

b．訪問看護・指導

精神科医が患者や家族の了解を得て，看護師や保健師を訪問させ，看護指導や社会復帰指導を行うものである。医療機関が行う重要な地域保健活動である。

c．ナイトケア（ナイトホスピタル）

精神障害者に対して，自立までの一定期間，宿泊の提供と生活指導などを行う。つまり，昼間は通勤・通学して社会生活を送り，夜間に病院で治療や生活指導を受けるものである。

d．生活技能訓練 social skills training（SST）

薬物療法や精神療法などにより症状が改善した後も，対人関係のぎこちなさや日常生活の課題に対処する能力が障害され（生活障害），そのために対人関係がうまくいかず社会適応が妨げられることがある。SSTは，対人関係を中心とする社会生活技能，服薬自己管理・症状自己管理などの疾病の自己管理技能を高めるために，医療機関や社会復帰施設などで行われている。

e．自助グループ・患者クラブ

公的なものだけでなく，家族や市民の協力による患者の集まりがある。代表的なものには，アルコール依存症の「匿名断酒会（AA）」，精神障害者の家族会，てんかんの「波の会」，神経症性障害の「生活の発見会」などがある。これらの活動は集団精神療法的な効果が期待できる。

③ 従来の精神障害者社会復帰施設

a．生活訓練施設

援護寮：単身生活は困難な障害者が共同生活するための施設。共同生活ができデイケアや作業所などに通える程度の者。生活指導や就労指導，自炊訓練などを行い，自立した生活を営めるよう支援する。

共同作業所：障害者の社会復帰のため，職業適応訓練を行う施設。

b．福祉ホーム

単身生活は可能だが，家庭環境や住宅事情などで住居確保が困難な障害者のための施設。原則として自炊可能な者に限る。一定期間利用していく中で必要な指導を行い，社会参加の促進を図る。

A型：対象は，日常生活の中で介助を必要としない程度に生活習慣が確立している者
B型：対象は，一定程度の介助があれば日常生活を営むことができる者

c．授産施設

通院服薬しながら安定した生活が送れ，相当程度の作業能力はあるが，一般企業に雇用されるには困難な精神障害者で，将来就労を希望する者。また住宅の確保が困難な者は入所も可能である。

d．福祉工場

通常の事業所で雇用されることが困難な障害者を雇用するための施設である。

4 治療

e．精神障害者地域生活支援センター

地域で生活する精神障害者の日常生活の支援，日常的な相談への対応や地域交流活動などを行うことにより，社会復帰と自立を促す。

4 精神障害者社会復帰施設の新体系

国は，「障害者が地域で暮らせる社会に」と「自立と共生の社会を実現」を目標とし，『障害者自立支援法』を平成 18（2006）年 4 月から施行した。従来，精神障害福祉は支援費制度の対象になっておらず，身体・知的の福祉と大きな較差があったが，『自立支援法』は，3 障害を一元化したものであり，障害者の自立に役立つサービスの種類と提供の仕方，および国や都道府県，市町村の役割など基本的な枠組みを定めている。

精神障害者の社会復帰施設は，従来，生活訓練施設，授産施設，福祉工場，福祉ホーム（A 型・B 型），地域生活支援センターの 6 種類だったが，『障害者自立支援法』の施行に伴い，新たな体系のいずれかに該当することになる。これらの施設は「日中の活動の場」としては，生活訓練施設が自立して社会に出るための自立訓練（生活訓練）事業に，授産施設は自立訓練（生活訓練）事業や就労移行支援事業，または就労継続支援事業（A 型・B 型）に，福祉工場は雇用契約に基づく就労が見込まれるので，就労継続支援事業（A 型）に移行する。

「住まいの場」としては，生活訓練施設，入所型の授産施設，福祉ホーム A 型，福祉ホーム B 型の 4 施設があり，これに加え，共同で生活するグループホームがある。

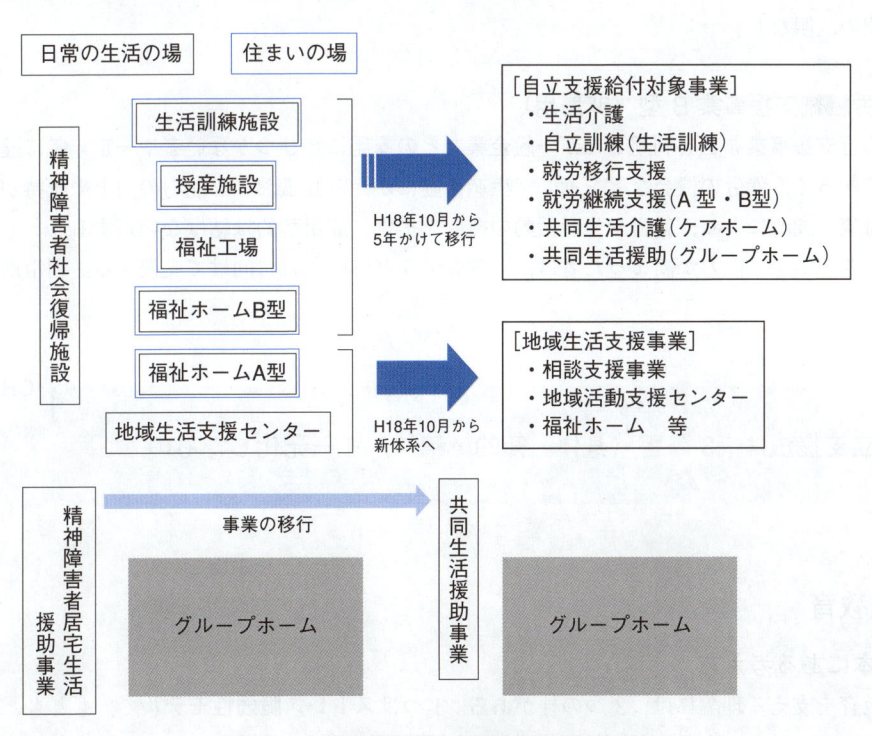

図 1.18　精神障害者社会復帰施設の新体系

これらの施設は新体系では，ケアホームといわれる共同生活介護，グループホームといわれる共同生活援助，および地域生活支援事業の中に位置づけられている福祉ホーム，の以上3種類の中からいずれかの施設に移行することになる。しかし，『自立支援法』は短時間に様々な事項について一斉に改正しようとしたため，実際に運用されていく中で課題も見つかり，改善・変更される可能性がある（図1.18）。

a．共同生活援助事業グループホーム

数人で共同生活する精神障害者に対して，世話人が日常生活上の援助を行う。

b．就労移行支援事業

一般就労などを希望し，知識・能力の向上，実習，職場探しなどを通じ，適性に合った職場への就労などが見込まれる者（65歳未満の者）が対象。一般就労などへの移行に向けて，事業所内や企業における作業や実習，適性に合った職場探し，就労後の職場定着のための支援をする。通所によるサービスを原則としつつ，個別支援計画の進捗状況に応じ，職場訪問などによるサービスを組み合わせた支援を行う。利用者ごとに，標準期間（24か月）内での利用。

c．就労継続支援事業A型（雇用）

就労移行支援事業などを利用したが一般企業などの雇用に結びつかない者で，就労機会の提供を通じ，生産活動にかかる知識および能力の向上を図ることにより，雇用契約に基づく就労が可能な者（利用開始時，65歳未満の者）が対象。通所により，雇用契約に基づく就労の機会を提供するとともに，一般就労に必要な知識，能力が高まった者について，一般就労への移行に向けて支援。多様な事業形態により，多くの就労機会を確保できるよう，障害者の利用定員10人からの事業実施が可能。利用期間の制限なし。

d．就労継続支援事業B型（非雇用）

就労移行支援事業などを利用したが一般企業などの雇用に結びつかない者や一定年齢に達している者などであって，就労の機会などを通じ，生産活動にかかる知識および能力の向上や維持が期待される者が対象。通所により，就労や生産活動の機会を提供（雇用契約は結ばない）するとともに，一般就労に必要な知識，能力が高まった者は，一般就労などへの移行に向けて支援する。利用期間の制限なし。

> **CHART 58**
> 自立支援法は，3障害（身体・知的・精神）を一元化したもの

5 心理教育

a．基本にある考え方

心理教育を支える理論には，2つの柱がある。1つはストレス脆弱性モデルで，もともと精神障害者はストレスに対する脆弱性があり，発症や再発は生物学的要因を基盤に，心理社会的要因の相互作

用で生じるという考え方である。つまり，心理社会的なストレスが生物学的脆弱性を刺激して再発，再燃を引き起こす。そして，薬物療法やストレス対処行動がこうした脆弱性を補う作用があるということである。

　もう1つの重要な理論として，家族の感情表出（expressed emotion：EE）がある。家族が患者に向ける感情に批判・感情的な巻き込まれ過ぎ（高EE家族）があると，再燃，再発を高めることが明らかになっている。そして，高EEは，患者を抱える家族の負担や困難を間接的に表しており，心理教育を通じた疾患理解，対処の拡大，サポートにより変化しうるもので，家族の気持ちの余裕や病気の理解といった変化が病気の経過や予後に良い影響を与え，再発や再入院を減らすことができる。

b．対象疾患

　統合失調症，うつ病，老年性認知症，摂食障害，アルコール依存症，てんかん，引きこもりケースなどがある。

c．形　式

　1家族単位か複数の家族を扱うか，患者を同席させるか否か，1〜2回の短期か，半年〜1年の長期か，などにより種々の形式に分けられる。通常は複数の家族を対象に，6回程度のセッションをもつことが多い。開催場所は，病院，保健所，精神保健福祉センターなどで，スタッフは医師，看護師，精神保健福祉士，臨床心理士，保健師などが共同で当たる。

d．内　容

　疾患についての知識伝達と患者への適切な対応ができるようになるためのプログラムが編成される。知識は講義で伝えられ，疾患の概要，診断と治療，薬の作用，副作用，経過，家族の役割，社会資源や制度などからなる。疾患についての正確な知識をもつことで，家族，特に親は自分の責任で病人をつくってしまったという罪悪感に苛まれることがあるが，それらが軽減し，感情的安定を図ることができる。

　次に，患者への適切な対応ができるようになるために集団療法的方法が用いられる。そこではグループによる問題解決技法が用いられる。患者への対応として苦慮している問題が話し合われ，参加者が解決法を出していく。その際，医療スタッフのみならず，経験豊富な家族の意見などが参考になることが多い。問題提出者は1つの解決案を選び，家庭にもち帰って実践し，その結果を次回のグループで報告する。このようなグループに支えられるという体験が家族の情緒を安定させ，好ましい態度変化が生み出される。すなわち，「患者に巻き込まれていた一喜一憂状態にゆとりができる」，「病気の症状と本来の性格との区別がつくようになる」，「病気と距離が取れ冷静にとらえることが多くなる」，「患者や病気のことばかり考えないようになる」など，批判の低下，感情的巻き込まれの減弱が得られ，再発予防が可能になる。

CHART 59

心理教育を支える理論は，ストレス脆弱性モデルと高EE

I　精神医学総論

リエゾン精神医学（精神科コンサルテーション）

1 対象となる症状

　リエゾン精神医学（精神科コンサルテーション）とは身体疾患領域で生じる精神医学的問題に対して，精神科医が行う診断・治療のことをいう。一般的には総合病院がその活動の場となる。

　対象となる症状は抑うつ，不安，せん妄が多くを占める。具体的には，手術後の精神障害（せん妄が多い），ICU・CCU収容患者の精神障害（ICU症候群），症状性（器質性）精神障害，インターフェロン治療中の抑うつ状態やステロイド精神障害，人工透析患者，がん患者，AIDS患者の精神障害，臓器移植などの高度医療に対する意思決定能力の判断やそれに伴う精神障害などが対象となる。また，患者だけにとどまらず，その家族も対象となる。

2 役　割

　一般的に，コンサルテーション（相談）は精神科以外の医師の要請に応じて患者の精神状態について診断的見解を述べ，適切な助言や向精神薬による薬物療法などの処置を行うことを指すが，リエゾン（連携）は特定の身体疾患の治療（がん患者，透析患者など）について，あらかじめ精神科医が医療チームに加わって行う，より組織的な活動を意味する。

　精神科医は前述のように様々な身体疾患をもった患者の精神症状に対応しなければならないが，問題は身体疾患の伴う精神症状だけでなく，社会的問題など多岐にわたり，医師，看護師，ソーシャルワーカーなど多職種での連携も重要となる。精神科医はそのまとめ役を担う。

3 サイコオンコロジー　psycooncology

　コンサルテーション・リエゾン精神医学の領域で特にがんに関連する心理社会的側面を扱う学問をサイコオンコロジーという。がん患者を対象とする緩和ケアの領域では，終末期患者の精神的ケアにとどまらず，がん罹患から治療中を含めた早期からのケアが重要である。最も頻度の高い症状は反応性抑うつと不安，せん妄であり，抑うつ，不安への対応としては，患者の気持ちや考えを詳しく聞く必要がある。臨死患者への対応としては，最後まで人間らしい尊厳を保って生きることができるようにケアを行うことが重要である。また，医療者は余命の限られた患者の家族の悲嘆のケア（グリーフケア），あるいは患者が死亡した後に残された遺族のケア（ビリーブメントケア）についても十分配慮する必要がある。

CHART 60

- コンサルテーション・リエゾン精神医学の対象：術後精神障害，ICU症候群，症状性精神障害，インターフェロン，ステロイド，人工透析，がん患者，AIDS患者など
- サイコオンコロジー：がん患者・家族

精神科救急

救急外来を受診する精神障害として，次のような場合がある。
①身体疾患と判断されて受診する精神障害
②身体合併症により精神症状が出現している場合
③精神障害によって身体合併症が引き起こされた場合
④抗精神病薬の副作用により受診する場合
⑤精神科救急を受診する疾患

1 身体疾患と判断されて受診する精神障害

実際は精神障害による症状であるが，家族または救急隊員によって身体疾患と判断されて救急外来を受診することがある。

a．昏迷状態

意識は清明であるにもかかわらず外的刺激に全く反応せず，自発的な運動や発語がない状態は，昏迷状態である。緊張型の統合失調症や，ストレスや対人関係の問題などの心因が原因で生じる解離性昏迷などがある。緊張病性昏迷の場合は，脱水状態をきたしていることがあるので輸液を施行する。入院の必要がある場合は，精神科施設に転送する。

b．解離性けいれん

ストレス負荷の強い出来事，あるいは対人関係上の問題などが心因となって生じる。解離性障害やパーソナリティ障害などの精神障害に由来していることが多い。支持的に励ましながら動作を促してみる。それでも無効な場合はベンゾジアゼピン系の抗不安薬を投与する。

c．不安障害（過呼吸，動悸など）

原発の病的不安と他の疾患に続発した症状とを鑑別する必要がある。不安障害に類似している器質性疾患には，心血管障害（虚血性心疾患，不整脈など），呼吸器疾患（肺気腫，肺塞栓など），脳神経疾患や代謝内分泌性疾患などがあるため，これらの鑑別を行う。治療としては，支持的精神療法を行いベンゾジアゼピン系の抗不安薬を投与し外来診療につなげる。

d．身体化障害

身体化障害の患者はしばしば転換症状（吐き気，しびれ，痛みなど）を訴えて救急外来を受診することがある。これらも不安障害と同様に身体疾患を除外できれば支持的精神療法を行い，日中の主治医を受診するように促す。

e．Münchhausen 症候群

Münchhausen 症候群の患者は入院したいがためにもっともらしい症状を作為的に作り出す。この症候群の患者の訴えは，しばしば本当の身体疾患を疑わせるものである。患者は鎮痛薬や鎮静薬を要

求し，試験的手術をしてほしいと自分から強く求める。演技的な症状の訴えで，痛みに対する治療を要求し続けたり，妙に医学的知識を豊富にもっていたり，病院を転々としていて，外科的処置を頻回に受けているなどの特徴がみられたら Münchhausen 症候群を疑う。Münchhausen 症候群と見抜いたら，入院をさせないで外来治療をするよう促す。

2 身体合併症により精神症状が出現している場合

a．せん妄状態（意識障害を伴う）

注意の障害のために患者の思考は混乱し，会話も行動もまとまりがなく，記憶や見当識も障害される。意識障害は単なる傾眠傾向から昏迷，昏睡に至る段階まで様々である。幻覚，妄想が認められ，恐れ，不安，怒り，多幸，無感情などいろいろな種類の感情障害が注意障害に伴って出現する。せん妄は出現するのが急で，その後の変化も予測しにくいが，午前中は意識清明でも夜間に錯乱が著明になる傾向がある。せん妄はその原因がなくなれば消失する。せん妄の原因としてみられるものは，手術後，代謝疾患，内分泌疾患，感染症，中毒症，薬物離脱状態，心臓血管疾患，神経疾患，認知症がある。また，環境の変化でも生じることがある。せん妄の治療として最も重要であるのは基礎疾患の治療である。そして，環境としては，患者のなじみのものを近くに置き，照明はできるだけ明るく保つのが良い。幻覚妄想，興奮に対してハロペリドールは心肺系の副作用が少ないのでよく使用される。

b．幻覚妄想や精神運動興奮がみられるとき

身体疾患によるもの，薬物によるもの，精神障害によるものなど鑑別を要する。身体合併症としては，脳腫瘍や脳挫傷などの頭蓋内病変，脳炎や髄膜炎などの中枢神経系の炎症性疾患，全身性エリテマトーデスや甲状腺疾患などの全身性疾患がある。また覚醒剤やステロイドなどの薬物に由来するものでないか，血液検査，頭部 CT，髄液検査，Triage DOA® などによって鑑別する。

3 精神障害によって身体合併症が引き起こされた場合

a．自殺企図による急性薬物中毒，縊頸，高所からの飛び降りによる外傷，刺創・切創，熱傷

まずは，身体的な治療を優先させる。身体的な治療が落ち着いたところで精神科での入院治療が必要であるかどうか評価する。自殺念慮が残存し，再び自殺の危険がある場合は，速やかに『精神保健福祉法』による精神科の入院が必要である。

b．水中毒

統合失調症などに罹患している患者が多飲水によって水中毒を起こすことがある。水中毒によって著しい低ナトリウム血症が生じると，けいれん発作を生じたり，昏睡状態になる。この場合，血清ナトリウム値の補正を行うことが必要である。ここで急性低ナトリウム血症の場合は，脳浮腫が進展して重篤な神経学的後遺症，脳ヘルニア，死亡のおそれがあるため速やかに補正が必要となる。一方，慢性低ナトリウム血症のときに急速な補正を行うと中心性橋脱髄をきたすことがあるため，補正をあわてず緩徐に行う。また，ナトリウム補正に伴う横紋筋融解症に注意する。

c．薬物乱用 （詳細は「3 精神作用物質による精神および行動の障害」の項 p. 168 を参照）

①急性薬物中毒の救急処置

　意識障害にチアノーゼがみられるときには，心肺蘇生が必要である。Triage DOA® を用いれば尿中の乱用薬物や向精神薬およびその代謝物を定性的に検出できる。薬物過剰摂取のときには，吸収の阻害として致死量を服用して1時間以内であれば胃洗浄を考える（ただし胃洗浄によって予後が改善するというエビデンスはない）。また，中毒量を服用していれば活性炭や緩下薬の投与を考慮する（リチウムは活性炭に吸着しないため血液透析を考える）。排泄の促進として，フェノバルビタールやカルバマゼピンには活性炭の繰り返し投与が有効である。

②急性アルコール中毒

　急性アルコール中毒の対応は，以下の3つの緊急状態によって違う。すなわち単純酩酊，酩酊状態での暴力行為，アルコール性昏睡である。次にこれらについて述べる。

・単純酩酊

　身体的診察ではアルコール急性中毒に合併する肺炎，消化管出血，頭部外傷などの身体疾患を除外診断する。急性アルコール中毒の患者は痛みを感じず，疼痛部位を訴えないこともあるので外傷の有無を念入りに調べる。全身の脱力や皮膚蒼白，微弱頻脈，低血圧，腹部の圧痛などがあれば，肝硬変による食道静脈瘤出血や胃潰瘍の出血などに注意する。

・暴力行為

　乱暴で混乱し，興奮したアルコール中毒者は病院の警備員や警官に協力を要請する。しかし，そのような状態でも落ち着かず，支離滅裂な行動がエスカレートするような場合には，ジアゼパムや呼吸抑制がないハロペリドールが治療選択薬剤となる。またアルコール健忘障害の予防のためチアミン 100 mg を投与しておく。

・昏迷または昏睡

　大量のアルコールを急激に摂取すると失見当識，昏迷，そしてついには昏睡に至る。意識障害があるときは，バイタルサインの監視，心電図記録，動脈血ガス測定，血液検査を行う。低血糖が起きる可能性に対して 50％ブドウ糖液 50 m*l* を投与する。チアミン 100 mg を静注し，補液を行う。必要に応じて呼吸蘇生術の準備をする。また意識障害をきたす他の原因，例えば低血糖，糖尿病性ケトアシドーシス，硬膜下血腫，尿毒症，感染症，脳塞栓，薬物中毒などの鑑別も要する。

③アルコール離脱

　アルコールに対する反応性は個人差が大きいが，1か月間毎日ウイスキー 1/5 本に相当するアルコール量を飲めば確実にアルコール離脱の徴候と症状を生じるといわれている。離脱症状は最近酒量が増え，そのあと飲酒を止めたり，かなり減らした大酒家に生じることが多い。最終飲酒から7～48 時間して，自律神経亢進症状（頻脈，振戦，発汗）やせん妄がみられたら疑う。離脱せん妄に対しては，鎮静薬投与にて興奮を抑え，ビタミン，カリウム，マグネシウムを投与。脱水，低血糖に対して補液を十分に行う。けいれんが伴う場合は抗けいれん薬の投与も必要となってくる。

④Wernicke 脳症

　Wernicke 脳症はせん妄，眼筋麻痺と眼振，失調の3徴を有する急性の神経疾患である。未治療のままに放置すると不可逆的な健忘症（Korsakoff 病）へと移行する。眼症状は眼筋麻痺，眼球共

I　精神医学総論

同視の欠如，水平性眼振である。慢性アルコール中毒者では，チアミンが既に減少しているので，糖負荷によりさらにチアミンが減少する。また，チアミンの吸収を妨げる胃癌や吸収不良症候群，限局性腸炎などでも生じる。チアミンの大量投与は Wernicke 脳症の症状を改善する。眼症状はチアミン投与後 2～3 時間で消失する。失調症状は 6 日以内に改善する。しかし，せん妄があった場合には改善するのに 1～2 か月かかる。

⑤アルコール健忘症（Korsakoff 病）
　新しい事柄を記憶できない，過去の出来事も思い出せないといって救急外来にやってきた患者にアルコール依存の病歴があったならば Korsakoff 病を疑う。チアミンと各種ビタミン剤の投与を試みる。

⑥アルコール依存症
　アルコール乱用の可能性を示唆する徴候として，原因のよくわからない捻挫，打撲，創傷，部位や症状のはっきりしない腹痛，下痢，早朝の嘔吐，突発的なけいれん発作，末梢神経障害，記憶の空白，酒皶，易感染，慢性の咳嗽，動悸，全般的な不安と抑うつがある。アルコール依存症と診断されたら率直に問題点を指摘し，アルコール依存症の治療プログラムをもっている病院を紹介する。また Wernicke-Korsakoff 症候群の予防のためにチアミン 100 mg を筋注し，チアミン 100 mg を 3 日間ほど処方しておく。

d．過換気症候群

解離性障害や不安障害などの患者がストレスを引き金に過換気症候群をきたすことがある。過換気になると低炭酸ガス血症，呼吸性アルカローシスが生じる。アルカローシスによるテタニー症状と血管れん縮による臓器の虚血症状が生じる。支持的，受容的対応にて患者の気持ちを和らげる。症状が改善してこないときにはベンゾジアゼピン系薬物を投与する。

e．急性胃拡張

摂食障害の患者が大量の食物や水分を摂食した後，急性胃拡張をきたすことがある。通常胃は 3 l までの胃内容物に耐えられる。過食の際は 10 l もの食物や水を詰め込むことがある。胃から十二指腸へ食物が排出されないと胃壁のテンションが静脈圧を上回り虚血が生じて，胃壊死や壊疽，胃穿孔，胃破裂，ショックをきたすことがある。これらの合併症の多くは胃管による胃内容物の吸引・減圧で改善するが，胃切除などの外科的処置が必要となることもある。

4　抗精神病薬の副作用により受診する場合

a．悪性症候群

抗精神病薬を服用している患者に高熱，多汗，筋強剛，血尿，高クレアチン血症などを認めたら悪性症候群をまず疑う。治療としては原因薬剤の中止，および全身冷却や輸液などの全身管理が重要。

b．錐体外路症状による Parkinson 症候群，ジストニア，遅発性ジスキネジア，アカシジア

重要な合併症として，嚥下障害があり，食物を誤嚥しやすくなり誤嚥性肺炎をきたすことがある。

ほかに，呼吸性ジスキネジアでは，呼吸筋の異常な不随意運動により呼吸困難をきたすことがある。対処としては抗精神病薬の減量や中止，抗コリン薬の投与を行う。

c．高血糖や体重増加

高血糖による口渇・多飲水がペットボトル症候群を誘発して糖尿病性ケトアシドーシスをきたすことがある。その際は生理食塩水の輸液，インスリンの静注を施行する。抗精神病薬を中止し，他の高血糖などの副作用の少ない薬剤に切り替えていく。

d．低体温

薬物による悪寒の阻害や中枢性体温調節機能への影響などの関与が疑われている。30〜34℃の中等症低体温では意識レベルは低下し，心電図は徐脈性心房細動となり胸部誘導を中心に Osborn（J）波がみられるようになる。さらに 30℃ 未満の重症では昏睡状態となり腱反射は消失し，心室細動や心停止をきたす。治療としては，35℃ 以上の軽症では保温，中等症〜重症では加温が必要になる。抗精神病薬の減量，中止または変更を検討する。

e．肺動脈血栓塞栓症や深部静脈血栓症などの静脈血栓塞栓症

抗精神病薬服用中の患者が突然の呼吸困難，胸痛，失神，心肺機能停止をきたした場合は疑う。抗精神病薬を減量または中止し，専門医を受診させる。

f．徐脈性不整脈

カルバマゼピン投与開始から数日〜数週間で徐脈性不整脈が出現することがある。この際はカルバマゼピンを中止することで改善する。フェノチアジン誘導体などの抗精神病薬を服用中の患者が失神や心肺機能停止をきたした場合は，心電図で QTC 時間の延長，房屋ブロック，torsades de pointes, などの心室性不整脈をきたすことがある。原因と思われる抗精神病薬を中止する。

g．麻痺性イレウスや尿閉

絶飲食として，ムスカリン受容体遮断作用のある抗精神病薬や抗コリン薬を中止する。細胞外液を輸液する。イレウス管または胃管などを挿入し，消化管内容物の吸引・減圧を図る。パンテノールなどの薬剤にて腸蠕動を促す。

h．リチウム中毒

リチウムの服用量の増加や脱水症状を契機にリチウム中毒が生じ，けいれんや昏睡をきたすことがある。まず炭酸リチウムを減量または中止する。脱水状態では尿細管からのリチウムの再吸収が増加し，排泄率が減少するので，生理食塩水によって補正する。

5 精神科救急を受診する疾患

a．幻覚妄想や精神運動興奮がみられるとき

身体疾患が除外されたら，躁病，うつ病，短期反応精神病，統合失調症，認知症などの可能性がある。躁病患者が救急を受診するのは，易怒的になるため対人トラブルが生じるときや浪費が止まらな

I 精神医学総論

いなどの症状がみられたときである。うつ病では，自殺企図や罪業妄想などの精神病症状が生じているとき，また食欲不振から低栄養状態，脱水症状を生じているときである。また短期反応精神病や統合失調症では，幻覚妄想状態，精神運動興奮が生じるときであり，認知症では周辺症状による妄想や徘徊，興奮などの生じたときである。救急を受診する状態の患者は，概して病識がなく治療に抵抗を示す。自傷他害のおそれがある場合や精神運動興奮がみられた場合は，速やかに『精神保健福祉法』による精神科への入院が必要である。

> **CHART 61**
>
> 救急外来を受診する精神障害は次の 5 つである
> ①身体疾患と判断されて受診する精神障害
> ②身体合併症により精神症状が出現している場合
> ③精神障害によって身体合併症が引き起こされた場合
> ④抗精神病薬の副作用により受診する場合
> ⑤精神科救急を受診する疾患

5 社会と精神医学

精神保健の現状と動向

1 精神保健とは

　精神保健（mental health）とは，人間の精神的健康の保持と増進，精神的不健康の予防と治療を目的とする諸活動である。広義と狭義とに分けられ，広義には一般人の精神的健康の保持と増進を目標とするものであり，狭義には精神障害の予防と治療，すなわち精神障害の発生予防，早期発見・早期治療，さらに社会復帰活動により社会復帰を促進し，また再発を防止する活動である。

　日本の精神障害者のための取り組みは明治33（1900）年に明治政府が制定した『精神病者監護法』から始まる。この法律の骨子は，精神障害者を精神科病院あるいは自宅に監置するというものだった。大正8（1919）年には『精神病院法』が施行され，精神障害者は精神科病院で治療するという考え方が基本となったが，病院はあまり増えなかった。昭和25（1950）年になると『精神衛生法』が制定され，精神障害者の私宅監置や座敷牢への幽閉を禁止し，精神科病院に入院させるという方向が初めて具体化した。そして様々な助成措置が行われたことにより，民間病院を中心に病院の数が急速に増えていった。昭和63（1988）年には，精神障害者の人権擁護と社会復帰促進を初めて盛り込んだ『精神保健法』が制定された。さらに平成7（1995）年精神障害者の福祉対策の充実を主眼とする『精神保健及び精神障害者福祉に関する法律』（『精神保健福祉法』）に改められた。これは「ノーマライゼーション」という，障害をもっていても地域社会での普通の暮らしの実現を目指す，現代の社会福祉の基本理念に基づいている。

2 精神障害者の現状

　精神病床における在院患者は，約306,700人であり，病床利用率は約90％となっている。入院形態別には，任意入院が約60％，医療保護入院が約40％と増加傾向にあり，措置入院が0.6％とやや減少傾向にある。外来患者数は約232,000人である。入院患者数はやや減少傾向にある一方，外来患者数は急増している（2008年10月現在）。任意入院とは，本人の同意に基づく入院形態である。医療保護入院とは，1人の精神保健指定医により，精神障害のために医療と保護のための入院治療が必要と診断され，かつ保護義務者が同意した場合に強制入院させる制度である。措置入院とは，2人以上の精神保健指定医（厚生労働省により認定）により，直ちに入院させなければ精神障害のために自傷他害のおそれがあると診断された場合に強制入院させる制度である。入院・外来別受療者では，入院では，統合失調症約187,400人，気分障害約28,700人，外来では，統合失調症66,500人，気分障害約80,100人であり，入院では統合失調症が，外来では気分障害が最も多い（2008年10月現在）。また最近，入院では脳器質性精神障害，特に認知症が，外来では特に中高年層を中心とした気分障害が増加している。

I 精神医学総論

③ 精神科病院の現状

　精神病床数は，349,321 床で全病床数に占める割合は 21.7 % に及ぶ。そのうち約 9 割は医療法人または個人病院であり，日本の精神科入院医療の大半は民間病院が担っている（2008 年 6 月末現在）。欧米では対照的に精神科病院の 9 割以上は公的病院である。平成 20（2008）年の精神病床の平均在院日数は 312 日であり，やや減少傾向にはあるものの，一般病床の 18.8 日，療養病床の 177 日に比べ，依然長期化傾向が続いている。

　また，精神病床配置の地域間格差は大きく，平成 20（2008）年全国平均 27 床/人口 1 万であるが，多いところでは鹿児島県 58 床/人口 1 万であるのに対し，少ないところでは神奈川県 16 床/人口 1 万である。これに対し欧米諸国では，1970 年代から急速に病床数を減少させており，精神病床数は 1～10 床/人口 1 万（OECD Health Date 2009）であり，欧米諸国との格差も大きい。

④ 今後の動向

　精神保健の基本はノーマライゼーションであり，入院中心から地域中心に移行するという目標に向かって進められてきているが，前述の通りまだまだ入院中心の医療と言わざるを得ない。特に約 7 万人ともいわれる，医学的には入院の必要がなく，在宅での療養が可能であるにもかかわらず，適切なケアが受けられず，病院で生活している社会的入院の解消を目指して，厚生労働省は「精神保健医療福祉の改革プラン」（2003 年）を策定し，精神障害者の退院促進事業を実施している。

CHART 62

> 精神保健は，
> ノーマライゼーション（障害をもっていても地域社会での普通の暮らしを実現すること）→ 入院中心から地域中心に移行するという目標に向かって進められてきている

精神的健康の保持・増進

① 一次予防，二次予防，三次予防

　前述のように，狭義の精神保健の目標は，精神障害の予防と治療である。一次予防は，精神障害の発生を予防し，人口内の精神障害発生率を減少させることである。そのためには精神障害の原因が明らかにされることが必要であるが，まず環境条件の改善により精神障害や情緒障害の発生を予防する。また遺伝的要因が関与する疾患に対しては，優生学的配慮が必要な場合がある。また器質的要因についてもその減少を試みる。二次予防は精神障害の早期発見・早期治療と再発予防によって，人口内の精神障害の有病率を減少させることである。三次予防は精神障害者のリハビリテーション活動を活発に行い，社会復帰を促進することである。

a．休養・心の健康

　心の健康とは，WHO の健康の定義によれば，「健康とは，完全に，身体，精神，および社会的に well-being であることを意味し，単に病気でないとか，虚弱でないということではない」ということである。心の健康には，個人の資質や能力のほかに，身体状況，社会経済状況，住居や職場の環境，対人関係など，多くの要因が影響し，なかでも身体の状態と心は相互に強く関係している。心の健康を保つには多くの要素があるが，「適度な運動」，「バランスのとれた栄養・食生活」，「休養」は，身体だけでなく心の健康においても基礎となる3つの要素である。さらに，十分な睡眠をとることであり，睡眠時間は，最低6時間の確保が必要とされている。また，ストレスと上手に付き合うことは心の健康に欠かせない要素となっている。ストレスは健康的に発散することが望ましく，運動（有酸素運動や筋肉トレーニング）は健康的なストレス発散に最も有効である。うつ病は心の病気の代表的なもので，多くの人がかかる可能性をもつ精神障害であり，特に留意するべきものである。また自殺の多くは，うつ病が背景にあると考えられている。頑張りすぎないようにし，体調が悪ければためらわずに受診することが重要である。心の健康を維持するための生活や心の病気への対応を多くの人が理解し，自分，そして家族やパートナーを大切にする。自己と他者のために取り組むことが肝要である。

b．自殺の予防

　平成10（1998）年以降，年間の自殺者数は毎年3万人を超え，未遂者数は少なくともその10～20倍といわれている。交通事故死亡者の6～7倍である。自殺は日本人の死因の第7位であり，20～45歳の男性，15～35歳の女性では第1位であるが，自殺者総数の6割は中高年とされる。高齢者の自殺率が高いのは先進国には共通してみられる現象であるが，中高年に多いのは日本の特徴である。自殺率は人口10万人当り25人前後で，主要国首脳会議（G8）の中ではロシア（30人前後/人口10万）に次いで多い（2008年）。

　自殺は個人の意志による個人的なものと考えられがちであるが，実際には「追い詰められた末の死」であることが多く，WHO は，「避けることのできる死」と位置づけている。

　近年自殺予防のための法律が急速に整備され，ガイドライン作りが進んでいる。厚生労働省は，平成14（2002）年に「自殺予防に向けての提言」を示し，自殺未遂者の約75％はうつ状態であったとの調査結果を示し，自殺を予防するためには，うつ病対策が最も効果的であることが提言された。スウェーデンやデンマークにおいて，うつ病の早期発見・早期治療に取り組んだ結果，自殺率が著明に減少した。自殺の直前には多くの者が内科などを受診しており，自殺の予防のためには身体疾患の診療科と精神科との連携が重要となっている。

　また，自殺が未遂に終わったとしても，その後の適切なケアを受けられないと，一般人よりも自殺の確立が高まるといわれている。自殺企図は1回で終わることはなく，繰り返されるという特徴があり，長期的なフォローアップが必要である。

　平成18（2006）年には，『自殺対策基本法』が施行された。その内容は，以下の通りである。
　①自殺防止の調査研究，情報収集
　②自殺のおそれがある者が受けやすい医療体制の整備
　③自殺の危険性が高い者の早期発見と発生の回避
　④自殺未遂者と自殺（未遂を含む）者の親族に対するケア
　⑤自殺防止に向けた活動をしている民間団体の支援
　⑥内閣府への自殺総合対策会議の設置・運営

⑦自殺対策の大綱の作成・推進

c．学校精神保健

　登校拒否，いじめ，受験，進路選択などの悩み，アパシー，自殺，非行・犯罪，精神障害などが，それぞれの年齢に応じて問題になる。学校の精神保健は第1に子どもの不調や不適応に気づくことである。遅刻や早退が増える，成績が落ちる，保健室に行くことが多い，孤立している，などがあれば，家族と相談して，必要があれば治療へ導入することが重要である。また，その啓蒙活動も必要である。

　さらに，精神障害で治療していた子どもが，回復して復帰することになったときの学校の対応も重要である。すなわち，子どもの精神障害の治療において学校にどのような役割を担ってもらうか，例えば担任教師，養護教諭，スクールカウンセラーなどの役割を明確にし，精神科医，家族，学校が治療の目標を共有し，協力体制を作りながら治療を進めていくことが重要である。

d．家庭精神保健

　養育の仕方やしつけが子どもの人格形成に及ぼす影響，子どもの行動異常，親子間（世代間）の断絶，核家族と老人など多くの問題があり，それぞれに留意してきめ細かい対応が必要である。

CHART　63

【精神保健の目標】
　一次予防：精神障害の発生を予防
　二次予防：精神障害の早期発見・早期治療と再発予防
　三次予防：リハビリテーションによる社会復帰の促進

産業精神保健

　産業精神保健とは，働く者の心の不調の未然防止と活力ある職場づくりを目指すものである。狭義の産業精神保健として，精神障害の早期発見・早期治療，精神障害回復者の復職判定などが問題となる。広義の産業精神保健としては，職場での人間関係の調節，作業意欲向上の工夫，作業の精神的ストレスによる精神障害発生の予防など，多くの問題がある。これらの問題では医療関係者は，精神障害者を治療し復職させようとする医療的立場と，精神障害者を職場から排除しようとする企業側からの立場との接点に立たされることが少なくない。医療関係者としては，作業意欲向上の工夫も働く人の利益を第1に考えたものでなければならない。

　仕事や職業生活に強い不安や悩み，ストレスを抱える人は増加傾向にあり，心の不調による休職や離職もまた増加している。働く者がそのもてる能力を発揮し，仕事や職場で活躍するためには，心の健康管理への取り組みがいっそう重要になってきた。

　心の健康管理には，一人一人が自らの役割を理解し，ストレスやその原因となる問題に対処していくことが大切である。また雇用する企業としても，社会的責任の履行，人的資源の活用化，労働生産性の維持・向上を図るうえで，社員のメンタルヘルスについて組織的かつ計画的に取り組む必要がある。『労

働安全衛生法』により，常時50人以上の労働者を使用する事業場においては，労働者の健康管理などを効果的に行うためには，事業者は産業医を選任し，労働者の健康管理などを行わなければならないことになっている。

産業医は，労働者の健康を確保するため必要があると認めるときは，事業者に対し，労働者の健康管理などについて必要な勧告をすることができる。また，産業医は，少なくとも毎月1回作業場などを巡視し，作業方法または衛生状態に有害のおそれがあるときは，直ちに，労働者の健康障害を防止するため必要な措置を講じなければならないこととなっている。

CHART 64

【労働者の健康管理対策】
産業医：常時50名以上の労働者が働く事業場では，産業医を選任することが義務づけられ，少なくとも毎月1回作業場等を巡視し，健康障害を防止する

地域精神保健福祉活動

この活動の基本的考え方は，地域社会で発生した様々な精神保健福祉の問題をその地域社会の活動によって解決していこうとすることである。

1 地域精神保健福祉活動の具体的目標

①精神科通院治療，精神医学的ケースワークの普及を図る。
②精神障害者の社会復帰が可能であることについて，地域住民の理解を促進させる。
③デイケア施設などの社会復帰施設を含む社会資源の充実と形成を図る。
④社会資源の活用によって，精神障害者を早期に地域社会へ戻す。
⑤地域社会に，精神障害のほか人間心理についての知識を普及させ，明るい家庭，明るい社会を築く。

2 地域精神保健福祉活動の主体

地域精神保健福祉活動は，以下に示すように精神保健福祉センター，保健所，市町村などを中心として行われる。しかし，あくまでも地域社会の人々が主体となるべきものである。

a．精神保健福祉センターの役割

『精神保健福祉法』第6条に基づき，都道府県（指定都市）によって設置され，都道府県における精神保健および精神障害者の福祉に関する総合技術センターとして，地域精神保健福祉活動の中核をなしている機関である。地域住民の精神的健康の保持増進，精神障害の予防，適切な精神医療の推進から社会復帰の促進，自立と社会経済活動の参加促進の援助を目的としている。平成7（1995）年

Ⅰ 精神医学総論

『精神福祉法』への改正に伴って「精神保健センター」から名称が変更された。平成14（2002）年には地域分権推進計画をふまえて組織が弾力化されるとともに，精神医療審議会の審査局などの行政事務を行うようになり，都道府県（指定都市）に必置の機関となる。
　①精神保健および精神障害者の福祉に関する知識の広報・普及
　②調査研究
　③複雑または困難な相談指導業務
　④協力組織の育成
　⑤保健所，市町村その他の精神保健福祉機関に対する技術指導，支援援助
　⑥保健所，市町村その他の精神保健福祉機関の関係職員の教育研修

b．保健所の役割

地域における中心的な行政機関であり，地域精神保健福祉活動の実施機関である。
　①『精神保健福祉法』関係法令に基づく機関委任事務の処理
　②関係諸機関との連携活動
　③精神保健福祉相談員を配置し，相談・指導および訪問
　④精神障害者の早期治療の促進および精神障害者の社会復帰および自立と社会参加の促進を図る
　⑤地域住民の精神的健康の保持向上を図るための諸活動

c．市町村の役割

保健所の協力と連携のもとで，地域精神保健福祉活動に携わる。
　①精神障害に関する正しい知識の普及
　②社会復帰施設の整備
　③相談指導の実施
　④地域住民の精神的健康の保持向上を図るための諸活動

CHART 65

> 地域精神保健福祉活動において，
> 精神保健福祉センターは中核機関，保健所は第一線の実施機関，
> 市町村は保健所への協力機関であり，実施機関である

精神保健福祉法

　昭和62（1987）年に精神障害者の人権に配慮した適正な医療および保護と精神障害者の社会復帰を図る視点から，『精神衛生法』から『精神保健法』へ改正が行われ，翌年に実施された。
　平成5（1993）年の法改正により精神障害者も『障害者基本法』の対象となり，平成7（1995）年に『精神保健法』から精神保健と福祉の両面を併せもつ『精神保健及び精神障害者福祉に関する法律』（『精神保健福祉法』）へ改正された。さらに，平成18（2006）年に『精神保健福祉法』の改正が行われた。

1 法律の目的（第1章 第1条）

『障害者自立支援法』と『精神保健福祉法』を両輪として，以下のことを通して，精神障害者等の福祉の増進及び国民の精神保健の向上を図る。

○精神障害者の医療及び保護
○精神障害者の社会復帰の促進
○精神障害者の自立と社会経済活動への参加の促進のために必要な援助
○精神障害の発生の予防，その他国民の精神的健康の保持および増進

2 精神保健法から精神保健福祉法（平成7年）への具体的変更点

目的規定に「精神障害者の自立と社会経済活動への参加のための援助」が加えられたことにより，以下の点が変更された。
○法体系全体における福祉施策の位置づけの強化
○精神障害者の手帳制度の創設
○正しい知識の普及，相談指導等の地域精神保健福祉施策の充実，市町村の役割の明示
○社会福祉施設事業の充実

他の改正点：
○本人の同意に基づく任意入院制度の創設
○入院時等における書面による権利等の告知制度の創設
○精神保健指定医制度の改正
○入院の必要性や処遇の妥当性を審議する精神医療審査会制度の創設
○精神科救急に対するため応急入院制度の創設
○精神科病院に対する厚生大臣（現厚生労働大臣）等による報告徴収・改善命令に関する規定の創設
○精神障害者社会復帰施設（精神障害者生活訓練施設，精神障害者授産施設）に関する規定の創設

3 精神保健福祉法の改正点（平成18年改正点）

平成18（2006）年10月に『精神保健福祉法』が改正され，通院医療に関する事項（第32条〜第32条の4）と一部の精神障害者居宅生活支援事業に関する事項（第50条の3〜第50条の3の4）は『障害者自立支援法』で規定されるようになった。

a．精神科病院等に対する指導監督体制の見直し
　○精神医療審査会の委員構成の見直し
　　精神保健指定医が3人から2人以上へ変更された。
　○定期病状報告書制度の見直し
　　①任意入院患者に対する定期病状報告制度の導入
　　　改善命令を受けて5年以上改善されない施設に入院して1年以上入院しているか，開放的処遇

に制限を受けている場合に任意入院患者でも定期病状報告書を求めることができるようになった。
②医療保護入院患者に係る定期病状報告書の様式の変更
「任意入院に移行できない理由」，「病識獲得の取り組み」の項目を追加した。
③措置入院に係る定期病状報告書の頻度の変更
定期病状報告書を入院3か月後にも提出することを追加した。
○長期任意入院患者の同意の再確認を求める仕組みの導入
○隔離および身体拘束等の行動制限について一覧性のある台帳の整備
○改善命令等に従わない精神科病院に関する公表制度の導入

b．精神障害者の適切な地域医療等の確保（救急医療体制）
○緊急時における入院等に係る診察の特例措置の導入
精神科医の地域偏在があり精神保健指定医を確保できないために精神科救急体制に支障が生じている地区がある。一定の要件を満たす医療機関「特定医療機関」において，緊急やむを得ない場合において，精神保健指定医不在のときでも，「特定医師」の診察によって12時間を限度として任意入院患者の退院制限，医療保護入院患者あるいは応急入院を可能にする特例措置を導入した。

特定医療機関の条件
①応急入院指定病院の指定を受けているか，指定を受ける予定があること。
②輪番病院として精神科救急システムに参画していること。
③夜間・休日診療の診療を受け入れていること。
④複数の常勤指定医がいること。
⑤原則として看護職員が入院患者3に対して1以上配置された病棟に，空床を常時確保していること。
⑥特定医師によってなされた退院制限，医療保護入院，応急入院の妥当性を検証する「事後審査委員会」を設置すること。
⑦行動制限の状況をモニタリングし行動制限を減らすための「行動制限最小化委員会」を常設していること。

特定医師とは，『医師法』（昭和23年法律第201号）第16条の4第1項の規定による登録を受けていること，その他『厚生労働省令』で定める基準に該当する者に限る。

○市町村における相談体制の強化
市町村は精神障害者の福祉に関する相談等に応じなければならないため，精神保健福祉相談員を設置することができる。

c．その他
○精神保健指定医関係の見直しとしては，精神保健指定医の指定に関する政令委任事務の明確化，要件に係るレポートの対象症例の見直し。「統合失調症患者3例のうち措置入院患者1例以上を含む」となっていたが，「措置入院患者または医療観察法入院患者を1例以上」と変更
○地方精神保健福祉審議会の必置の義務化を，都道府県の裁量による任意設置とする

○精神分裂病から統合失調症へ呼称の変更
○精神障害者保健福祉手帳の写真の貼付

4 規定されている主な項目

a．精神保健指定医（第18条）

　精神医療においては，患者本人が病識を欠きがちであるという精神疾患の特徴のために，その意志に反して入院措置を行い，あるいは行動制限を行いつつ医療を行うという面がある。そのため，その医療に当たる医師には，患者の人権を擁護するうえで一定の資質が要求される。

　精神保健指定医は厚生労働大臣が精神医療を行うに当たってその人権という面にも十分配慮した適正な医療を行ううえで必要な知識および技能を有すると認められる者をその申請に基づき，指定するものである。

　指定の条件としては，
　①5年以上の医療経験を有する。
　②3年以上の精神科医療経験を有する。
　③厚生労働大臣が定める精神科臨床経験を有する。
　④厚生労働大臣または，その指定するものが行う関係法規や精神医療に関する研修を修了。

　指定精神保健・精神医療を取り巻く環境の変化に対応するため，5年ごとの研修履修が義務づけられている。精神保健指定医として著しく不適当と判断された場合には取り消し，職務停止されることもある。精神保健指定医の業務としては，医療保護，措置入院，緊急措置入院，応急入院や継続の必要性の判断，身体的拘束や隔離などの行動制限の判断などであるが，その中で，公務員としての業務も担うこともある。具体的には，措置入院における入院や入院継続，退院，行動制限の必要性の判断，医療保護入院の移送の判断，定期病状報告，退院請求時の審査などがそれに該当する。

b．入院医療

①入院形態

表 1.10 に『精神保健福祉法』によって定められた入院形態の種類と入院要件などを示す。

表 1.10 精神保健福祉法による入院形態

	任意入院	医療保護入院（第1項）	医療保護入院（第2項）	措置入院	緊　急措置入院	応急入院
本人の同意	○					
保護者の同意		○				
扶養義務者の同意			○			
指定医の診断[*1]		○	○	○（2人）	○	○
期間の制限			4週間		72時間	72時間
入院の施行者	本人	精神科病院の管理者	精神科病院の管理者	都道府県知事	都道府県知事	精神科病院の管理者
その他の制限		都道府県知事への届け出	都道府県知事への届け出			直ちに都道府県知事への届け出。応急指定病院に限る

[*1]：診察したうえでの判断

・任意入院（第22条の3）

　任意入院とは，本人の同意に基づく入院である。人権擁護の観点からも，また医療を円滑かつ効果的に行うという観点からも，これが原則的な入院形態となっている。精神科病院の管理者は，精神障害者を入院させる場合においては，任意入院が行われるように努めなければならないとされている。

　退院も，本人の意志に基づくことが原則であり，任意入院患者から退院の申し出があった場合には，退院させなければならない。しかし，その者の医療および保護のため入院を継続する必要があると精神保健指定医が認めたときは，精神科病院の管理者は，72時間に限り退院制限を行うことができる。また指定医不在の場合，『医師法』で定める特定医師の診察の結果，入院の継続が必要と判断された場合には，12時間に限り退院を制限することができる。『民法』上の同意と必ずしも一致するものではなく，患者が自ら入院について積極的に拒んでいない状態を指す。

・医療保護入院（第33条）

　医療保護入院とは，自傷他害のおそれはないが，患者本人の同意が得られない場合に，精神保健指定医の診察の結果，医療および保護のため入院が必要と認められた患者について，保護者（後見人，親権者，配偶者，扶養義務者＝家庭裁判所から保護者として選任された者に限る），市町村長（市町村以外に保護者がないか保護を行うことができないときに限る）の同意（第1項）により精神科病院の管理者が強制的に行う入院である。

　保護者の同意が得られない場合にも扶養義務者の同意（第2項）により，4週間に限って医療保護入院させることができる。通常は，この間に扶養義務者が家庭裁判所から保護者の選任を受け，入院を継続することが多い。入院させた精神科病院の管理者は，その旨を都道府県知事に届け出なければならない。また，定期的に患者の病状を都道府県知事に報告しなければならない。入院に際

して，指定医不在の場合，『医師法』で定める特定医師の診察の結果，入院の継続が必要と判断された場合には，12時間に限り，入院させることができる。退院については特に規定はないが，主治医の判断（精神保健指定医でなくてもよい）によるのが通常である。

・措置入院（第29条）
　措置入院とは，入院させなければ自傷他害のおそれのある患者に対して知事の権限で行われる入院であるため，その費用はすべて公費負担となる。厚生労働大臣の定める基準に従って，2人以上の精神保健指定医の診察の結果により措置の必要性が認められることが必要である。入院中は定期的に病状を報告する義務がある。
　退院については，精神保健指定医の診察の結果，入院を継続しなくても自傷他害のおそれがないと認められることが必要である。

・緊急措置入院（第29条の2）
　自傷他害のおそれがある精神障害者について，急速を要する場合には，72時間に限って，精神保健指定医1人の診察の結果に基づいて，都道府県知事および指定都市の市長の権限で行われる入院である。措置入院と同様，全額公費負担となる。

・応急入院（第33条の4）
　応急入院とは，本人および保護者の同意が得られないが，精神保健指定医の診察の結果，直ちに患者を入院させなければ患者の医療および保護を図るうえで著しい支障があると認められる場合に精神科病院の管理者により強制的に行われる入院である。知事が指定した応急指定病院への入院に限り入院期間は72時間に限られる。
　精神科病院管理者は，応急入院の措置をとった場合には，直ちに当該措置をとった理由等を最寄りの保健所長を経て都道府県知事等に届け出なければならない。入院に際して，精神保健指定医不在の場合，『医師法』で定める特定医師の診察の結果，入院の継続が必要と判断された場合には，12時間に限り，入院させることができる。

・移送制度（第34条第1項）
　都道府県知事は，精神保健指定医の診察の結果，直ちに患者を入院させなければ患者の医療および保護を図るうえで著しい支障があり，患者の同意が得られない場合，保護者（または保護者が選任されていないときは扶養義務者）の同意があるときは，医療保護入院をさせるために，応急入院指定病院に移送することできる。急速を要する場合には，保護者の同意を得ることができないときでも，応急入院をさせるために応急入院指定病院に移送できる。また，措置入院，緊急措置入院の際は，都道府県が設置した精神科病院または指定病院に移送しなければならない。

②入院手続きと告知制度
　上記の入院の際，患者側に対して書面で告知をしなければならない。さらに任意入院の際には，患者から同意の書面を得なければならない。

I　精神医学総論

③患者の処遇

行動制限のうち，厚生労働大臣の定める以下の2種類の著しい行動制限については，精神保健指定医の診察の結果，必要と認める場合でなければ行うことができない。

・患者の隔離

患者本人の意志によって内側から出ることができない部屋の中へ1人だけ入室させることにより該当患者を他の患者から遮断する行動制限をいい，12時間を超えるもの（12時間以内なら，主治医など精神保健指定医以外の診断でも可能）である。

・身体的拘束

衣類または綿入り帯などを使用して，一時的に該当患者の身体を拘束し，その運動を抑制する行動制限をいう。

CHART 66

任意入院以外は，強制入院である
強制的入院，入院時の処遇に関しては，精神保健指定医の診断が必要

c．通院医療

患者本人または，保護者が申請することで，治療費の95％を都道府県が負担する『精神保健福祉法』第32条の通院医療費の公費負担制度は，『精神保健福祉法』では公費優先から保健優先になった。そして，この公費負担制度は，平成18（2006）年の『精神保健福祉法』の改正により削除され，『障害者自立支援法』にその変更内容が盛り込まれている。

d．保健および福祉

『精神保健福祉法』へ改正され，新設されたもの。
○精神障害者保健福祉手帳制度の導入
○相談指導で，精神障害に関する正しい知識の普及と精神保健福祉相談を規定
　今までの精神保健相談員の役割を福祉にも拡充し，精神保健福祉相談員へ変更
○障害福祉サービス事業と社会適応訓練事業（いわゆる職親制度）が法定化され，施設および事業は，社会復帰施設として，生活訓練施設，授産施設，福祉ホーム，福祉工場が追加明記されたが，平成18（2006）年に『精神保健福祉法』が改正され，『障害者自立支援法』によって規定されるようになった。5年間の移行措置があり，平成23（2011）年までには，『精神保健福祉法』で定めた障害者サービス事業，社会訓練事業は，『自立支援法』で定めた障害福祉サービスのいずれかに移行する。

①精神障害者保健福祉手帳

精神障害者であることを証明する手段として交付される。これによって，精神障害者に対して，社会復帰のための様々な支援施策が行いやすくなる。

対　象：精神障害のため，長期間，日常生活または社会生活に制約を受けている者
　　　　精神疾患のすべてが対象であるが，知的障害は含まない
交付手続き：本人の申請に基づいて，都道府県知事または指定市市長が交付する。申請には医師の診断書または障害年金の年金証書の写しが必要である。
支援施策：通院医療費の公費負担の申請において，医師の診断書が不要となる。その他，「税制の優遇措置」，「生活保護の障害者加算」，「生活福祉資金の貸付」，「NTT番号案内無料化」，「公共交通機関の運賃や各種施設の利用料の割引」などの支援施策がある。平成18（2006）年の改正より本人の写真を貼付することになり，より公共的支援が受けられやすくなった。

②精神保健福祉相談

　精神保健福祉センター，保健所，市町村において相談事業が行われている。これを精神保健福祉相談といい，精神保健および精神障害者の福祉に関して，精神障害者およびその家族などからの相談に応じ，指導するものである。現在のところ，保健所が主な役割を担い，複雑または困難なものに限って精神保健福祉センターで行われる。
　また，精神保健福祉センターおよび保健所には，精神保健福祉相談に応じるための精神保健福祉相談員が置かれている（第48条）。
　精神保健福祉相談員とは，『精神保健福祉士法』により定められた精神保健福祉士，その他政令で定める資格を有する者のうちから，都道府県知事等が任命する。

③精神障害者社会復帰施設

　『障害者自立支援法』を参照。

④精神障害者社会促進センター

　社会復帰を図るための訓練および指導等に関する調査，研究，開発，啓蒙を行うことで，精神障害者の社会復帰を促進することを目的とした民間法人であり，厚生労働大臣の指定による。民間運営によって，精神障害者の置かれている状況をより理解・把握できる家族等の関与が可能である。

障害者自立支援法

　平成15（2003）年に障害者保健福祉のサービスの選択を行政から障害者主導に切り替え，事業者と対等な関係に基づき，契約によりサービスを利用する「支援費制度」が導入された。今まで，障害種別ごとに異なる法律に基づいて自立支援の観点から提供されてきた福祉サービス，公費負担医療等の見直しが行われた。そして，共通の制度の下で，一元的にサービスを提供する仕組みを創設し，自立支援給付の対象者，内容，手続き，地域生活支援事業，サービスの整備のための計画の作成，費用の負担等を定める『障害者自立支援法』が，平成17（2005）年10月成立し，翌年4月より一部施行され，同年10月から全面施行された。
　給付対象者は，「負担能力の乏しい者」，「重度でかつ継続して医療費負担の発生する者」である。

1 法律の目的（第1章　第1条）

『障害者基本法』の基本的理念にのっとり，『身体障害者福祉法』，『知的障害者福祉法』，『精神保健及び精神障害者福祉に関する法律』，『児童福祉法』その他障害者および障害児の福祉に関する法律と相まって，以下のことを通して，障害の有無にかかわらず国民が相互に人格と個性を尊重し安心して暮らすことのできる地域社会の実現に寄与することを目的とする。

○障害者および障害児がその有する能力および適性に応じ，自立した日常生活または社会生活を営むことができるよう，必要な障害者福祉サービスに係る給付とその他の支援
○障害者および障害児の福祉の増進を図る

2 法律の特徴

①障害の種別にかかわらず，一元的にサービスを提供する仕組みの創設

　今まで『身体障害者福祉法』，『知的障害者福祉法』，『精神保健福祉法』，『児童福祉法』に分けて規定されていた身体障害，知的障害，精神障害の福祉サービスを1つにまとめることで，複雑化していた施設・事業体系を再編し，利用者本位のサービス体系への見直しをする。
　そのために，市町村の地域の実情に応じてサービスが受けられるように規制緩和し，サービス提供も市町村に一元化した。

②新たな就労支援事業の創設や福祉と雇用の連携強化による就労支援策のさらなる充実

　一般就労を希望しその能力が見込まれる障害者により良い就労環境を提供する。作業訓練や職場実習，就職後の職場定着支援を実施する。

・支援事業の計画的な整備の推進

　平成20（2008）年度から，障害者の働く場に対する発注促進税制を創設し，企業が平成20年度から平成24年度までの間において，『障害者自立支援法』の就労移行支援等を行う事業所，『障害者雇用促進法』の特定子会社および重度障害者を多数雇用している事業所に対する発注額を増加させた場合に，一定の期間内に取得等を行った減価償却資産について割増償却を認める措置を講じている。

・障害者が施設等で得る工賃水準の向上

　民間企業からの技術，ノウハウなどの提供，一般企業との協力した商品開発や市場開拓を通して，各事業所の経営を改善させる。

③公平なサービス提供のため，支援の必要度に関する客観的な尺度である障害程度区分の導入

　サービス利用に関する手続きや基準を明確化する。

④費用を皆で負担できる仕組み

・利用したサービスの量，所得に応じて利用者に負担してもらう

・国の財政責任の明確化

3 障害者自立支援法の構成

　自立支援給付と地域生活支援事業の2つより成り，市町村が担っているが，地域生活支援事業の一部は都道府県も支援する形を取っている。自立支援給付は，個別に支給が行われ，介護給付，訓練等の給付，補装具，自立支援医療から成り，一方，地域生活支援事業は，市町村の創意工夫により，利用者の状況に応じて柔軟に実施できる（図1.19）。

a．自立支援給付
①介護給付
・居宅介護（ホームヘルプ）：居宅において入浴，排泄または食事の介護等を供与する。
・重度訪問介護：重度の肢体不自由者であって常に介護を必要とする障害者に対して，居宅における入浴，排泄または食事の介護，外出時における移動支援など総合的な供与をする。
・行動援護：知的障害または精神障害のため行動上著しい困難があることで常に介護を要する者に対して，危険を回避するために必要な援護，外出移動支援の供与をする。
・重度障害者等包括支援：常に介護が必要な障害者に対して，居宅介護等複数のサービスを包括的に提供する。
・児童デイサービス：障害児に対して，肢体不自由児施設等に通わせ，日常生活における基本的な動作の指導，集団生活への適応訓練等を供与する。
・短期入所（ショートステイ）：居宅介護者が病気の場合，短期間，障害者支援施設等に入所させ，入浴，排泄または食事の介護等を供与する。
・療養介護：医療と常に介護が必要な障害者に対して，主に昼間，医療施設に入院させ機能訓練，療養上の管理，看護，医学的管理の下における介護および日常生活上の世話を供与する。
・生活介護：常に介護を必要とする障害者に対して，主に昼間，障害者支援施設等において入浴，排泄または食事の介護の供与，創作的活動または生産活動の機会を提供する。
・共同生活介護（ケアホーム）：障害者に対して，主に夜間，共同生活を営むべき住居において入浴，排泄または食事の介護等を供与する。
・施設入所支援：障害者に対して，主に夜間，休日，障害者支援施設等において，入浴，排泄または食事の介護等を供与する。

②訓練等給付
・自立訓練：障害者に対して，自立した日常生活または社会生活を営むことができるよう，一定の期間訓練等を供与する。
・就労移行支援：就労を希望する障害者に対して一定の期間，生産活動等の機会の提供を通じて，就労に必要な知識および能力の向上のために必要な訓練等を供与する。
・就労継続支援：通常の事業所での就労困難な障害者に対して，就労の機会と生産活動等の機会を提供することで，その知識および能力の向上のために必要な訓練等を供与する。

I　精神医学総論

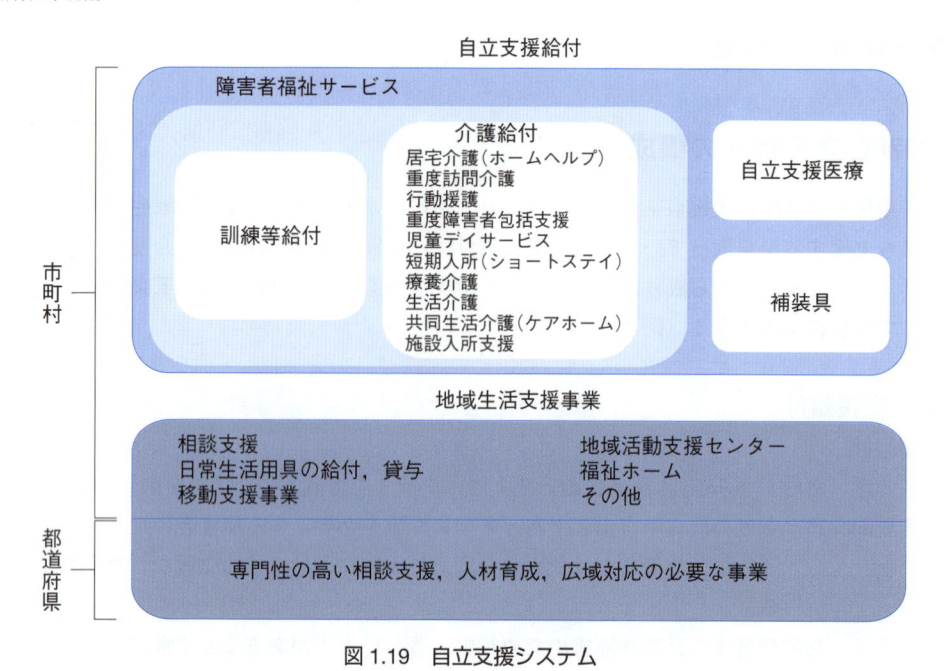

```
                    自立支援給付
 ┌  ┌─────────────────────────────────────┐
 │  │ 障害者福祉サービス                    │
 │  │           介護給付                    │
 │  │           居宅介護（ホームヘルプ）    │   ┌──────────┐
 │  │           重度訪問介護                │   │ 自立支援医療│
 │  │           行動援護                    │   └──────────┘
市│  │  訓練等給付 重度障害者包括支援       │
町│  │           児童デイサービス            │
村│  │           短期入所（ショートステイ）  │   ┌──────────┐
 │  │           療養介護                    │   │  補装具   │
 │  │           生活介護                    │   └──────────┘
 │  │           共同生活介護（ケアホーム）  │
 │  │           施設入所支援                │
 │  └─────────────────────────────────────┘
 │   地域生活支援事業
 │   相談支援                   地域活動支援センター
 │   日常生活用具の給付，貸与   福祉ホーム
 └   移動支援事業               その他
都┌
道│   専門性の高い相談支援，人材育成，広域対応の必要な事業
府│
県└
```

図 1.19　自立支援システム

- **共同生活援助（グループホーム）**：地域で共同生活を送ることに支障のない障害者に対して，主に夜間，住居や日常生活上の援助をする。

③補装具の制度

　補装具とは，身体機能を補完，代替し，長期にわたり継続して使用されるものであり，義肢，装具，車椅子などがそれに該当する。今までの現物支給から，補装具費を支給するようになった。

④自立支援医療

　障害別公費負担医療（『精神保健福祉法』による精神科通院医療，『身体障害者福祉法』による更生医療，『児童福祉法』による育成医療）を『自立支援法』では，支給認定の手続き，負担の仕組み等を共通にした。利用者の負担は，所得に応じた応能負担から，利用したサービス量による定率負担（1 割）に変わったが，低所得者に配慮し，所得に応じて負担上限額を設定し，負担の軽減を講じている。入院医療と通院医療を公平化する意味で，入院時の食事療養費または生活療養費は原則自己負担となった。

b．地域生活支援事業

　地域生活支援事業は，市町村が担当するものと都道府県が担当するものに分けられている。

①市町村の担当

　ⅰ）相談，虐待防止，早期発見，障害者擁護

　　障害者福祉サービスを利用しつつ，能力適正に応じた自立した日常生活または社会生活を営むことができるよう，福祉全般の問題点に関して相談に応じ，情報の提供，助言，その他厚生労働

省令で定める便宜を供与，障害者等に対する虐待の防止および，早期発見のため関係機関との連絡，障害者の権利擁護のために必要な援助をする。

ⅱ）意志疎通支障者への手話通訳派遣，用具の供与・貸与

聴覚，言語機能，音声機能等の障害のため日常生活を営むことに支障がある障害者に対して，手話通訳を行う者の派遣，日常生活上の便宜を図るための道具の給付・貸与などを行う。

ⅲ）移動支援事業

円滑に外出できるよう，移動を支援する。

ⅳ）創作的な活動または生産活動の機会の提供，社会との交流の促進

地域生活支援センター等を通して行う。

ⅴ）福祉ホームその他の施設の提供

低額の料金で，居室等の提供と日常生活に必要な支援をする。

②都道府県の担当

ⅰ）専門性の高い相談支援事業

相談業務の中で，発達障害や高次脳機能障害など専門性の高い相談が必要な障害に対しての相談，情報提供を行う。また，市町村を超え広域的対応が必要な事業も行う。

関連法として，

①「精神病院」の呼称変更

『精神保健福祉法』の改正後，平成18（2006）年6月に『精神病院の用語の整理等のための関係法律の一部を改正する法律』が制定され，「精神病院」から「精神科病院」へ改められた。

②指定精神科病院の看護基準

措置入院および応急入院を受け入れる指定精神科病院の看護職員の配置基準が引き上げられ，2006年3月から病棟単位で「入院患者：看護師・准看護師＝3：1」となった。5年間の経過措置がある。

CHART 67

- 『精神保健福祉法』＝精神保健 ＋ "福祉" 法であったが，平成18（2006）年の改正によって，"福祉サービス" と "通院公費制度" は，『障害者自立支援法』で規定されるようになった
- 『障害者自立支援法』では，『身体障害者福祉法』，『知的障害者福祉法』，『精神保健福祉法』，『児童福祉法』に分けて規定されていた身体障害，知的障害，精神障害の福祉サービスを一元化した
- 精神障害者の自立と社会復帰のため，他の障害者と同様に障害者手帳（精神障害者保健福祉手帳）が交付されるようになった

介護保険

1 介護保険

　介護保険とは，急速に進行する少子高齢化の対策として，高齢者介護に社会全体で対応することを目的に平成 12（2000）年 4 月に施行された社会保険制度の 1 つである。従来は「保健」，「医療」，「福祉」にまたがっていた高齢者の介護を一本化し，行政による措置ではなく，利用者の自己決定による契約で介護サービスを選択するシステムである。

a．要介護認定
　被保険者が申請すると，市区町村の訪問調査が行われ，かかりつけ医の主治医意見書と合わせて要介護認定がなされ，要支援 1〜2，要介護 1〜5 の 7 段階に区分される。身体上や精神上の障害があるために入浴・排泄・食事などの日常生活における基本動作に常時介護を要する場合に要介護とされ，日常生活に支障があるものの要介護には至らない場合に要支援とされる。
　65 歳以上の高齢者を第 1 号被保険者といい，要介護・要支援の状態と認定されればサービスを利用できる。40 歳以上 65 歳未満の医療保険加入者を第 2 号被保険者といい，初老期における認知症，Parkinson 病など定められた 16 の特定疾病のために要介護・要支援の状態にある場合にサービスを利用できる。

b．介護サービス，介護予防サービス
　要介護の場合，その程度に応じて利用者・家族は自ら，あるいは介護支援専門員（ケアマネジャー）とともに介護サービスの質や量を調整し，ケアプランを作成して在宅サービスや施設サービスを利用できる。在宅サービスには訪問介護，通所介護（デイサービス），福祉用具貸与，短期入所生活介護（ショートステイ），住宅改修費などがある。施設サービスには介護老人福祉施設（特別養護老人ホーム），介護老人保健施設，介護療養型医療施設などがある。要支援の場合，地域包括支援センターの主任介護支援専門員，保健師，社会福祉士などが介護予防サービスの種類や内容を調整し，介護予防ケアプランを作成する。また，要介護認定では非該当とされたものの要支援・要介護に至るおそれのある特定高齢者に対しては，地域支援事業が導入され，転倒予防教室，高齢者筋力向上トレーニングなどが行われている。さらに，一般高齢者対象事業としては介護予防普及啓発，閉じこもり予防事業などがある。

CHART 68

【介護保険】
　要支援 1〜2，要介護 1〜5 の要介護認定に応じて介護サービスを利用

2 介護と精神的ケア

　高齢者の介護においては，高齢者の身体的特徴をふまえて脱水や転倒を予防するなどの健康管理や清潔保持に注意を払うとともに，その人らしい暮らしを続け，安心して生活できるよう精神的ケアにも配慮することが重要である。たとえ寝たきりであったり認知症であったりしても，プライバシーを尊重し，人間としての尊厳や権利を保てるよう配慮すべきである。

3 閉じこもりと廃用症候群

　高齢者は身体的な疾患や衰弱，意欲・興味・関心の低下，社会的役割の喪失，他者との交流の減少などの心理社会的な要因が相まって外出を控えるようになり，閉じこもりがちとなりやすい。そして閉じこもりによってさらに身体機能の衰えや孤立が増強し，活動性の低下を招くことになる。このようにして筋力低下，関節拘縮などの廃用症候群に至ると転倒・骨折のリスクが高まり，寝たきりなどの要介護状態の要因となる場合もある。介護保険，地域支援事業などの社会資源を活用して，高齢者の社会参加を促し，活動性を維持することが重要である。

成年後見制度

　成年後見制度とは，判断能力が不十分な成年者を保護するための『民法』上の制度で，対象は認知症高齢者，知的障害者，精神障害者などである。従来の禁治産・準禁治産制度は，判断能力の障害が比較的軽度の者を対象としていない，戸籍に記載が残るなど，利用しにくい点があったために改正され，自己決定の尊重と本人保護の理念との調和を目指して平成12（2000）年4月に施行された。成年後見制度は，法定後見と任意後見に大別される。

1 法定後見

　精神上の障害（認知症，知的障害，精神障害など）による判断能力の程度に応じて補助・保佐・後見の3類型が認められており，家庭裁判所の審判により決定される。補助人・保佐人・後見人は，本人の財産管理および身上監護（介護契約や施設入所契約を行い，その後も契約が履行されているかを見守ること）についての責務を負う。

a．補　助

　精神上の障害により判断能力が不十分な者が対象となる。補助人は，家庭裁判所が必要と判断した範囲での同意権（本人が契約を行う際には補助人の同意が必要），取消権（本人が補助人の同意なく行った契約を取り消すことができる），または代理権（本人に代わって契約を行うことができる）をもつ。補助の開始には本人の申し立て，または同意が必要である。

b．保　佐

　精神上の障害により判断能力が著しく不十分な者が対象となる。保佐人は，重要な財産行為（不動

産の売買や金銭の貸借等）についての同意権・取消権と，家庭裁判所が必要と判断した範囲での代理権をもつ。保佐の開始には本人の同意は不要である。

c．後見

精神上の障害により判断能力を欠く常況にある者が対象となる。後見人は，本人の日常生活に関する行為を除く広範な同意権・取消権・代理権をもつ。後見の開始には本人の同意は不要である。

2 任意後見

本人の判断能力が保たれているうちに，あらかじめ自ら後見人を選出して，精神上の障害により判断能力が不十分になった際の後見の内容を決定し，公正証書を作成して法務局に登記しておく制度である。

> **CHART 69**
> 【成年後見制度】
> 　法定後見は判断能力の程度によって補助，保佐，後見の3類型
> 　任意後見は判断能力が保たれているうちに後見人を選んでおく

司法精神医学

民法と精神障害

『民法』において精神障害の有無や程度が問題となるのは，意志能力や行為能力を問われる場合である。

意志能力とは，有効に自らの意志を表示できる能力のことである。その前提として，自らの行為の結果を判断，弁識できる状態であることが必要となる。意志能力は法律行為ごとに個別に評価，判断される必要があるが，既に行われた行為について事後になってから行為時の意志能力の有無をさかのぼって判断することは容易ではない。

そこで『民法』では法律行為ごとではなく，類型的に法律上の判断能力を評価し，これを行為能力としている。当事者が単独で適正に法律行為を行いうる能力が行為能力である。

精神障害により意志能力や行為能力が喪失ないし減退している場合，金銭，財産などの管理が困難となり，ともすると詐欺などの被害にあう可能性があるため，我が国では以前は禁治産，準禁治産の制度により保護が行われていた。現在は平成11（1999）年に『民法』が一部改正され，平成12（2000）年4月1日に施行されたことを受けて，後見，保佐，補助の3類型からなる成年後見制度により保護を行っている。

刑法と精神障害

　我が国の『刑法』は"責任なければ刑罰なし"という責任主義刑法に立脚している。すなわち，違法行為に及び，その行為に対して責任能力があると判断された場合に刑罰の対象となる。
　責任能力は弁識能力と制御能力から成る。弁識能力とは物事の善悪を理解，判断し，当該行為の違法性について認識する能力である。一方，制御能力とは前述の弁識能力に基づいて違法行為を回避し，合法，適法な行為を選択する能力である。
　精神障害により責任能力が欠如している状態を心神喪失，欠如とはいえないが著しく減退している状態を心神耗弱という。『刑法』第39条では心神喪失者の行為は罰しない，心神耗弱者の行為はその刑を軽減すると規定されている。

CHART 70

『刑法』第39条により，心神喪失者の違法行為は無罪，心神耗弱者の違法行為は減刑

精神鑑定

　民事事件や刑事事件において，精神科医が精神障害者（またはその疑いがある者）を診察し，意見を述べることを精神鑑定という。一般的に民事精神鑑定では意志能力や行為能力の有無，刑事精神鑑定では責任能力の有無の鑑定が求められる。また，近年では『医療観察法』（後述）における医療の要否を判断するための精神鑑定がある。
　精神鑑定では一般的な問診に加えて身体的（内科的）検索や心理検査なども行われる。また，当事者が述べていることの真偽を判断するため，生活歴，現病歴，治療歴などを確認できる資料の収集や当事者以外（家族など）への問診も行われる。
　精神鑑定の結果は書面にて報告するのが通例である。ただし，精神鑑定の結果はあくまでも参考意見として扱われる。その結果をもとに各種能力の有無およびそれによる法的な処遇等の決定を行うのは裁判官（刑事事件の起訴前鑑定であれば検察官）である。

CHART 71

精神鑑定の結果は参考意見である
最終的な判断は，裁判中であれば裁判官，起訴前であれば検察官が行う

医療観察法

『医療観察法』(正式名称：『心神喪失等の状態で重大な他害行為を行った者の医療及び観察等に関する法律』) は平成 15 (2003) 年 7 月に制定され，平成 17 (2005) 年 7 月 15 日に施行された。

同法は殺人，放火，強盗，強姦，強制わいせつ，傷害（傷害以外は未遂を含む）を重大な他害行為と規定し，心神喪失または心神耗弱の状態でこれらの行為を行った者に対して適切な医療を提供し，社会復帰を促進することを目的としている。

前述の重大な他害行為を行った者が心神喪失または心神耗弱を理由に不起訴，無罪あるいは刑が軽減された場合（減刑されたうえで実刑となった場合は除く），検察官が裁判所に対して『医療観察法』の適用を申し立てる。検察官の申し立てを受けて，裁判所は明らかに医療を必要としない一部のケースを除き，その者を鑑定入院させる。そして鑑定結果や入院中の経過をもとに裁判官と精神保健審判員（必要な学識経験を有する医師）各 1 名による合議にて処遇が決定される。

処遇は入院決定，通院決定，不処遇，却下に大別される。入院または通院決定となった場合，指定の医療機関にて治療が行われ，原則として 3 年間（入院決定の場合は退院許可が出て通院治療となってから 3 年間）継続して治療を受けることになる。

CHART 72

『医療観察法』の対象となる他害行為は，殺人，放火，強盗，強姦，強制わいせつ，傷害の 6 種類

Check Test 3

- ❏ 1 強迫性障害――――行動療法
- ❏ 2 非定型精神病――――精神分析療法
- ❏ 3 アルコール依存――――集団精神療法
- ❏ 4 森田療法はチックの治療に適している。
- ❏ 5 集団精神療法は，アルコール依存症の治療に用いられる。
- ❏ 6 緩和ケアの対象は終末期のがん患者に限られる。
- ❏ 7 ハロペリドール――――ドパミン受容体遮断
- ❏ 8 抗精神病薬の副作用に肥満がある。
- ❏ 9 抗精神病薬による固縮，振戦の治療には抗 Parkinson 病薬を用いる。
- ❏ 10 抗 Parkinson 病薬はせん妄を起こすことがある。
- ❏ 11 抗精神病薬の副作用として乳汁分泌がある。
- ❏ 12 抗精神病薬の副作用として歯肉の肥厚が起こる。
- ❏ 13 抗精神病薬の副作用として小脳失調がみられる。
- ❏ 14 三環系抗うつ薬の主な副作用は，Parkinson 症候群である。
- ❏ 15 レセルピンは躁状態を起こす。
- ❏ 16 ニトラゼパムは，治療を進めるうえで血中濃度測定が重要となる。
- ❏ 17 ベンゾジアゼピン系薬の臨床的薬理作用には抗けいれん作用がある。
- ❏ 18 欠神発作――――バルプロ酸ナトリウム
- ❏ 19 電気ショック療法は希死念慮の強いうつ病に用いる。
- ❏ 20 精神科デイケア施設は精神障害者の社会復帰に関する施設である。
- ❏ 21 デイケアは医療保険の適応になる。
- ❏ 22 ナイトホスピタルは精神障害者の社会復帰のための施設である。
- ❏ 23 授産所は精神障害者の社会復帰のための施設である。
- ❏ 24 地域生活支援センターは精神障害の予防を主な業務とする。
- ❏ 25 精神障害者が普通の生活を実現できることをノーマライゼーションという。
- ❏ 26 ノーマライゼーションでは社会的理解の促進が重要である。
- ❏ 27 精神障害の入院患者は近年増加傾向にある。
- ❏ 28 早期治療を目指すことは精神障害の二次予防に当たる。
- ❏ 29 精神保健福祉センターは厚生労働省が設置する。
- ❏ 30 精神保健福祉センターは精神保健に関して広報普及を行う。
- ❏ 31 精神保健福祉センターではアルコール依存症の相談事業を行っている。
- ❏ 32 精神保健活動に従事する人の教育・育成は，精神保健福祉センターの業務に規定されている。
- ❏ 33 精神保健指定医は厚生労働大臣が指定する。
- ❏ 34 精神保健福祉法が規定する医療保護入院の要件として，精神科医の診察と保護者の同意とが必要である。
- ❏ 35 措置入院は 2 人以上の精神保健指定医が必要である。
- ❏ 36 精神保健福祉法施行後，精神障害者保健福祉手帳が交付されるようになった。
- ❏ 37 精神保健福祉士は精神障害者の自助努力支援のために相談・助言を行う。
- ❏ 38 精神障害者の通院医療費の一部を公費で負担する制度がある。
- ❏ 39 認知症は成年後見制度の対象とならない。
- ❏ 40 「心身喪失者の行為は罰しない，心身耗弱者の行為はその刑を軽減する」と定めている我が国の法律は『刑事訴訟法』である。
- ❏ 41 裁判中に行われた精神鑑定の鑑定結果は参考意見であり，判決等に対する強制力はない。
- ❏ 42 詐欺は『医療観察法』の対象となりうる他害行為である。

解　説

- ○ 1　行動療法は学習理論に基づき，不適応行動を除去して行動の改善を図るものである。適応症は強迫性障害，不安障害，恐怖症性不安障害などの神経症性障害，薬物依存症，統合失調症の社会復帰時など幅広い。
- × 2　精神分析療法は基本的に神経症性障害が適応症である。自分の心的内界を内省する自我機能が保たれていなければならないので，統合失調症，非定型精神病，小児などは適応ではない。
- ○ 3　集団精神療法には，アルコール依存の断酒会，児童の遊戯療法，成人の心理劇，統合失調症に対する作業療法などが含まれる。
- × 4　森田療法は，不安をあるがままの態度で受け入れることによって症状にとらわれたあり方を変化させるものであり，社交不安障害，パニック障害，強迫性障害などが適応症である。
- ○ 5　代表的なものに断酒会がある。
- × 6　緩和ケアの対象は終末期に限らず，がん罹患から治療中を含めた期間の苦痛全般に対して行われるべきものである。
- ○ 7　抗精神病薬の精神病症状に対する治療効果の作用機序は，ドパミン受容体の遮断作用による。
- ○ 8　抗精神病薬の副作用として，ヒスタミン H_1 受容体遮断作用などによる食欲亢進，体重増加がある。この副作用は，第一世代薬，第二世代薬に共通してみられるが，特に第二世代薬のクロザピン，オランザピン，クエチアピンで問題となる。
- ○ 9　抗精神病薬が黒質・線条体系のドパミン神経路を遮断して Parkinson 症状が出現した場合，その治療には抗 Parkinson 病薬を用いる。
- ○ 10　抗コリン性の抗 Parkinson 病薬では抗コリン作用によってせん妄を起こすことがある。
- ○ 11　プロラクチンの分泌増加を介して男女いずれにも生じうる。
- × 12　抗てんかん薬のフェニトインなどで起こることがある。抗精神病薬では歯肉の肥厚は生じない。
- × 13　小脳失調は，抗てんかん薬のバルプロ酸，フェニトイン，ゾニサミドなどで起こることがある。
- × 14　主な副作用は抗コリン作用による口渇，便秘，麻痺性イレウス，排尿困難，尿閉，かすみ目などである。
- × 15　重篤なうつ状態が現れる。
- × 16　ベンゾジアゼピン系以外の抗てんかん薬と炭酸リチウムは，血中濃度測定を行うことが重要。
- ○ 17　ベンゾジアゼピン誘導体の薬理作用は，抗不安作用，鎮静作用，睡眠導入作用，筋弛緩作用，抗けいれん作用などである。
- ○ 18　バルプロ酸ナトリウムは，強直間代発作（大発作），欠神発作，ミオクロニー発作などの全般発作の第一選択薬。
- ○ 19　電気けいれん療法（電気ショック療法）は興奮の強い統合失調症，希死念慮の強いうつ病に用いる。
- ○ 20　デイケアは医療機関や保健所で行う医療行為である。このほか，医療機関で行う社会復帰療法には，ナイトケアと訪問看護・指導がある。
- ○ 21　デイケアのほか，ナイトケア，作業療法，入院生活技能訓練療法なども医療保険の適応である。
- ○ 22　社会復帰を前提とし，日中は職場に通勤し夜間は病院で療養する。
- ○ 23　身体障害者や精神障害者などの就業や技能取得が困難な者に対し，就労の場の提供や技能取得の手助けを通し，社会復帰を支援する施設である。
- × 24　地域生活支援センターは，精神障害者の日常生活の支援，日常的な相談，地域交流活動などを行う。
- ○ 25　精神障害者は社会の構成員であり，健常者と同様に社会生活上の権利を保障されて生きていくべきであるとの考え方をいう。
- ○ 26　社会的理解の促進は社会のバリアフリー化につながるものである。
- × 27　精神保健の舞台を精神科病院から地域社会へと移行させる努力がなされ，精神障害の入院患者は近年減少傾向にある。
- ○ 28　一次予防→発生の予防。二次予防→早期発見と早期治療。三次予防→社会復帰。
- × 29　精神保健福祉センターは，都道府県によって設置される。
- ○ 30　地域精神保健福祉活動の中核となる機関である。

- 31 精神保健福祉センターや保健所では，相談業務の一環として個別援助とともに本人や家族らを対象にしたミーティングやグループワークなどを行っている。
- 32 都道府県における精神保健福祉に関する総合的技術センターとして，地域精神保健福祉活動の中核となる機関であり，保健所，市町村の上部機関に位置する。それゆえ保健所，市町村その他の精神保健福祉機関の関係職員の教育研修を行う。
- 33
- × 34 医療保護入院は，強制入院である。よって，要件として'精神保健指定医'による診察によって精神障害により入院が必要と診断されることと保護者の同意が必要である。
- 35 措置入院は，入院させなければ自傷他害のおそれのある患者に対して知事の権限で行われる入院である。人権的配慮から，2人以上の精神保健指定医の診察によって，措置入院の必要性が認められることが必要である。
- 36 『障害者基本法』の改正により精神障害者も対象となったことから，『精神保健福祉法』への改正がなされ，精神障害者の自立と社会参加のため，他の障害者と同様に障害者手帳（精神障害者保健福祉手帳）が交付されるようになった。
- 37 『精神保健福祉士法』に定められている。
- 38 『障害者自立支援法』に定められている。
- × 39 成年後見制度は，判断能力の不十分な成年者（認知症高齢者，知的障害者，精神障害者等）を保護するための制度である。
- × 40 『刑法』第39条により定められている。
- 41 判決等を含めた最終的な判断は裁判官が行う。
- × 42 『医療観察法』の対象となりうる他害行為は，殺人，放火，強盗，強姦，強制わいせつ，傷害の6種類であり，詐欺は含まれない。

II

精神医学各論

1 精神疾患の分類 *145*
2 症状性を含む器質性精神障害 *147*
3 精神作用物質による精神および行動の障害 *168*
4 統合失調症，統合失調型障害，妄想性障害 *186*
5 気分（感情）障害 *205*
6 神経症性障害（身体表現性障害を含む）と
　ストレス関連障害 *222*
7 生理的障害および身体的要因に
　関連した障害 *238*
8 幼児・小児・青年期の精神・
　心身医学的疾患 *251*
9 成人のパーソナリティならびに行動障害 *259*
10 てんかん *267*

II

精神因子学各論

1 精神疾患の分類

　各論に入る前に精神障害の病因についての従来の考え方に簡単に触れる。従来，精神障害の病因は内因性と外因性とに大別されてきた。

　内因性とは脳に器質的な障害はみられず，個体の素因に基づいて病気が起こることをいう。外因性には身体的な原因と心理的な原因の両方が含まれるが，心理的なものは心因性として区別されることもある。従来の診断と病因の関係をまとめると表2.1のようになる。

表2.1

1　内因性：統合失調症，躁うつ病，非定型精神病，（特発性てんかん）
2　外因性：1）症状性精神病
　　　　　　2）器質性精神病
　　　　　　　a　Alzheimer型認知症
　　　　　　　　　Pick病
　　　　　　　　　脳血管性認知症
　　　　　　　　　Creutzfeldt-Jakob病
　　　　　　　b　（症候性てんかん）
3　心因性：神経症，反応精神病，心身症

　しかし，このような考え方はEBMの導入と手順に基づいて作成された最近の診療ガイドライン・マニュアルの導入によってあまり用いられなくなっている。つまり，ガイドラインに従って診断がなされるようになったからである。だからといって，診断・治療が簡単にできるということではない。診断のためには症状の的確な把握が必要であるし，個々の患者の価値観を尊重し，見合った治療をなすためには，疫学的調査に基づくエビデンスはもとより，さらにたくさんの情報から妥当で必要なエビデンスを見分けることが重要であり，そのためにはしっかりした臨床経験を積むことが大切だからである。心因性とだけ従来考えられてきた神経症の一部に生物学的基盤が想定されるようになったことも1つのエビデンスといえる。このような事情もあって従来の病因の考え方，そしてこれに基づいた診断の考え方は用いられなくなりつつあるが，いまだ重要であり，また理解に役立つのでここに記した。

　近年，診断に際し広く用いられているガイドライン・マニュアルとしては，ICD-10，DSM-Ⅳ-TRが挙げられる。そこで，各論を進めるにあたってICD-10，DSM-Ⅳ-TRについてまずは簡単に触れる。ICD-10とはWHOによる「国際疾病分類第10版」のことであり，1992年に出版された。一方，DSM-Ⅳ-TRは米国精神医学会によって1952年に初版（DSM-Ⅰ）が出されて以降，随時改定されている「精神疾患の診断・統計マニュアル第4版」のことであり，2000年に発行された。いずれも診療のためのガイドラインとして用いられるほか，教育，研究の場で用いられている。

　特にDSM-Ⅳ-TRは米国をはじめ世界的に使用されるに至っており，我が国も例外ではない。しかし，我が国では，医師国家試験出題基準や公式な統計はICD-10に基づいたものとなっている。そこで，以後の各論の記載は主にICD-10にそったものとしたが，必要に応じて，あるいは記載が簡潔であった一部についてはDSM-Ⅳ-TRを取り上げた。なお，疾患名は極力ICD-10に従ったが，従来の診断名であっ

た方がニュアンスを伝えやすい場合があったので，わずかであるが従来名で記したところがある。

参考として ICD-10 と DSM-Ⅳ-TR の精神疾患分類の概要を表 2.2, 2.3 に示す。両者の分類には多少の相違をみるものの，記載されている個々の内容については版を重ねるに従って互換性が図られるようになったため，両者の間で大きな差異を感じることは少なくなった。

表 2.2 ICD-10 における精神疾患の分類

1	症状性を含む器質性精神障害
2	精神作用物質使用による精神および行動の障害
3	統合失調症，統合失調型障害および妄想性障害
4	気分（感情）障害
5	神経症性障害，ストレス関連障害および身体表現性障害
6	生理的障害および身体的要因に関連した行動症候群
7	成人の人格および行動の障害
8	精神遅滞
9	心理的発達の障害
10	小児期および青年期に通常発症する行動および情緒の障害

表 2.3 DSM-Ⅳ-TR における精神疾患の分類

1	通常，幼児期，小児期または青年期に初めて診断される障害
2	せん妄，認知症，健忘および他の認知障害
3	一般身体疾患による精神疾患
4	物質関連障害
5	統合失調症および他の精神病性障害
6	気分障害
7	不安障害
8	身体表現性障害
9	虚偽性障害
10	解離性障害
11	性障害および性同一性障害
12	摂食障害
13	睡眠障害
14	他のどこにも分類されない衝動制御の障害
15	適応障害
16	人格障害

2 症状性を含む器質性精神障害

認知症

1 概念

　認知症とは，発達期以降に脳や身体疾患を原因として，慢性的に知能が低下した状態をいう。先天性の脳疾患や発達期以前に脳炎や頭部外傷を負って知能低下をきたしたもの，意識障害により一過性に記憶障害，見当識障害をきたしたものは，認知症とは呼ばない。

　認知症の原因としては様々なものがあるが，最近の日本における疫学的調査からは老年期の認知症の原因疾患として最も多いのはAlzheimer型認知症，次いで血管性認知症であるとされている。また，諸外国における調査も考慮すると，Alzheimer型認知症，血管性認知症に次いでLewy小体型認知症，前頭側頭葉変性症（特に前頭側頭型認知症）が続くと考えられる。これまでの日本での調査報告をまとめると，65歳以上の在宅老人の認知症全体の有病率は4～6％の範囲にあると推定される。

2 診断と重症度評価

a．診断

　アメリカ精神医学会によるDSM-Ⅲ-Rによれば認知症の条件として，①記憶障害があること，②記憶障害以外の認知機能障害もあること，③認知機能障害のために社会・日常生活上の障害があること，④その障害は原則として持続的かつ進行性であり，せん妄の経過中のみに現れるものではないこと，が要件となっている。記憶障害以外の認知機能障害とは，失語（言語の異常），失行（運動機能に異常がないのに動作を実行できない），失認（感覚機能に異常がないのに対象を認識できない），実行機能・遂行機能の障害（計画，組織化，筋道を立てること，抽象化の障害；具体的には献立を考え料理をする，電気製品を扱うことなどができなくなるなど）などを含む。

≪認知症診断のための条件≫
　①記憶障害があること
　②記憶障害以外の認知機能障害（失語，失行，失認，見当識障害，実行機能障害など）もあること
　③認知機能障害のために社会・日常生活上の障害があること
　④その障害は原則として持続的かつ進行性であり，せん妄の経過中のみに現れるものではないこと

b．重症度評価

　認知症はその原因疾患により進行速度や経過が異なるが，一般的には軽度では何らかの認知機能障害が出現し，中等度では薬の管理ができない，適切な衣服の着脱ができないなどのセルフケアが障害され，高度では家族の顔がわからない，自己の生年月日がわからないなどの高度の知的機能低下をき

たし，末期には寝たきりなどの身体機能低下に陥る点では共通している。そのような観点から，認知症全体に用いることのできる評価尺度として clinical dementia rating（CDR）や GBS スケールなどがある。

3 症　状

認知症の症状は多彩であり原因疾患の違いにより出現時期や出現頻度は異なるが，必ず何らかの認知機能障害が出現し，これを中核症状と呼ぶ。一方ですべての認知症患者に出現するわけではない妄想，興奮，徘徊などの精神症状や問題行動を周辺症状と呼ぶ。

a．中核症状

認知症の基本的な障害である認知機能障害を指す。具体的には，①記憶・見当識障害，②抽象思考の障害，③判断力の障害，④人格変化，などを指すが，以下のものが臨床上重要である。

①記憶障害

Alzheimer 型認知症など皮質を障害される認知症で，早期から目立つ症状である。

②見当識障害

見当識とは，自己の置かれた状況から時間，場所，人物を正しく認識する認知機能を指す。認知症では，時間，場所，人に関する見当識が障害される。

③言語の異常

皮質を障害される認知症では，言語能力にも影響が現れる。一般的には，失語，迂遠，保続などが認められる。語義失語，語間代や滞続言語など，疾患に特徴的な言語障害も認められる。

④人格変化

認知症では，認知症の進行に伴い病前の性格傾向が変化することもある。前頭葉と側頭葉は，情動と意志に大きな影響を与える部位であるため，その障害は著しい人格変化となって現れる。

b．周辺症状

一部の認知症患者に出現する精神症状や行動の障害である（徘徊，せん妄，攻撃的言動，放尿・放便，異食・過食など）。認知症の妄想としては，物盗られ妄想や嫉妬妄想などがよくみられる。

続いて，具体的に疾患別に見てみることにする（表 2.4）。

表 2.4　認知症性疾患の鑑別

	Alzheimer 型認知症	脳血管性認知症	前頭側頭型認知症
性　差	女性に多い	男性に多い	なし
経　過	緩徐進行性	階段状に増悪	進行性
記憶，認知障害	全般性認知症	まだら認知症	軽度
人　格	崩壊（軽度）	保存（人格の尖鋭化）	早期に崩壊（高度）
病　識	早期に消失	あり	早期に消失
卒中発作	なし	しばしばあり	なし
神経症状	なし	しばしばあり	なし
言語の異常	健忘失語なし	部位によって様々	滞続言語など
眼底所見	正常	動脈硬化像	正常
CT 所見	全般性萎縮	血管性病巣	限局性（葉性）萎縮

Alzheimer 型認知症

1　概　念

1906 年にアルツハイマー Alzheimer, A. により最初に報告された疾患である。

神経変性疾患に属する疾患で，原因は，脳内のアミロイド沈着が神経細胞死の原因であるとみなすアミロイド・カスケード仮説などが提唱されているが，今のところ確定はされていない。

性差については，3：2 で女性に多い疾患である。家族性にみられるものもあるが，多くは散発性である。

神経病理学的変化としては，老人斑，神経原線維変化の 2 つの変化が脳に多数出現することが特徴であり，マクロ的には神経細胞が脱落して大脳が萎縮する。

Alzheimer 病と Alzheimer 型認知症は，前者において，より発症年齢が早期で，進行が速く，巣症状が目立ち，脳の萎縮が高度であることから以前は区別されていたこともあったが，脳の病理所見からでは区別することが困難であることや，基本的な臨床症状は同じであることから，現在では両者を併せて Alzheimer 病あるいは Alzheimer 型認知症と呼ぶことが一般的である。

2　症状と経過

認知症症状は緩徐に進行し，知的機能が全般的に障害（全般性認知症）され，末期には高度の知能低下，身体機能低下に至る。脳血管性認知症に比べて発症は非常に緩やかであり，初期は麻痺，感覚障害などの局所神経症候は目立たない。

経過は，一般に以下の 3 臨床病期に分類される。

a．発症初期

記憶障害が主症状で ADL は保たれる時期である。見当識障害としては，時間に関するものが現れる。意欲低下や興味・関心の低下がみられることもあるが，対人配慮は保たれ，日常会話は大きな問題がないため，障害に気づかないことがある。また，ある程度の病識があり，能力低下に対し，不安や抑うつ的になったりする。

b. 中　期

認知症症状が誰の目にも明らかとなり，セルフケアに障害が生じるために介助が必要になり始める時期である。

記憶障害が悪化し，数時間前のことも憶えていない。地誌的見当識障害が現れ，道に迷ったりする。失行が現れ，道具の使用や着衣が困難（着衣失行）になる。攻撃，徘徊，興奮，奇声などの行動障害が頻繁にみられる時期である。

c. 後　期

認知症がさらに悪化し，神経症状も加わり，日常生活全般に介助が必要になる時期である。

自分の生年月日も忘れるほど，記憶障害が進行する。見当識障害としては，人物に関するものが現れる（相貌失認）。自発語も減少し，会話も理解できないため，簡単な日常会話でも意志の疎通を図ることが困難となり，最終的には，発語がなくなり，失外套症状が現れ，寝たきりの状態となる。

③ 検　査

a. 頭部 CT, MRI

早期には海馬や側頭葉内側部の萎縮，経過とともにびまん性脳萎縮（脳溝，脳室の拡大）が認められる（図 2.1）。

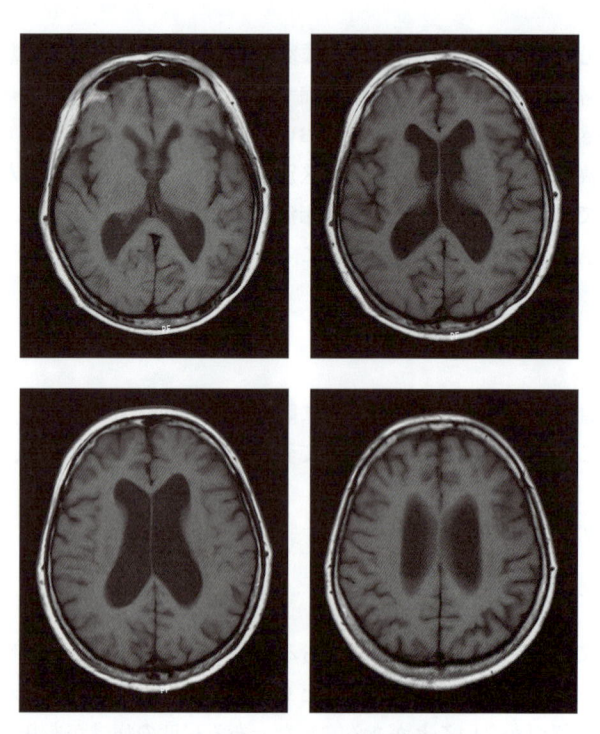

図 2.1　Alzheimer 病（中期）の MRI〔T_1 強調像〕（71 歳，女性）
軽度のびまん性萎縮と脳室の拡大が認められる

b．SPECT

脳萎縮が目立つ前から頭頂・側頭葉後部，帯状回後部の血流の低下が認められることがある（図2.2）。

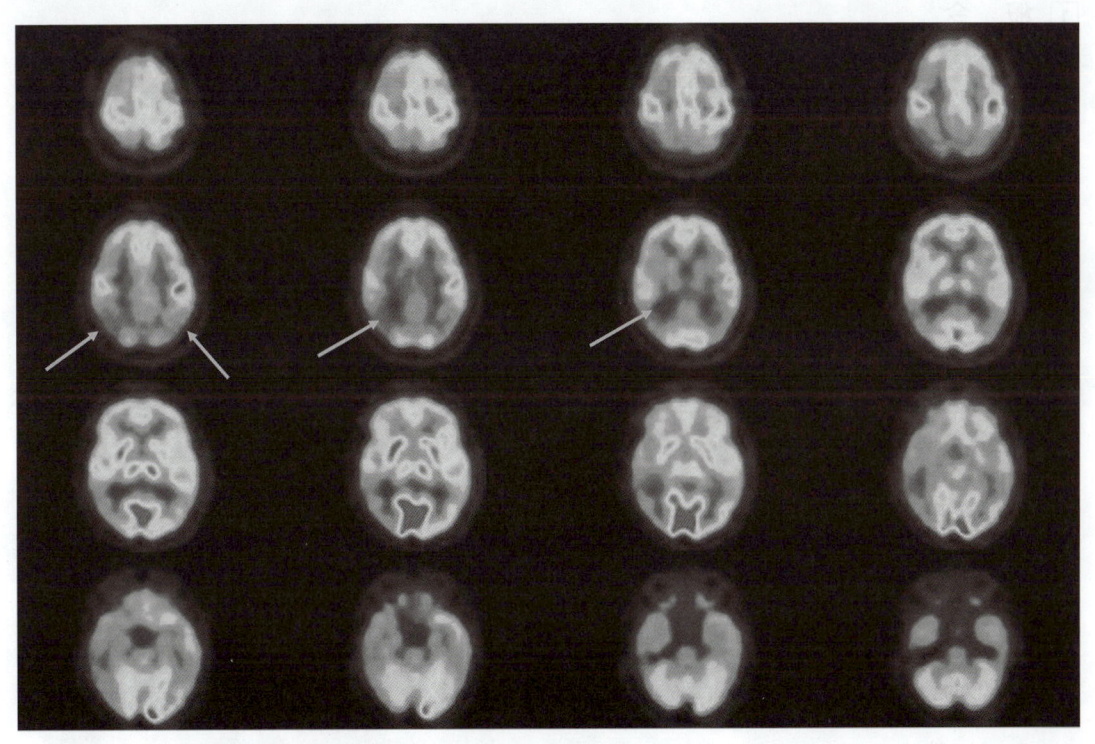

図2.2　早期 Alzheimer 型認知症の SPECT（99mTc-ECD）
両側頭頂葉から後頭葉（⇧，特に右側）にかけて血流低下がみられる　☛巻頭 Color Atlas p. v

4 治　療

コリンエステラーゼ阻害薬が用いられる。Alzheimer 型認知症では大脳皮質や海馬のコリン作動性ニューロンの変性が認知障害と密接に関係していることから，シナプス間隙のアセチルコリンを増やすという薬理学的機序に基づいている。

CHART 73

Alzheimer 型認知症は'全般性'認知症
Alzheimer 型認知症は，障害部位が'全般性'（びまん性）なため，進行も'全般性'（緩徐進行性），記憶・認知障害も'全般性'，CT も経過とともに'全般性'萎縮，
神経症状も'全般性'（最終的な失外套症状）で，全般的に高度の認知機能障害

脳血管性認知症

1 概　念

脳血管性障害によって起こる認知症の総称で，大部分は，脳梗塞による。

多発性病変によること（多発梗塞性認知症）が一般的であるが，局所性病変によっても起こりうる。以下の亜型に分類される。

a．急性発症の血管性認知症
大きな卒中発作に続いて，認知症が急速に進行するもの。

b．多発梗塞性認知症
一過性脳虚血発作を繰り返すことにより，脳実質に小梗塞（lacunar infarction）が集積し，緩徐に認知症が進行するもの。

c．皮質下血管性認知症（Binswanger病）
大脳皮質下（白質）に血管性病変が生じることによって起こる認知症。広汎かつびまん性の皮質下の動脈硬化性脳症を Binswanger 病と呼び，臨床像は Alzheimer 型認知症と類似することがある。

2 一般的な症状と経過

病前に，高血圧，糖尿病，心疾患などの脳血管障害を引き起こすリスク要因を有していることが多い。症状は脳梗塞を起こした部位によって異なり，ある能力は低下しているが，別の能力は比較的よく保たれているという'まだら認知症'がみられ，初期から，麻痺，感覚障害，構語障害などの局所神経症候を伴う。一般に，記憶障害が高度であっても，判断力は保たれ，病識があることが多く，人格変化がみられることは少ない。夜間せん妄，感情失禁が，Alzheimer 型認知症と比較して多く認められる。

経過としては，脳卒中発作あるいは脳血管障害による神経症候の出現時期と認知症の発症との間に時間的な関連がみられ，多くは卒中発作に伴って，階段状または動揺性に神経症候ならびに認知機能障害が悪化する。

3 検　査

a．頭部 CT, MRI（T_1で low，T_2で high）
脳血管性病変の確認のために実施する（図 2.3）。

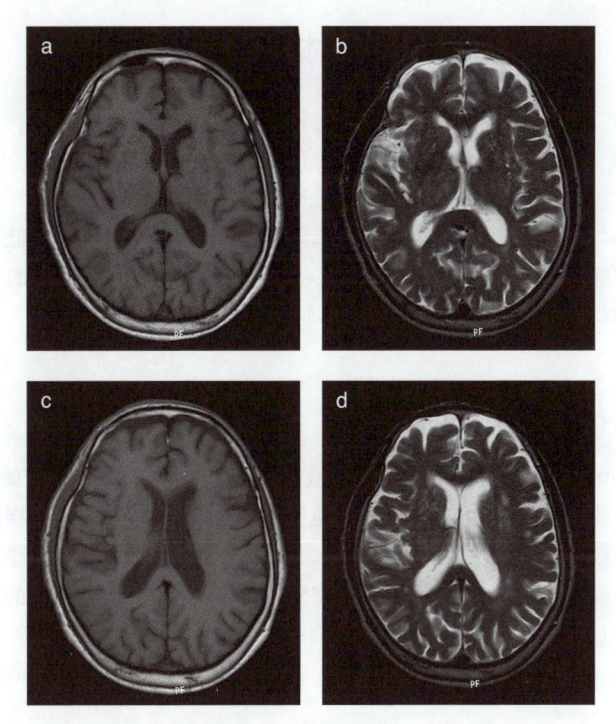

図 2.3　多発梗塞性認知症の MRI（74 歳,男性）
T_1 強調像（a, c），T_2 強調像（b, d）
大脳基底核,深部白質および皮質に散在性の小梗塞が認められる

b．SPECT
　脳血管性病変に対応した局所血流の低下を確認することができる。

4　治　療

a．日常生活の指導
b．血圧など脳血管障害のリスク要因の管理

CHART 74

脳血管性認知症は'まだら'認知症
脳血管性認知症は,障害部位が'まだら'なため,進行も'まだら'（動揺・階段状），記憶・認知障害も'まだら',CT も'まだら',神経症状も'まだら'で,どこか人格も保たれている

Lewy 小体型認知症

1 概　念

　Lewy 小体型認知症は主として初老期～老年期に発症し，進行性の認知機能低下に加えて，パーキンソニズムと特有の精神症状を示す認知症である。Lewy 小体は Parkinson 病において認められる病理変化であるが，Lewy 小体型認知症では大脳にびまん性に出現し認知症を呈する。

2 一般的な症状と経過

　進行は緩徐で Alzheimer 型認知症と同様に認知機能低下は一般に記憶障害で始まり，見当識障害，言語障害，失行，失認が進行とともに出現する。注意や覚醒水準と関連した認知機能の著明な変動が特徴的であり，数時間～数日，ときに数週間～数か月に及ぶことがあり，日中の茫乎とした状態や覚醒直後の混乱がしばしばみられる。特有の精神症状として幻視がみられ，内容が具体的で非常に鮮明である。また，抗精神病薬に対して副作用が生じやすいという特徴がある。

3 検　査

a．頭部 CT, MRI

　画像検査においては側脳室下角の拡大を伴う側頭葉内側部の萎縮がみられ，進行するとびまん性に大脳萎縮を呈する。

b．SPECT

　SPECT では後頭葉の局所脳血流低下がみられることが多い。

4 治　療

　Alzheimer 型認知症に用いられるコリンエステラーゼ阻害薬が有効とされる。

CHART 75

> Lewy 小体型認知症は Alzheimer 型認知症と同様の記憶障害を示すが，'パーキンソニズム'と'特有の精神症状'である幻視や変動性の認知機能障害を示す

前頭側頭型認知症

1 概　念

　従来様々に位置づけられてきた Pick 病を含む脳前方部に原発性の病変を有する変性疾患を，現在は包括的に前頭側頭葉変性症と呼んでいる。前頭側頭葉変性症は臨床症状と障害部位から，さらに前頭側頭型認知症，進行性非流暢性失語，意味性認知症に分類される。前頭側頭型認知症は前頭側頭葉変性症の1つである。

2 症状と経過

　前頭側頭葉変性症，特に前頭側頭型認知症は先行性の発症で緩徐に進行する変性疾患であるが，Alzheimer 型認知症と異なり早期には記憶障害は目立たず脱抑制や反社会的行動，自発性の低下，無関心，常同行動などの臨床症状が前景に立つことが多い。そのため早期には認知症の診断が下されず不適切な治療がなされたり，また適切な診断が下されてもその特異な精神症状・問題行動から介護・処遇に非常な困難を伴うことが多い。病気が進行するにつれて発語は乏しくなり末期には緘黙状態となる。

　前頭葉と側頭葉が障害されるため，発症早期から病識が欠如し人格変化が顕著であり，逸脱行為が目立つ一方で発動性が減弱する。この段階では，記憶，見当識，計算力は保たれていることが多い。会話は，無頓着，非協力的でよく考えずに答えたり，冷たく相手を無視したりという'考え無精'が現れ，著明な言語障害も出現する。その後，認知症症状が明らかになり，失行，失語，失認がみられる。特徴的な言語障害としては，'滞続言語'がある。何を話しかけられても同一語句を繰り返し，他の言葉の間に挟み込む常同性の言語である。認知症症状が進行すると最終的には，言語による疎通も取れなくなり原始反射も出現し，寝たきりの状態となる。

3 検　査

a．頭部 CT，MRI

　前頭葉と側頭葉前方部の萎縮が特徴である。側頭葉の皮質，白質の強度の萎縮像（図 2.4）がみられる。

Ⅱ　精神医学各論

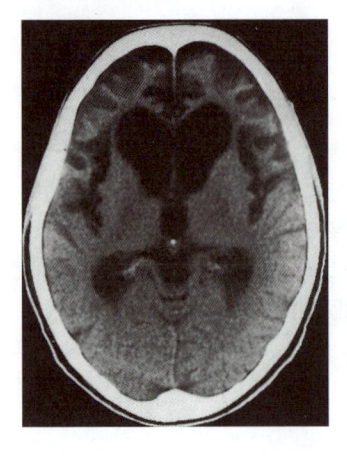

図2.4　前頭側頭型認知症・Pick 病のCT 像（63歳，男性）
前頭葉と側頭葉に限局した萎縮とそれに伴う側脳室前角の拡大が認められる
長谷川和夫，清水　信編集：『老年精神医学マニュアル』，金原出版，1991，p.71 より

b．SPECT
　前頭葉，側頭葉の血流低下がみられる。

CHART 76

前頭側頭型認知症は‘限局性'の認知症
前頭側頭型認知症は，障害部位が‘限局性'（前頭葉，側頭葉）なため，
記憶・認知障害も‘限局性'なため軽度，CT も‘限局性'（葉性）萎縮，
「計画・実行・結果に対する評価」などに大きな影響をもたらす前頭葉・
側頭葉が限局性に障害されるため，早期から著明に人格変化が認められる

Creutzfeldt-Jakob 病（CJD）

1　概　念

　遅発性ウイルス感染症と考えられてきた認知症性疾患であるが，現在では，蛋白性物質プリオンが原因とされている。医原性のCJD の報告が散見されており，それらは，ヒト下垂体由来のホルモンの使用例，ヒト硬膜移植例，角膜移植例，汚染された医療器具の使用例である。
　脳をはじめとする全中枢神経に特徴的な海綿状変性が生じる。

2　症状と経過

　多くは40～50歳代に発症するが，発症後の進行は早い。脳波上，周期性同期性放電（periodic synchronous discharge：PSD）が認められること，無動無言症，ミオクロニーが，この疾患の3症状とされているが，全中枢神経が障害されるため，症状は非特異的で，認知症症状，錐体路症状（深部反射の亢進，病的反射，麻痺など），錐体外路症状（筋固縮，ミオクロニーなど）など，多岐にわたる。末期に

は，重度の認知症，全身の筋緊張亢進などを呈し，およそ 1 年程度の経過で死亡する。

3 検 査

・脳 波

周期性同期性放電 periodic synchronous discharge（PSD）

通常同期していない神経細胞が同期して放電すると，通常同期して放電している心筋細胞の電気活動性をとらえた心電図と似た波形となる（図 2.5）。

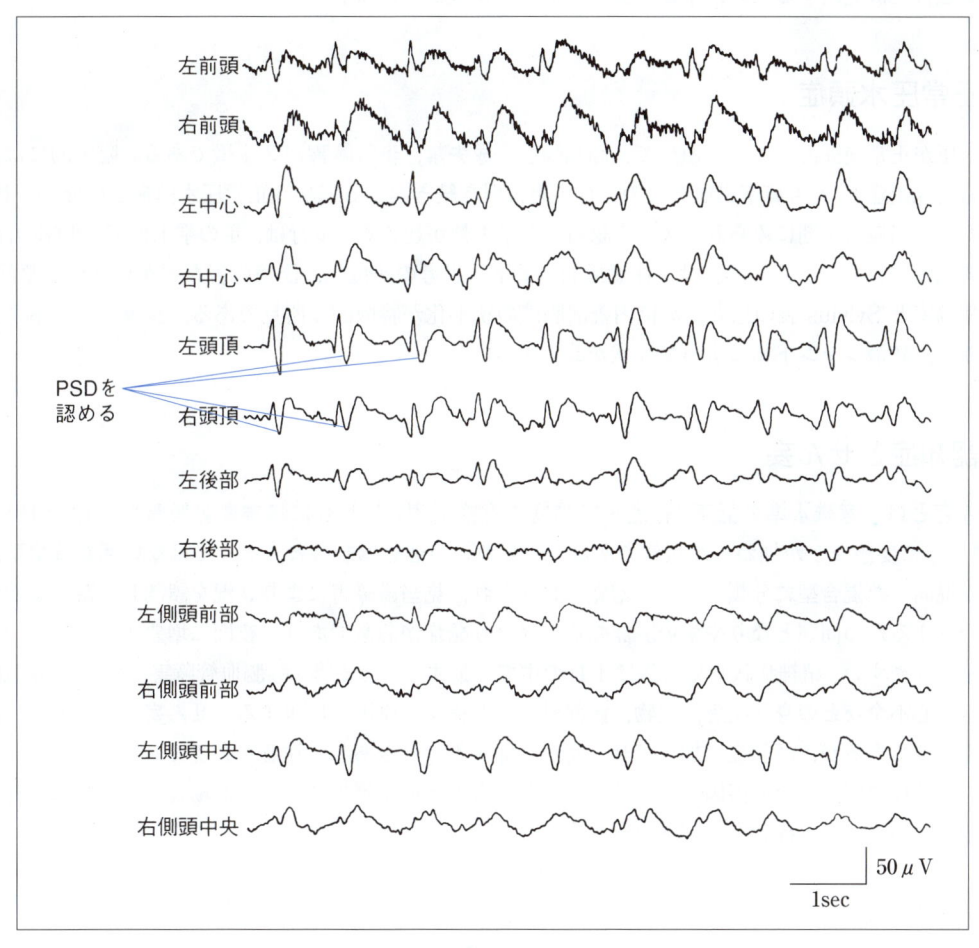

図 2.5 脳波所見（PSD）

| CHART 77 |

CJD は，プリオンにより脳をはじめとする全中枢神経に特徴的な海綿状変性が生じる
その結果，非特異的な神経症候と PSD が現れる

治療可能な認知症

1 慢性硬膜下血腫

　主に高齢者にみられ，硬膜と脳の間に血腫が緩徐に形成される疾患。数週間程度前の軽度な頭部外傷が原因のことが多い。血腫による圧迫と頭蓋内圧亢進により，次第に頭痛や嘔吐，運動障害を起こす。認知症症状や意識障害を呈することがある。診断は頭部CTにて三日月状の血腫を認める。血腫のドレナージを行えば完治するため，早期に診断することが大切である。

2 正常圧水頭症

　髄液圧が正常範囲内である水頭症で，認知障害，尿失禁，歩行障害が3主徴である。臨床的には特発性正常圧水頭症と，くも膜下出血などの先行疾患に引き続き起こる二次性正常圧水頭症とに分けられる。
　歩行障害が最も早期にみられ，次いで認知症や尿失禁が起こる。歩行は，足の挙上低下，歩幅の減少，歩隔の拡大が目立つ。認知障害は，注意機能の低下，思考の緩慢化，記憶障害などが目立つ。頭部CTにて側脳室とSylvius裂の拡大，高位円蓋部脳溝の狭小化が特徴的な所見である。タップテストによって診断し，髄液シャント術によって症状が改善する。

3 認知症とせん妄

　せん妄とは，意識水準の低下（軽度〜中等度の意識混濁）とともに精神運動興奮や幻覚（幻視が多い），ときに妄想などが加わった状態である。興奮の強い活動過剰型と，そうではない活動減少型，それらが混同した混合型に分類される。幻覚に脅かされ，見当識障害により状況を誤認し，落ち着かず興奮したりするため問題となりやすい。認知症と異なり発症が急激であり，夜間に増悪する「夜間せん妄」の形をとりやすい。精神症状や見当識は1日の中で変動することが多い。脳血管障害，その他の認知症，感染症や心不全などの身体疾患，薬物，頭部外傷など様々な原因で出現する。せん妄は基本的には回復可能な状態であるが，認知症に加えてせん妄が合併することもあり，注意が必要である。
　せん妄発症に関与した原因因子を明確にし，そちらの治療を優先させるが，場合によっては薬物を用いて治療の妨げとなる症状をコントロールする。

表 2.5 認知症とせん妄の違い

	せん妄	認知症
発症	急激	緩徐
日内変動	夜間や夕刻に悪化	変化に乏しい
初発症状	錯覚，幻覚，興奮	記憶力低下が主
持続	数時間〜数週間	持続的
知的能力	一時的な低下	持続的な低下
身体疾患	あることが多い	あまり関係ない
環境の関与	関与することが多い	あまり関与しない

CHART 78

せん妄は意識水準の低下と興奮や幻覚
発症が急激で変動しやすい

4 仮性認知症と偽認知症

　非器質的病因から生じた認知症に類似した状態であり，2つに大別される。1つ目はヒステリー性もうろう状態（Ganser 症候群）であり，的はずれ応答，意識変容，退行を主症状とする（偽認知症）。2つ目は，精神疾患の中でも特にうつ病によるものである（仮性認知症）p.22 参照。

　初老期〜老年期はうつ病の好発時期であり，この時期に発症するうつ病は計算を間違えたり，時間の感覚も不確かになるなど仮性認知症を呈しやすい。抑うつ気分と制止症状が目立たず，不安焦燥が著明なうつ状態が多く，自殺企図に至ることがある。その一方で，診断できれば多くは回復可能な状態であるため，認知症との鑑別診断が重要である。多くの場合，喪失体験（身体疾患，死別，転居など）を中心とした何らかの契機があり，発症経過が数週〜数か月単位であることなどから診断する。うつ病による仮性認知症ではうつ状態が先行し，記憶障害などを過剰に訴え，質問すると反応は遅延し，「わからない」と答えることが多い。一方，認知症では認知症症状が先行し，記憶障害を隠し，はぐらかしたり，言い訳をしたり，その場を取り繕うような反応をすることが多い。

表 2.6 うつ病による仮性認知症と認知症の違い

	うつ病	認知症
発症と経過	何らかの契機がある	緩徐進行性
初発症状	抑うつ状態	知的能力の低下
症状の訴え	症状を強調する	症状を隠す，取り繕う
知的能力	訴えるほど知的機能の低下はない 言語理解や会話は可能 自分で身辺整理が可能	持続的に低下 言語理解や会話が困難 日常生活にしばしば介助を必要とする

Ⅱ 精神医学各論

CHART 79

> うつ病は一見認知症様の状態
> 認知症患者は，その障害を取り繕うが，うつ病患者は過大評価して訴える

その他の器質性精神障害 organic psychosis

1 概　念

　器質性精神障害とは，脳そのものの器質的変化に基づいて生じる精神障害をいう。この原因は感染症から変性疾患，腫瘍まで多岐にわたる。以下，主なものを列挙する。

表2.7　器質性精神障害の主な原因

感染症	神経梅毒
	脳炎（日本脳炎，亜急性硬化性全脳炎（SSPE），ヘルペス脳炎，AIDS症候群など）
脳血管障害	脳梗塞，脳出血，くも膜下出血など
脳腫瘍	
頭部外傷	急性症状
	頭部外傷後遺症，高次脳機能障害，外傷性てんかん
化学物質による中毒	一酸化炭素中毒，無機水銀中毒，有機水銀中毒，鉛中毒など
神経変性疾患	Parkinson病，Huntington病，脊髄小脳変性症など
脱髄性疾患	多発性硬化症，白質変性症，急性散在性脳脊髄炎など
その他	肝性脳症，正常圧水頭症，Creutzfeldt-Jakob病など

2 器質性精神障害の主な原因

　上述の一覧の中で比較的頻度が高く，注意を要する疾患について以下，各論的に触れる。

a．Parkinson病

　中脳黒質，青斑核の変性により，黒質線条体系のドパミンが欠乏し，筋強剛や寡動，振戦などの錐体外路症状を主体とする疾患である。

　▶主症状

　筋強剛，寡動，振戦，姿勢反射障害を4徴とする。筋強剛と寡動は必須徴候であり，振戦は目立つ症状ではあるが，これを欠く場合もあり必須症状ではない。ときに丸薬を丸めるような所作として確認され，このような制止時振戦を pill rolling type と呼ぶ。表情は仮面様顔貌と呼ばれ，歩行は前屈位での小刻み歩行，つまずき歩行となり，突進性に歩き始め，障害物があった方が安定した歩

行ができる，などの特徴を示す。ほかに自律神経症状として，発汗や流涎などを認める。

精神症状は 3D（dementia：認知症，depression：抑うつ，delirium：せん妄）と称される。抑うつ状態を主体とし，意欲・自発性の低下，精神緩慢が目立つ。ときに幻覚・妄想状態を呈するが，この場合は抗 Parkinson 病薬による影響も考慮しなければならない。

変性の進行により皮質下性の認知症を呈する。

▶治療法

ドパミン作動薬およびドパミンの前駆物質である L-Dopa を用いる。

Parkinson 病は変性疾患であるが，前述のような Parkinson 症状（錐体外路症状）は，他の疾患や状態でも認められ，広く Parkinson 症候群と称する。この Parkinson 症状は，薬原性でも認められ（続発性パーキンソニズム），症状の出やすい薬剤としては抗精神病薬（ブチロフェノン系，フェノチアジン系）がある。

CHART 80

Parkinson 病は筋強剛，寡動，振戦，姿勢反射障害を呈する
精神症状はうつ病様で，認知症を呈することもある

b．Huntington 病

成年期から壮年期に発症し，舞踏様運動と特徴的な精神症状を呈しながら慢性進行性の経過をたどる，線条体および大脳皮質の広範な変性を進行性に認める常染色体優性遺伝の変性疾患である。

▶主症状

四肢，頸部，体幹などに舞踏様の不随意運動を認める。本症は 30〜50 歳前後で発症し，比較的急速に，かつ進行性に病態が形成される。精神症状は性格変化と認知症であり，初期にはうつ状態や被害妄想なども認める。衝動行為，反社会的行為などの症状も出現し，次第に感情鈍麻を呈し，認知症に至る。精神科的な予後は不良である。

c．AIDS 脳症　AIDS encephalopathy

HIV（human immunodeficiency virus）に感染し，AIDS（acquired immunodeficiency syndrome：後天性免疫不全症候群）に罹患すると，末期には大脳白質を中心とした広範な病巣を示し，認知症を主体とする脳症を呈する。

▶主症状

記銘力低下，無関心，下肢の脱力で始まり，進行性に認知，行動，運動の障害が出現する。白質を中心に広範な萎縮を認め，併せて大脳基底核，特に尾状核・被殻が侵される。この結果，終末像では，高度の認知症，尿失禁，無動無言症，ミオクロニーなどの症状となる。

d．亜急性硬化性全脳炎　subacute sclerosing panencephalitis（SSPE）

麻疹ウイルスの感染に起因し，5〜15 歳の男子に好発する脳炎である。

Ⅱ 精神医学各論

▶主症状

情動不安定,自発性欠如,記銘力障害などによる学業成績の低下を初発症状とし,多くは1か月以内の経過でミオクロニー様の行動など錐体外路障害を認め,6か月〜1年で昏睡状態に陥る。月単位で亜急性に進行するが,急性あるいは慢性に経過する場合もある。本症は,脳波所見として周期性同期性放電(PSD, p.157 参照)を認めるのが特徴であり,血清および髄液で麻疹抗体価の上昇と PSD で診断する。

e．神経梅毒

神経梅毒はかつて出現頻度が高く,統合失調症,気分障害,てんかんと並んで4大精神病の1つといわれていた。抗生物質の登場により現在は減少したが,見逃してはならない疾患である。

梅毒スピロヘータ感染後,数年後から数十年後の潜伏期間を経て出現する認知症状態を進行麻痺(第4期梅毒)と呼ぶ。初期には軽度の意欲低下や人格変化,麻痺性発作などで発症し,次第に広範な大脳皮質の損傷により記憶障害などの認知症症状を呈する。それに伴い,脱抑制的言動,感情鈍麻,易怒性,幻覚,妄想などの多彩な精神症状が出現する。前景に出る症状により,認知症型,誇大型,抑うつ型などに分類される。

身体症状としては瞳孔障害(不正円化,左右不同,Argyll Robertson 瞳孔),言語障害(構音障害,言語蹉跌(つまずき言葉)),麻痺性発作などが重要な症状である。診断は,血液の梅毒反応(TPHA法と STS 法),髄液の細胞数,蛋白増加,梅毒反応にて行う。

治療はペニシリン G を中心とした抗生物質によって行う。

CHART 81

神経梅毒は進行麻痺を起こす
多彩な症状があるが,認知症型,誇大型,抑うつ型に分類される
瞳孔障害,言語障害,血清,髄液で診断

f．Creutzfeldt-Jakob 病

p.156 参照。

症状性精神障害 symptomatic psychosis

1 概 念

症状性精神障害は,全身感染症,内分泌疾患,代謝性疾患,膠原病,急性中毒などの脳以外の身体疾患に随伴して認められる精神障害のことを指す。これらの中には,急激な意識変容や意識障害を一過性に認めるものがあり,これらを一括して「外因反応型」と呼ぶこともある。外因反応型では,意識の回復過程で神経過敏,不眠,情動不安定,易疲労感,健忘などの症状や,まれに幻覚や妄想が出現する場合があり,これを通過症候群と呼ぶ(p.7 参照)。

> 症状性精神障害とは，脳実質以外の身体疾患に随伴して認める精神障害
> 外因反応型は一過性のもの，意識の回復過程で出現する

CHART 82

2 症状性精神障害を呈する代表的疾患

　ここでは特徴的な病像を呈するものをいくつか挙げる。症状性精神障害の臨床所見は多彩であり，また脳器質性精神障害同様に，全般に意識障害（せん妄やもうろう状態），不安感などの不安定な情動表出を認める。

a．膠原病

①全身性エリテマトーデス systemic lupus erythematosus（SLE）

　SLE は膠原病の代表疾患であり，若年女性に好発し，全身の血管や皮膚，腎臓などが侵される系統的炎症性疾患である。その経過中に 15〜30 % に精神症状が合併し，ループス精神病とも呼ばれる。症状はせん妄状態，抑うつ状態，幻覚・妄想状態，緊張病性興奮など多彩である。神経所見としてけいれんが認められる例もある。このため，統合失調症との鑑別を要することがある。症状性精神障害は統合失調症と異なり，意識障害を伴う。本疾患では治療に副腎皮質ステロイド薬を用いるが，長期に使用しているケースでは副作用としての精神症状が出現することがあり，鑑別が困難であることも多い。

②Behçet 病

　口腔内アフタ潰瘍，陰部潰瘍，ぶどう膜炎などを主徴とする Behçet 病の 10〜25 % に神経Behçet がみられ，神経 Behçet の 40〜50 % に精神症状がみられる。症状は SLE など他の膠原病同様にせん妄状態，認知症症状，抑うつ状態，人格変化，幻覚・妄想状態など多彩である。

b．内分泌疾患

①甲状腺機能亢進症 hyperthyroidism

　甲状腺の機能亢進による Basedow 病では，情動障害を中心とした精神症状が主体となる。一般的には精神機能亢進の方向への変化が起こり，不安，焦燥，刺激過敏性，易疲労性，注意散漫などが認められる。ときにうつ状態や幻覚・妄想状態も認める。急性甲状腺中毒症では，せん妄など意識障害を中心とする精神症状を呈する。

②甲状腺機能低下症 hypothyroidism

　本疾患は亢進症とは逆に，精神的および身体的活動性の低下が主体となる。無気力，自発性低下，易疲労性など抑うつ状態を呈する。思春期には統合失調症との，成年期にはうつ病との鑑別が必要となる。

> **CHART 83**
>
> 膠原病（SLE など）では統合失調症類似症状
> 甲状腺機能障害では気分障害類似症状

Check Test 4

- 1 見当識は障害されると不可逆性である。
- 2 見当識障害は脳波所見で判定できる。
- 3 認知症では誇大妄想が多い。
- 4 認知症では思考障害がみられる。
- 5 老年期の認知症は聞いたことをよく忘れるが，うつ病の仮性認知症では聞いたことをあまり忘れることはない。
- 6 老年期の認知症は能力低下を否認するが，うつ病の仮性認知症では能力低下を訴える。
- 7 老年期の認知症は質問をはぐらかしたりするが，うつ病の仮性認知症では質問をはぐらかしたりしない。
- 8 認知症の高齢者には情報は簡潔に伝える。
- 9 認知症高齢者の介護では生活環境を大きく変えてみる。
- 10 認知症高齢者が間違ったらその場で叱る。
- 11 Alzheimer 病は発生予防が可能である。
- 12 Alzheimer 病の検査所見では，頭部エックス線単純 CT で Sylvius 裂の拡大がみられる。
- 13 Alzheimer 病の検査所見では，頭部単純 MRI で右側頭葉の萎縮がみられる。
- 14 老人斑と Alzheimer 原線維変化は老年認知症の脳にみられる病理所見である。
- 15 Alzheimer 病の初期症状として記銘力低下がみられる。
- 16 Alzheimer 病の初期症状として意欲低下がみられる。
- 17 Alzheimer 病の初期症状として感情失禁がみられる。
- 18 Alzheimer 型認知症は脳血管性認知症に比べて，症状が階段状に悪化する。
- 19 Alzheimer 型認知症は，脳血管性認知症に比べると，人格障害が目立つ。
- 20 Alzheimer 型認知症では，脳血管性認知症に比べて，記憶障害が著明である。
- 21 Alzheimer 型認知症では着衣失行が特徴的である。
- 22 Alzheimer 型認知症とせん妄とは意識障害の有無で鑑別ができる。
- 23 コリンエステラーゼ阻害薬は Alzheimer 型認知症の治療薬である。
- 24 脳血管性認知症では，夜間せん妄が多くみられる。
- 25 脳動脈硬化性認知症では，一般に病識があり，しばしば感情失禁を伴う。
- 26 Pick 病の初期には，記銘障害の強い割に人格の変化が目立たない。
- 27 Pick 病――――滞続言語
- 28 認知症が最も急速に進行するのは Creutzfeldt-Jakob 病である。
- 29 Creutzfeldt-Jakob 病――――周期性同期性放電
- 30 Huntington 病では認知症が認められる。
- 31 神経梅毒では人格変化がみられる。
- 32 神経梅毒では言語蹉跌がみられる。
- 33 神経梅毒では Argyll Robertson 瞳孔がみられる。
- 34 全身性エリテマトーデスではせん妄状態が認められる。
- 35 甲状腺機能亢進症は症状性精神障害を起こしやすい。
- 36 ICU では，しばしば不安症状が発症する。

解説

- ✗ 1 意識障害が回復すると見当識障害も回復する。
- ✗ 2 脳波所見も意識障害を示唆する場合が多いが，あくまで補助的なものである。
- ✗ 3 物盗られ妄想などの被害妄想や嫉妬妄想が多くみられる。
- ○ 4 物盗られ妄想など意味づけの障害や，同じことを何度も繰り返してしまう思路の障害が認められる。
- ✗ 5 老年期の認知症でもうつ病の仮性認知症でも，記憶，見当識，計算力が障害される。ただし仮性認知症では，能力低下が軽度の割に ADL の障害が目立つ。
- ○ 6 認知症患者は，能力低下を過小評価するが，うつ病患者は，能力低下を過大評価するためである。
- ○ 7 認知症患者は，質問してもいいかげんに答えたり，はぐらかしたり，言い訳をしたり，怒ったりするのに対し，うつ病患者は質問すると，反応は遅延しており，「わからない」と答えることが多い。
- ○ 8 複雑な内容を理解するのは困難であることが多い。
- ✗ 9 生活環境の変化は大きな精神的負担となり，せん妄など周辺症状を引き起こしかねない。
- ✗ 10 「いったんは受け入れる」ことが大原則であり，「叱る」ことは**禁忌**である。
- ✗ 11 現在のところ，原因不明であり，有効な治療法や予防法も発見されていない。それに対して脳血管性認知症は，血圧の管理や生活習慣の改善によって脳血管障害の発生を防ぐことにより予防することが可能である。
- ○ 12 Alzheimer 型認知症は，脳のびまん性萎縮をきたすため，Sylvius 裂が拡大する。
- ✗ 13 Alzheimer 型認知症は，脳のびまん性萎縮をきたす。
- ○ 14 この 2 つの変化は，健常老人の脳にも認められるが，Alzheimer 型認知症ではその変化が特に顕著である。
- ○ 15 新しい情報を学習したり，以前に学習した情報を想起する能力が障害される。
- ○ 16 仮性認知症との鑑別が重要となる。うつによる仮性認知症の場合は，抗うつ薬により改善する。
- ✗ 17 感情失禁は感情調節の障害で，脳血管性認知症でみられる。
- ✗ 18 Alzheimer 型認知症が緩徐進行性に経過するのに対し，脳血管性認知症は脳の血管病巣が生じた分だけ進行するため症状が階段状に悪化する。
- ○ 19 Alzheimer 型認知症が比較的早期に人格が崩壊するのに対し，脳血管性認知症では末期まで人格が保たれている。
- ○ 20 Alzheimer 型認知症が全般性認知症であるのに対し，脳血管性認知症はまだら認知症であり，記憶がよく保たれている部分がある。
- ○ 21 認知症の診断は，記憶障害と認知障害（失語，失行，失認，実行機能の障害）の存在によりなされる。Alzheimer 型認知症の中期には失認や失行が出現し，着衣が困難になる着衣失行が現れる。ただし，他の認知症でも進行に伴い出現する。
- ○ 22 認知症では原則的には意識障害はない。
- ○ 23 根本治療薬ではないが，Alzheimer 型認知症の進行を緩徐にするとされる。
- ○ 24 他の認知症性疾患でも認められるが，脳血管性認知症で特徴的である。
- ○ 25 脳血管性認知症では，末期まで病識が保たれていることもある。また特徴的症状として感情失禁が認められる。
- ✗ 26 Pick 病では，人格に影響を与える前頭葉と側頭葉が障害されるため，発症早期から病識が欠如し人格崩壊がみられ，行動が脱抑制的または発動性が減弱する。この段階では，記憶，見当識，計算力は保たれている。
- ○ 27 Pick 病では，会話は，無頓着，非協力的でよく考えずに答えたり，冷たく相手を無視したりという'考え無精'が現れ，特徴的な言語障害である'滞続言語'も出現する。
- ○ 28 Creutzfeldt-Jakob 病は，感染から長期間を経て，多くは 40～50 代に発症するが，発症後の進行は早く，重度の認知症をきたし，1 年程度の経過で死亡する。
- ○ 29 脳波上，周期性同期性放電（periodic synchronous discharge：PSD）が認められること，無動無言症，ミオクロニーが，この疾患の 3 症状とされている。

- 30 Huntington病は初期にはうつ状態，被害妄想体験などを中心とし認知症と性格変容も併せて進行し，最終的には廃人化に至る，精神科的予後不良な常染色体優性遺伝の疾患である。
- 31 感染10〜15年後に発症し，人格変化，判断力の低下，易刺激性，自己管理の低下などを呈する。
- 32 一部の文節が脱落したり重複したりする現象である。
- 33 輻湊反射は保たれているが，対光反射が失われた状態である。
- 34 SLEは幻覚・妄想など統合失調症類似症状を認める。ただし統合失調症と異なる点として意識障害を伴うことが多い。せん妄は意識混濁下で不穏となっている状態である。
- 35 内分泌疾患全般で症状性精神障害は起こりうるが，大ざっぱにいうと，甲状腺機能亢進症は躁状態，甲状腺機能低下症はうつ状態を呈しやすい。
- 36 術後は身体的な侵襲，ストレスが多く，不安感，抑うつ感，焦燥感からせん妄，ときに幻覚・妄想状態を認める。特に，厳重な術後管理を行わなければならないICU（集中治療室）では，精神症状が現れやすく，これをICU精神病（ICU症候群）という。

3 精神作用物質による精神および行動の障害

精神作用物質による精神障害

1 精神作用物質または依存性物質

　従来,「薬物依存」という用語が一般的に用いられてきたが,依存を起こす化学物質には,大麻や有機溶剤(シンナー)のように薬物とは呼べないものも含まれる。したがって,最近は,「薬物依存」の代わりに「物質依存」という用語が使用される。さらに,薬物や毒物などを含めて精神機能に変化をもたらす化学物質の総称として,「精神作用物質」もしくは「依存性物質」という用語が用いられるようになった。

2 急性中毒

　従来,アルコール依存や覚醒剤依存に対して「アルコール中毒(アル中)」とか「覚醒剤中毒」という用語が使われてきた。しかし,中毒とは,一酸化炭素中毒や有機リン中毒のように,特定の物質を摂取した結果生じる生体の病的状態を意味するものであり,生体がその物質に欲求を感じて積極的に摂取する状態(依存)を指すものではない。最近はこのように用語が厳密に用いられるようになり,原因としての「○○依存」,その結果としての「○○誘発性精神障害」のように,より記述的,具体的な表現がなされるようになった。これに対して急性中毒とは,アルコールによる酩酊のように,依存性物質の精神薬理作用によって急性の症状を呈していることを意味する。すなわち,意識障害,精神運動興奮,幻覚・妄想などである。急性中毒は一過性の変化で,時間の経過とともに軽快する。

3 乱用

　乱用とは,依存につながるような問題のある物質の使用パターンをいう。具体的には,社会的,精神的,身体的に問題が起こっているにもかかわらず使用を続ける場合と,危険を伴う使用パターン(物質使用によって精神作業能力が低下していても自動車の運転を行うことなど)の場合がある。

4 依存

　依存の形成過程を図 2.6 に示した。物質依存とは,ある物質を摂取したときに,快感,あるいは,不安や痛みの軽減などの快い効果を体験すると,その効果を再び体験したいという欲求が生じることから始まる。しかし,多くの物質では,当初の効果には耐性が生じることから,同じ効果を得るために摂取量や摂取回数が増加していく。このような経過のなかで,その物質をいつも摂取したいという制御困難な欲求が生じるようになる。

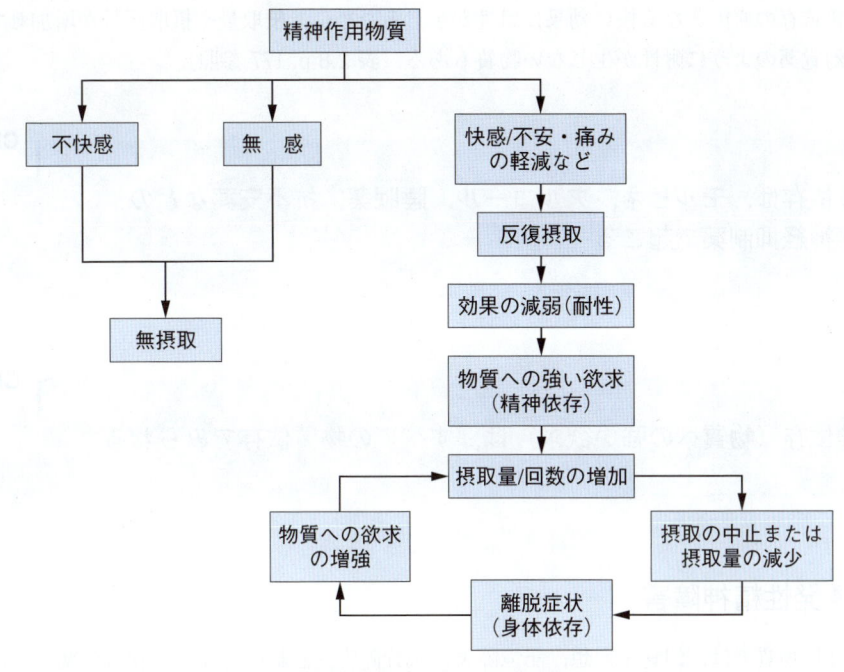

図2.6 物質依存の形成過程

　一方，物質を繰り返し摂取すると，生体はいつも物質の作用に曝露されることになる。この結果，生体はこのような状態に適応するようになる。そして，物質の効果が生体内から消失したときに，生体は適応失調の状態となって離脱症状が出現する。離脱症状には，精神症状（不安，抑うつ，不眠など）と身体症状（自律神経症状，けいれん，意識障害など）がある。離脱症状は生体にとって不快であることから，これを逃れるために物質への欲求がさらに強められるという悪循環に陥っていく。

a．精神依存
　物質に対する制御困難な強い欲求，あるいは強迫感をもつこと。物質依存が生じるための必要条件であり，すべての依存性物質は精神依存を起こしうる。

b．身体依存
　離脱症状の中で，身体症状（自律神経症状，けいれん，意識障害など）が起こるときに，身体依存が存在するという。身体依存は，中枢神経抑制薬（モルヒネ，アルコール，抗不安・睡眠薬など）で強く出現するが，中枢神経興奮薬（覚醒剤，コカイン，ニコチンなど），幻覚薬（大麻，LSD），および有機溶剤ではほとんどみられない。これに対して，離脱時の精神症状（不安，抑うつ，不眠など）は依存性物質の種類にかかわらず共通してみられる。

5　耐　性
　繰り返し物質を摂取するうちに，同じ量を摂取しても最初のころと比べて効果が減弱していくこと，あるいは，同じ効果を体験するために，物質の使用量や使用回数を増やす必要があることをいう。多く

の場合，物質依存の原因となる快い効果に耐性が生じるために，摂取量や摂取回数が増加していくが，コカインや幻覚薬のように耐性が生じない物質もある（表 2.8 p. 177 参照）。

> **CHART 84**
> 身体依存は，モルヒネ，アルコール，睡眠薬，抗不安薬などの中枢神経抑制薬で起こる

> **CHART 85**
> 精神依存（物質への強い欲求）は，すべての物質依存でみられる

6 物質誘発性精神障害

様々な依存性物質では，幻覚・妄想，記憶障害，気分障害，意識障害などの物質の薬理作用に応じた精神障害を起こす（後述）。

7 物質依存に関する最近の考え方

"依存"とは，本来，物質を強く求めるという意味であることから，精神依存がその本質であると考えられている。これに対して，離脱症状や耐性は，生体が物質の作用に適応した結果であることから，神経適応（neuroadaptation）と呼び，依存の本質的な現象ではないと考えられている。その理由として，表 2.8 に示したように，依存性物質のなかでも身体依存や耐性を起こさない物質があることや，精神依存を起こしていない状態でも物質中断によって離脱症状が生じることが挙げられている。

アルコールによる精神および行動の障害

◀アルコールの代謝について▶

アルコールは肝臓でアルコール脱水素酵素（alcohol dehydrogenase）によりアセトアルデヒドになり，次いで，アルデヒド脱水素酵素（aldehyde dehydrogenase）によって酢酸になる。酢酸は体内で最終的には水と二酸化炭素に分解される。この際，ビタミン B 群が大きく関与する。

アセトアルデヒドは毒性が強く，顔面紅潮，心悸亢進，嘔気などの症状を起こす。アセトアルデヒド（ALDH）の分解に関係するアルデヒド脱水素酵素にはアイソザイムがあり，日本人では ALDH-1 の遺伝的欠陥の頻度が白人種よりも高く，少量の飲酒で顔面紅潮する人（flusher）が多い。

◀アルコールによる精神障害▶

アルコールによる精神障害には，①急性アルコール中毒，②アルコール依存，③アルコール誘発性精神障害がある。

1 急性アルコール中毒

急性アルコール中毒は，単純酩酊と異常酩酊に大別され，異常酩酊はさらに複雑酩酊と病的酩酊に分けられる。

a．単純酩酊

普通の酔い（酩酊）である。飲酒に伴い，高揚気分，多弁，多動などの精神的変化が起こり，運動失調，構音障害，ついには昏睡に移行する。単純酩酊では，精神機能と運動機能はほぼ並行して低下していく。

酩酊と血中アルコール濃度：血中アルコール濃度と酩酊の間には個人差があるが，単純酩酊は，血中アルコール濃度に並行して出現する。

- 発揚期　（10～50 mg/dl）：好機嫌
- 酩酊期　（50～100 mg/dl）：運動障害，構音障害
- 泥酔期　（200 mg/dl 以上）：千鳥足，傾眠
- 昏睡期　（400 mg/dl 以上）：呼吸麻痺，昏睡，死亡

b．複雑酩酊

複雑酩酊は，単純酩酊の進行したものであり，単純酩酊と質的な差はない。気分の易刺激性，邪推，激情行為などが強く，平素の人格との差が極めて強いものをいう。酩酊時の記憶が部分的に失われることがある。暴行，傷害，殺人などの犯罪行為を起こしやすい。

c．病的酩酊

まれな病態であり，単純酩酊とは質的に異なり，移行性もない。飲酒によって突然に意識混濁（せん妄，もうろう状態），衝動的興奮をきたし，その間の出来事の完全な健忘を残す。もうろう状態のもとで殺人，傷害などの犯罪を犯すことがある。飲酒量との関係はない。アルコールによって誘発される特異反応とみなされる。血中アルコール濃度が飲酒の初期には上昇が低く，ある時点から急上昇する傾向があるといわれているが確定的ではない。

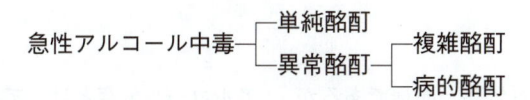

```
急性アルコール中毒 ─┬─ 単純酩酊
                    └─ 異常酩酊 ─┬─ 複雑酩酊
                                  └─ 病的酩酊
```

Ⅱ 精神医学各論

2 アルコール依存

a．早期診断

のちにアルコール依存になる者も，初めは一般の飲酒者と同様に機会的な飲酒から始まるが，次第に習慣的な飲酒に移行し，その後，アルコール依存に陥っていく。このような経過の中で，耐性が形成されて飲酒量が増えていったり，飲酒行動のために社会的，心理的な問題を生じたり，自分の飲酒に対して罪悪感を感じたりするなどの傾向がみられる。しかし，まだ依存の前段階であれば，早期介入によって依存への進行を防げたり，普通の飲酒生活に戻れる可能性が高い。

このように，アルコール依存になる前（問題飲酒者）の段階で早期発見をするための診断法としてCAGE法が用いられる。CAGE法の特徴は，簡便で使用しやすいことであり，4項目の質問に対して2項目以上で「はい」と答えた場合にアルコール依存の推定診断を下すことができる。早期介入の目的で1項目以上とする場合もある。

> **CAGE 質問表**
> ①飲酒量を減らす（cut down）必要を感じたことがありますか。
> ②飲酒について批判され，うるさい（annoyed by criticism）と感じたことがありますか。
> ③自分の飲酒について罪悪感（guilty feeling）をもったことがありますか。
> ④神経を安定させるため，または，二日酔いを治すために，朝起きてまず飲酒（eye-opener）したことがありますか。

b．アルコール依存

▶症　状

アルコール依存の診断は，ICD-10（WHO）では，過去1年間に次の6項目のうち3項目以上が繰り返して起こる場合になされる。
①飲酒への強い欲求または強迫感。
②飲酒のコントロールが困難。
③アルコールを中止または減量したときの身体的離脱症状の出現。離脱症状を避けるために飲酒する。
④耐性の証拠。
⑤飲酒のために他の楽しみを無視するようになる。飲酒する時間が長くなり，酔いから醒めるのに時間がかかるようになる。
⑥飲酒によって明らかに有害な結果（臓器障害，精神障害）が起きているにもかかわらず，飲酒を続ける。

アルコール依存の患者数は，全体ではほぼ横ばいである。しかし，女性や若年者では増加傾向にある。

▶治　療

アルコール依存の治療の基本は他の物質依存と同様であるが，「アルコール依存とは，アルコールという物質によって起こった心と身体の病気であり，きちんとした治療を受けなければ治らないこと」を患者自らが認めたときから始まる。そして，治療の目標は，「患者自身が断酒の意志をもつこと」と「断酒を継続すること」にある。

①抗酒薬
　断酒のための補助薬。肝臓でのアルコールの代謝を阻害して，血中アセトアルデヒド濃度を上昇させ，不快反応（嘔気，嘔吐，頻脈，動悸，血圧低下など）を生じさせる。患者が自ら服用して，断酒の意志を確認するような使用方法を用いる。シアナミドとジスルフィラムがある。

②自助グループ
　多くの場合，自力では断酒を継続することが困難であることから，自助グループ（断酒会，AA）に参加することが重要である。AA（alcoholics anonymous）はアメリカで作られた自助グループであるが，自助グループに参加して同じ体験者の中で支持され支持することで回復を目指すことが，現実に最も成功を収めている方法である。

③そのほかの治療法
　支持的精神療法，認知行動療法，集団精神療法，家族療法などが用いられる。また，保健所や精神保健福祉センターでは，アルコールの相談事業を行っている。

> **CHART 86**
> アルコール依存の治療は，「酒をやめられない病気であること」と「治療は断酒しかないこと」を患者が自覚することから始まる

3 アルコール離脱症状

a．アルコール離脱症状の種類
　アルコール離脱症状は，早期の離脱症状（小離脱症候群）と後期の離脱症状（大離脱症候群）に分けられる（図 2.7）。

①早期離脱症状（小離脱症候群）
　断酒後 6～8 時間で出現し，約 3 日で消失する。精神症状（不眠，焦燥，抑うつ），自律神経症状（発汗，頻脈，軽度体温上昇など），筋症状（振戦，けいれん，腱反射亢進），消化器症状（嘔気，嘔吐，食欲不振など）を伴う。

②後期離脱症状（大離脱症候群）
　振戦せん妄（後述）に該当する症状で，断酒後 2～3 日後から出現し，栄養障害，身体疾患，Wernicke-Korsakoff 症候群などの合併がなければ 1 週間ほどで回復に向かう。

b．振戦せん妄
　▶誘　因：アルコール依存者が急激な断酒や減量による後期離脱症状（大離脱症候群）として起こす。断酒後 3～5 日以内に起こる。
　▶症　状：粗大振戦とせん妄
　①身体症状
　　・神経症状（四肢の粗大振戦）
　　・自律神経症状（頻脈，発汗，発熱など）

Ⅱ　精神医学各論

図2.7　アルコール離脱症状

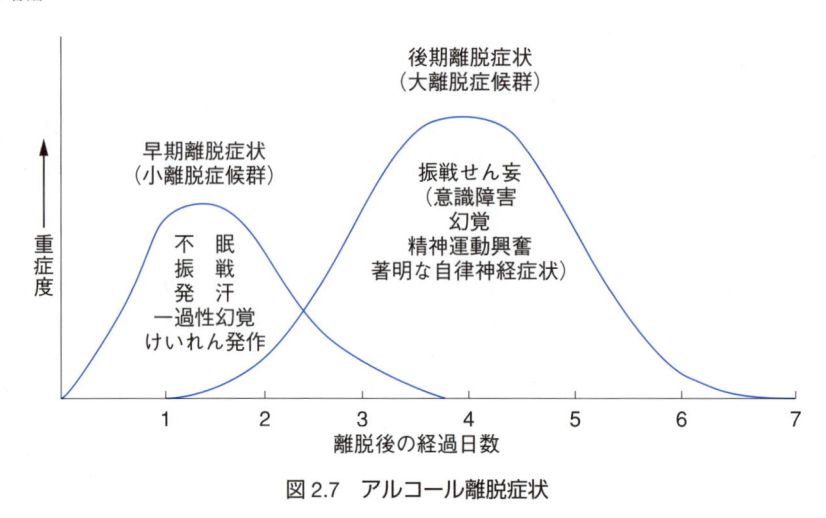

②精神症状

意識混濁，幻視（特に小動物幻視，こびと幻視），職業せん妄（平素の職業に従事しているかのような動作を続ける），Liepmann 現象（眼球を軽く圧迫して暗示を与えると，暗示されたものが幻視される）。

▶経　過：通常 3〜5 日後に深い睡眠とともに回復するが，心衰弱を起こしたり，Wernicke 脳症や Korsakoff 精神病に移行することがある。

c．アルコール離脱症状の種類の治療
▶早期離脱症状（小離脱症候群）
①ベンゾジアゼピン系薬物

アルコール離脱症状で最も重要なことは，けいれん発作や振戦せん妄などの重篤な離脱症状の予防である。そのために，アルコールと交差耐性のあるベンゾジアゼピン系薬物を投与する。最終飲酒から 24 時間以内のできるだけ早期に，離脱症状を抑えるのに十分な量まで投与して，その後 1〜2 週間かけて減量する。

②ビタミン（特に B_1）の投与

アルコールの代謝にはビタミン B_1 などのビタミン類を消費し，また，過量飲酒は上部小腸からのビタミンの吸収を阻害する。したがって，アルコール依存者では，ビタミン類，ニコチン酸，葉酸などが欠乏していることが多いので，これらを含むビタミン剤を投与することが望ましい。これによって，栄養障害に起因する離脱症状（振戦せん妄，Wernicke 脳症，Korsakoff 精神病）や器質性脳障害への進展や緩和に役立つ。

▶後期離脱症状（大離脱症候群）

振戦せん妄に対する治療が中心である。基本的には早期離脱症状の場合と同様に，ベンゾジアゼピン系薬物と B_1 を中心としたビタミン類の投与であるが，Wernicke 脳症や Korsakoff 精神病への移行を防ぐためにビタミン B_1 の大量投与を行うことが大切である。また，脱水，電解質，栄養状態をチェックして全身管理のために輸液を行う。必要に応じて鎮静薬，抗精神病薬を投与する。

> **CHART 87**
>
> 振戦せん妄は，アルコールの代表的な離脱症状
> 四肢の振戦とせん妄からなり，小動物幻視がみられる
> アルコールと交差耐性のあるベンゾジアゼピン系薬物を使用する

d．アルコールてんかん（けいれん発作）
- ▶症　状：アルコール離脱症状の1つで，早期離脱症状の時期に起こる。大発作（強直性・間代性けいれん）の形をとる。
- ▶治　療：抗てんかん薬は必要ない。アルコールの離脱症状に対するベンゾジアゼピン系薬物による治療が基本である。

e．Wernicke 脳症（急性出血性上部灰白質脳炎）
- ▶誘　因：主としてアルコール依存によるビタミン B_1 欠乏，栄養障害が原因。振戦せん妄から移行することが多い。
- ▶症　状：眼筋麻痺（動眼神経麻痺），失調（特に歩行），意識障害を3主徴とする。約半数に多発性神経炎や Korsakoff 精神病を合併する。
- ▶病理所見：真の脳炎ではない。第3脳室，第4脳室，中脳水道周囲，乳頭体における急性壊死，点状出血，毛細血管増殖が起こる。
- ▶検査所見：MRI では T_2 強調像，FLAIR 像で上記病変部に高信号を呈する。
- ▶治　療：ビタミン B_1 の投与，栄養補給。過去に比べると予後は改善してきた。

f．Korsakoff 精神病
- ▶誘　因：Wernicke 脳症と同様に主としてアルコール依存によるビタミン B_1 欠乏，栄養障害が原因。振戦せん妄から Wernicke 脳症を介して，あるいは直接移行する。
- ▶症　状：記銘力障害，健忘，失見当識，作話が4主徴。多発性神経炎を伴う。
- ▶経　過：一般に予後は悪く，持続的欠陥を残すことが多い。
- ▶治　療：ビタミン B_1 の投与，栄養補給。

> **CHART 88**
>
> Wernicke 脳症，Korsakoff 精神病はビタミン B_1 の欠乏
> 振戦せん妄から移行することが多い
> 振戦せん妄 → Wernicke 脳症 → Korsakoff 精神病 → 予後不良

4 アルコール誘発性精神障害

a．アルコール幻覚症
- ▶誘　因：アルコール乱用者で過度の飲酒に引き続いて急性に現れることが多い。
- ▶症　状：意識は清明で，幻聴が主である。内容は，第3者同士が自分の悪口を話しているように聞こえる。幻聴のために強い不安，恐怖感が起こる。
- ▶経　過：断酒により数日～数週間で消失するが，持続する場合もある。飲酒により再発しやすい。
- ▶治　療：抗精神病薬の投与。

b．アルコール妄想症（嫉妬妄想）
男性の大酒家にみられる。
- ▶誘　因：アルコールによる人格低下，性的能力の低下から劣等感を抱き，配偶者の不貞を確信するようになる。
- ▶経　過：断酒により軽快するが，まれに体系化された妄想に移行することがある。
- ▶治　療：抗精神病薬。予後不良。

c．胎児性アルコール症候群
- ▶誘　因：母親のアルコール依存あるいは妊娠初期のアルコール乱用によって生じる。
- ▶症　状：低身長，低体重，特徴的な顔面の異常（小頭症，短い眼裂，薄い上口唇など），軽度～中度の精神遅滞，不器用など。

アルコール以外の物質による精神および行動の障害

◀アルコール以外の物質による依存▶

アルコール以外の依存性物質は，以下のように4種類に分けられる。
①中枢神経興奮薬：覚醒剤，コカイン，ニコチンなど
②中枢神経抑制薬：オピエート類（モルヒネ，ヘロインなど），睡眠薬，抗不安薬，鎮痛薬（セデス®，ノーシン®，ナロン®など）
③幻覚薬：LSD，大麻
④有機溶剤

◀物質依存の型と精神障害▶

物質依存の型と依存の特徴，および精神障害を，それぞれ表2.8と表2.9に示した。

表 2.8 物質依存の型と依存の特徴

依存のタイプ	精神依存	身体依存	耐性
モルヒネ型	◎	◎	◎
バルビツール酸・アルコール型	◎	◎	○
覚醒剤型	◎	—	○
コカイン型	◎	—	—
幻覚薬型	○	—	—
有機溶剤型	○	—	○

◎＞○
—：なし

1 覚醒剤・コカイン型

a．原因物質

覚醒剤（アンフェタミン，メタンフェタミン），コカイン（南米産のコカ葉から抽出したアルカロイド），ニコチン（タバコに含まれる），カフェイン（コーヒーや茶に含まれる）などの中枢神経興奮薬が該当する。

b．使用の原因となる動機

特に覚醒剤やコカインでは，多幸感，爽快感，疲労感の消失，食欲低下（やせ薬として使用）を求めて使用される。

c．症　状

覚醒剤，コカインともに精神依存（物質への欲求）は非常に強いが，身体依存（離脱時の身体症状）は形成されない。耐性は覚醒剤でみられ，初期の効果を得るために使用量は増加していく。しかし，コカインは速やかに体内で分解されることから耐性が起こりにくい。

①急性症状

興奮，誇大的，多弁などの精神症状と，交感神経症状（口渇，頻脈，高血圧など）が生じる。

②慢性症状

- 幻覚（幻聴，幻視），被害妄想，躁うつ病様状態などの精神症状が生じる。幻聴や被害妄想は統合失調症と判別が困難なことがある。
- フラッシュバック現象がみられる。フラッシュバック現象とは，覚醒剤やコカインの使用をやめて，幻覚や妄想などの精神障害がみられなくなった無症状期を経た後（場合によっては何年もたった後），同じ物質を使用しなくてもアルコールや心身の疲弊状態などによって，物質を使用したときと同じような精神障害が再現することをいう。覚醒剤，コカインのほか，幻覚薬（LSD，大麻），有機溶剤などでみられる。
- 逆耐性現象がみられる。覚醒剤によって幻聴や被害妄想を中心とする覚醒剤精神病が生じるが，覚醒剤を繰り返し使用するなかで，使用初期には幻覚や妄想を起こさなかったような少量の覚醒剤でも精神病状態が出現するようになることを逆耐性現象という。すなわち，逆耐性現象とは，ある薬物を繰り返し使用するなかで，その効果が減弱する，もしくは，同じ効果を得るた

II 精神医学各論

表2.9 物質依存の型と精神障害

物質依存の型	物質	使用の動機	精神症状	身体症状	離脱症状
覚醒剤・コカイン型	覚醒剤 コカイン など	・多幸感 ・疲労感の消失 ・食欲抑制（やせ薬として使用）	①急性症状：興奮 ②慢性症状： 統合失調症様の幻覚・妄想（幻聴、被害妄想など）躁うつ病様状態 フラッシュバック現象	①交感神経興奮状態（口渇、頻脈、高血圧など） ②不潔な注射による感染症	①精神症状： 疲労感、うつ、不快感、食欲亢進 ②身体症状：なし
モルヒネ型	モルヒネ ヘロイン コデイン など	・最強の鎮痛薬 ・多幸感、陶酔感	慢性症状： 高等感情の鈍麻	①急性症状：便秘 ②不潔な注射による感染症	①精神症状： 不安、焦燥、苦悶 ②身体症状： 自律神経の嵐、発汗、嘔吐、下痢、筋攣縮、意識障害、心衰弱
バルビツール酸・アルコール型	アルコール 睡眠薬 抗不安薬 鎮痛薬（セデス®、ノーシン®、ナロン®）	・アルコールでは酩酊 ・睡眠薬、抗不安薬、鎮痛薬では当初は治療薬として使用されていたが、次第に量が増えて、多幸感、脱抑制を求めるようになる	脱抑制、記憶障害、思考力低下	構音障害、運動失調	①軽症：不安、不眠、振戦 ②重症：けいれん発作、意識障害、心衰弱
大麻型	マリファナ（大麻草の巻タバコ） ハシシュ（大麻草の花弁部の樹脂）	・緊張緩和、多幸感、陶酔感 ・時空間体験の変容（身体浮遊感） ・色や音の知覚の鋭敏化	①急性症状： 幻覚、被害妄想、失見当識 ②慢性症状： フラッシュバック現象	協調運動障害	①精神症状（軽度）： 不眠、不安 ②身体症状：なし
幻覚薬型	LSD マジックマッシュルーム など	・万華鏡様幻視 ・神秘的恍惚体験	①急性症状： 被害妄想、躁うつ病様症状 ②慢性症状： フラッシュバック現象	交感神経刺激症状（頻脈、発汗、高血圧など）	①精神症状（軽度）： 不眠、不安 ②身体症状：なし
有機溶剤型	トルエン キシレン など	・多幸感、陶酔感 ・情景的幻視（色彩に富んだ情景）	①急性症状： 酩酊、意識障害、幻聴、幻視、衝動性、暴力行為 ②慢性症状： 無気力、被害妄想、けいれん、フラッシュバック現象	①急性症状： めまい、運動失調、不整脈 ②慢性症状： 脳萎縮、末梢神経障害、肝障害、腎障害	①精神症状： イライラ、不眠 ②身体症状：なし

めに使用量が増えていく耐性とは反対の現象という意味である。

③離脱症状

物質の効果が切れてくると，脱力感，疲労感，不安，抑うつ気分，イライラ，食欲亢進などの精神症状が出現する。これらの症状は苦痛であるため，さらに物質への欲求が強められる。これに対して離脱時の身体症状はほとんどない。

d．治療

幻覚・妄想や興奮状態には抗精神病薬を使用する。覚醒剤やコカインのない生活を維持していくために，社会復帰療法を活用する（DARCなど）。また，最近では，覚醒剤は火であぶって吸入するなどの方法で摂取され，静脈内注射で使用されなくなったが，同じ注射針を使い回すことによる感染症（肝炎，HIVなど）に注意が必要である。

② モルヒネ型

a．原因物質

モルヒネ，ヘロイン，コデインなどは，ケシの種子から得られたアヘンを抽出した天然のアヘンアルカロイドである。このほか，医薬品として合成されたペンタゾシン，ペチジン，メサドンなどがある。

b．使用の原因となる動機

最強の鎮痛薬であるが，同時に多幸感，陶酔感を生じる。

c．症　状

精神依存（物質への欲求）と身体依存（離脱時の身体症状）ともに強く，耐性も容易に形成される。特に，離脱時の身体症状は"自律神経の嵐"と形容されるほど強烈なものである。

①急性症状

多幸感，陶酔感であるが，大量摂取では呼吸抑制，縮瞳，意識障害が生じる。

②慢性症状

高等感情は鈍麻し，虚言癖，労働意欲の低下，道徳観の低下から反社会的な行為が生じる。

③離脱症状

モルヒネ型の最大の問題は離脱時の身体症状である。自律神経症状が中心で"自律神経の嵐"と表現されるほど激烈なものであり，死に至ることもある。発汗，流涎，流涙，嘔吐，下痢，筋攣縮，意識障害，心衰弱などが生じる。精神症状としては，不安，焦燥，苦悶が生じる。

d．治　療

入院して使用物質を中断させるが，激しい離脱症状が生じるので，医学的管理下で行う。海外ではモルヒネと交差依存性のあるメサドンに置換する方法がとられている。

③ バルビツール酸・アルコール型

a．原因物質

アルコール，睡眠薬，抗不安薬，鎮痛薬（セデス®，ノーシン®，ナロン®など）。

b．使用の原因となる動機

アルコールでは酩酊効果。その他の薬物では，治療薬として使用しているなかで薬に頼るようになったり，あるいは使用量が増えて陶酔感や脱抑制効果を求めるようになる。

c．症　状
睡眠薬，抗不安薬，鎮痛薬ではアルコールほど強くないが，いずれも精神依存，身体依存ともに生じ，耐性も形成される。「アルコール」の項参照。
①急性症状
　ベンゾジアゼピン系薬物では医薬品としての使用量では有害な症状は生じないが，乱用され使用量が増えると，協調運動障害，脱抑制，記憶障害，傾眠などの症状がみられる。
②離脱症状
　ベンゾジアゼピン系薬物では離脱症状は軽度であり，不安，焦燥，手指振戦，不眠が中心であり，使用量が多いと，せん妄やけいれんに至る例もある。

d．治　療
使用物質を中止させる。

4 大麻型

a．原因物質
大麻草の成分を摂取する方法によって，マリファナ（大麻草を乾燥させて巻タバコにしたもの），ハシシュ（大麻草の花弁部の樹脂を固形化したもの）などがある。

b．使用の原因となる動機
初期にはリラックスした感じ（緊張緩和）から，多幸感，夢幻様陶酔感がみられ，次第に時間や空間の知覚の変容（身体浮遊感，遠近感の歪み），さらには，聴覚，視覚，嗅覚が鋭敏になる。

c．症　状
精神依存は軽度で，身体依存と耐性はない。
①急性症状
　上記の使用の動機となる症状が出現する。
②慢性症状
　連用によってマリファナ精神病がみられる。幻覚，被害妄想，失見当識などが中心である。大麻ではフラッシュバック現象と，動因喪失症候群が遅発性精神病として生じる。動因喪失症候群とは，乱用を継続していると次第に無気力，無関心，勤労・学習意欲の低下した状態に陥ることである。

d．治　療
大麻を中止することであるが，精神病症状を呈する場合には，抗精神病薬による治療が必要である。

5 幻覚薬型

a．原因物質
LSD，メスカリン（サボテン由来のアルカロイド），サイロシピン（マジックマッシュルームとも呼ばれる毒キノコの成分），フェンシクリジンなどがある。

b．使用の原因となる動機
万華鏡様幻視，知覚・身体像・時間感覚の錯覚（トリップ体験），神秘的恍惚体験。

c．症　状
精神依存は軽度で，身体依存はない。耐性は速やかに形成されるが，速やかに消退する。
①急性症状
上記の使用の動機となる精神症状のほか，交感神経刺激症状（頻脈，高血圧，高体温，発汗など）が生じる。心・脳血管病変や悪性症候群病像で致死的となることも報告されている。
②慢性症状
連用によって被害妄想，躁うつ病様状態がみられる。大麻と同様に，フラッシュバック現象と，動因喪失症候群が遅発性精神病として生じる。

d．治　療
幻覚薬を中止することであるが，精神病症状を呈する場合には，抗精神病薬による治療が必要である。

6 有機溶剤型

a．原因物質
シンナーの成分として，トルエン，ベンゼン，キシレンなどの揮発性有機溶剤が原因物質である。

b．使用の原因となる動機
吸入によって多幸感，陶酔感，幻視が生じる。幻視では，色彩に富んだ情景や，物が大きく見えたり（巨視），小さく見えたり（小視），形が変わって見えたりする（変形視）。

c．症　状
精神依存は強いが，身体依存はない。耐性は形成され，使用量が増えていく。
①急性症状
精神症状としては，アルコールのような酩酊，意識障害，衝動性，攻撃性，幻覚が生じ，暴力行為などの犯罪に結びつきやすい。身体症状では，頭痛，めまい，嘔気，運動失調，不整脈，呼吸抑制が生じる。
②慢性症状
慢性の使用によって，無気力，不安，衝動的などの人格変化，被害妄想，幻覚，けいれんなどの多彩な精神症状のほか，フラッシュバック現象と，動因喪失症候群が遅発性精神病として生じる。身体症状としては，脳萎縮，末梢神経障害，肝障害，腎障害を生じる。

d．治　療
使用の中止と，精神病症状に対する抗精神病薬による治療が必要である。

> 離脱症状は，モルヒネで最も強く起こる（自律神経の嵐と呼ばれる）
> その他，アルコールでも起こる

7 取締法上の注意点

　法的規制上の分類と，実際の薬理作用上の分類では異なることに注意が必要である。薬理学上の分類は，「アルコール以外の物質による依存」に記載した通りであるが，『刑法』上の分類では，覚醒剤は『覚せい剤取締法』，モルヒネ，ヘロイン，コカイン，LSD は『麻薬及び向精神薬取締法』，大麻は『大麻取締法』にて管理される。

Check Test 5

- 1 病的酩酊は，振戦せん妄に移行することが多い。
- 2 アルコールは，身体依存を形成しやすい。
- 3 アルコール依存症は，我が国では男女いずれも減少している。
- 4 アルコール依存症は，アルコール精神病に含まれる。
- 5 Korsakoff 症候群と Wernicke 脳症は併発しやすい。
- 6 Gerstmann 症候群はアルコール依存症と関係がある。
- 7 Korsakoff 精神病では作話を伴う。
- 8 Wernicke 脳症はビタミン B_2 欠乏が原因となる。
- 9 アルコール依存症患者に対しては，まず午前中の禁酒を勧める。
- 10 アルコール幻覚症では意識障害を認めない。
- 11 メタンフェタミンの服用では幻覚妄想状態に陥ることがある。
- 12 覚醒剤精神病ではフラッシュバックは起きない。
- 13 薬物依存の要因として重要なのは，薬物の種類である。
- 14 睡眠薬依存の離脱症状として不安が出現する。
- 15 睡眠薬依存の離脱症状としてけいれん発作がみられる。
- 16 解熱鎮痛薬依存は主に医師から処方された薬物で生じる。
- 17 精神刺激薬は依存性がある。
- 18 向精神薬依存では抗不安薬によるものが多い。
- 19 アルコールとバルビツール酸系薬との間には交差耐性が生じる。
- 20 大麻を連用すると身体依存が生じる。
- 21 LSD は身体依存をきたす。

解　説

× 1　病的酩酊は，アルコール使用時に認める一過性のせん妄，錯乱と健忘を特徴とする。アルコールの離脱症状である振戦せん妄との間に移行性はない。
○ 2　身体依存，精神依存，耐性が認められる。
× 3　ほぼ横ばいである。
× 4　アルコール依存とは，アルコールへの欲求を抑えられない状態であり，加えて，アルコール摂取を中止したり減量すると離脱症状が生じることをいう。一方，アルコール精神病とは，アルコール摂取の結果，せん妄，幻覚，妄想などの精神障害が生じている状態を示す。したがって両者は異なる。
○ 5　Korsakoff 精神病と Wernicke 脳症は，いずれもアルコールの長期の摂取によるビタミン B_1 欠乏，栄養障害が原因で，アルコール離脱症状として振戦せん妄から移行する。多くの場合は，振戦せん妄，Wernicke 脳症，Korsakoff 精神病の順で起こるが，振戦せん妄から直接 Korsakoff 精神病に移行することもある。また，Wernicke 脳症と Korsakoff 精神病が併発することも少なくない。
× 6　Gerstmann 症候群とは，左頭頂葉を中心とする脳後方病変で生じ，手指失認，左右障害，失書，失算の 4 徴候から成る。アルコール依存とは直接の関係はない。アルコール依存との関係があるのは，Korsakoff 精神病と Wernicke 脳症で，いずれもアルコールの長期の摂取によるビタミン B_1 欠乏，栄養障害が原因で生じる。
○ 7　記銘力低下，健忘，作話，失見当識を 4 徴とする。
× 8　ビタミン B_1 欠乏による。アルコール多飲者に多くみられる。
× 9　断酒が原則である。
○ 10　アルコール幻覚症は，アルコール乱用者で，過度の飲酒に引き続いて急性に起こることが多い。意識が清明であることが特徴で，幻聴が主である。断酒により数日〜数週間で消失することが多いが，飲酒により再発しやすい。
○ 11　覚醒剤の特徴は，精神依存が強いが，身体依存は形成されないこと，また，耐性もみられ，使用量が増加していくことである。反復して使用すると幻覚・妄想が出現して，統合失調症と極めて類似した病像となる。ただし，覚醒剤精神病では，疎通性が保たれていることが統合失調症との鑑別の目安になる。
× 12　覚醒剤精神病ではフラッシュバック現象がみられる。フラッシュバック現象とは，覚醒剤の使用をやめて，幻覚や妄想などの精神障害がみられなくなった無症状期を経た後（場合によっては何年もたった後），同じ物質を使用しなくてもアルコールや心身の疲弊状態などによって，物質を使用したときと同じような精神障害が再現することをいう。覚醒剤，コカインのほか，幻覚薬（LSD，大麻），有機溶剤などでみられる。
○ 13　物質依存は精神依存と身体依存から成る。精神依存とは，物質に対する制御困難な強い欲求であり，物質依存を起こす必要条件であることから，すべての依存性物質でみられる。これに対して，物質の摂取を中止したり減量したときに，離脱症状として身体症状（自律神経症状，けいれん，意識障害など）が生じるときに，身体依存が存在するという。身体依存は，中枢神経抑制薬（モルヒネ，アルコール，抗不安・睡眠薬など）で強く出現するが，中枢神経興奮薬（覚醒剤，コカイン，ニコチンなど），幻覚薬（大麻，LSD），および有機溶剤ではほとんどみられない。
○ 14　現在，一般的に使用されているベンゾジアゼピン系睡眠薬の離脱症状は，不安，焦燥，手指振戦，不眠が中心である。
○ 15　現在，一般的に使用されているベンゾジアゼピン系睡眠薬の離脱症状は，不安，焦燥，手指振戦，不眠が中心であるが，使用量が多いと，せん妄，けいれんに至ることがある。
○ 16　解熱鎮痛薬依存は，同薬が科を問わず処方されやすいことから，近年多く認められる。
○ 17　精神刺激薬には，覚醒剤，コカイン，ニコチン，カフェインが含まれる。いずれも依存性を有する。

○ 18 ベンゾジアゼピン系抗不安薬は使用しやすいことから精神科，内科，耳鼻咽喉科，皮膚科，整形外科などの各科で処方されている。このため，向精神薬依存では，抗不安薬によるものが多い。治療で用いられる通常量では多くは精神依存にとどまるが，高用量では身体依存も形成される。

○ 19 交差耐性とは，"ある物質に耐性が形成された状態で，他の物質に対しても（使用していないにもかかわらず）耐性を示す状態"をいう。アルコール連用者では，バルビツール酸系薬物の効果が，アルコールを連用していない者よりも出現しにくい。すなわち，バルビツール酸系薬物への耐性が形成されている（交差耐性）ことが知られている。

× 20 大麻では精神依存は軽度で，身体依存と耐性はない。しかし，慢性に使用していると，幻覚，被害妄想，失見当識などが中心の大麻精神病がみられる。また，フラッシュバック現象と，動因喪失症候群が生じる。動因喪失症候群とは，乱用を継続していると次第に無気力，無関心，勤労・学習意欲の低下した状態に陥ることである。

× 21 身体依存は，中枢神経抑制薬（モルヒネ，アルコール，抗不安・睡眠薬など）で強く出現するが，中枢神経興奮薬（覚醒剤，コカイン，ニコチンなど），幻覚薬（大麻，LSD），および有機溶剤ではほとんどみられない。

4 統合失調症，統合失調型障害，妄想性障害

統合失調症

1 概 念

　従来，我が国では「精神分裂病」と呼称していたが，「精神」そのものが「分裂」する疾患ではなく，「思考や感情の統合機能」が「失調」する疾患であることから，より医学的に正確かつ差別的意味合いのない病名として平成14（2002）年より「統合失調症」に改められた。

　直接の原因は不明であるが，遺伝的要因や環境的要因などの相互作用によって発症すると考えられている。思考，感情，意欲，知覚などに特有な障害がみられ，その障害は人格全般に及び，職業的・社会的機能の低下をきたす。幻覚，妄想，感情鈍麻，意欲低下，自我障害，人格変化など症状は多岐にわたるが，意識障害はみられない。知的障害はないとされてきたが，注意障害，記憶障害，遂行機能の障害などの認知機能障害が存在することが明らかとなっている。一般に病識は欠如している。

　従来は躁うつ病とともに内因性精神障害に位置づけられていた。その歴史は，クレペリン Kraepelin, E. が青年期に発病し人格荒廃に陥るものを早発性認知症と呼んだのに始まり，その後，ブロイラー Bleuler, E. が，連合弛緩，感情鈍麻，自閉，両価性の4つを基本的な障害と考え，統合失調症（schizophrenia）と命名し現在に至っている。現在の診断基準は，シュナイダー Schneider, K. の一級症状（考想化声，対話形式の幻聴，自己の行為を注釈する幻聴，身体的な被影響体験，思考奪取と思考干渉，考想伝播，妄想知覚，感情・意欲の分野における外部からの被影響体験や作為体験）が重視されている。前景にみられる症状のタイプによって，解体（破瓜）型，緊張型，妄想型などの病型に分類される。

　多くは思春期〜青年期にかけて発症し，急性，慢性のいずれの経過も示すが，多くは慢性かつ進行性である。妄想型の発症年齢は，20歳代後半以降とやや遅い。以前は，放置すればやがて人格の荒廃に至る予後不良な精神障害であるとされてきた。しかし，近年では薬物療法やリハビリテーションの進歩によって，回復あるいは軽度の障害を残すにとどまる症例が増加しており，早期から積極的な治療的介入を行うことが重視されている。統合失調症の治療目標は，症状を改善するだけでなく，家庭や職場，地域社会における日常生活能力を回復させ，社会復帰を目指すことにある。

　発生率は 0.7〜1.0％，有病率は 1,000人に対し 2〜3人である。明確な性差はないが，男性の方が発症のピークがやや若い。

2 病 因

　統合失調症の原因は不明であるが，現在まで種々の要因が指摘されている。しかし，どの要因もそれだけで病態を説明できるものではなく，統合失調症は様々な要因がからんで発症すると考えられている。

a．遺伝的要因

統合失調症者の近親者では，統合失調症の発症率が平均人口より高くなる。例えば，一卵性双生児で一方が統合失調症の場合の危険率は 30〜60％ 程度，二卵性双生児では 10〜30％ 程度，同胞では約 10％，親子では約 15％，孫では約 3％ といわれており，遺伝的要因が関与していることが強く疑われる。しかし，いわゆる遺伝病（単一遺伝子疾患）ではなく，複数の弱い発病効果のある遺伝子の組合せと環境要因が加わって発症する複雑遺伝疾患だと考えられている。

b．ドパミン仮説

アンフェタミン，メタンアンフェタミン，コカインなどの覚醒剤は，統合失調症でみられるような幻覚や被害妄想を引き起こすが，これらの薬物にはドパミン作動薬として神経末端からドパミンの放出を促進させる作用がある。一方で，ハロペリドールやブロムペリドールなどのブチロフェノン系や，クロルプロマジンやレボメプロマジンなどのフェノチアジン系など多くの定型抗精神病薬には，ドパミン受容体の遮断作用があり，統合失調症の幻覚や被害妄想に治療効果を示すことが知られている。ドパミン受容体のサブタイプ（D_2 など）と統合失調症の病態との関連も検証されている。ドパミン神経の興奮と遮断という相反する作用が，幻覚・被害妄想の誘発と改善という相反する現象と呼応することから，統合失調症の原因としてドパミン作動性神経が過剰に亢進しているというドパミン（過剰）仮説が以前から提唱されていた。しかし，上述の定型抗精神病薬は，幻覚・妄想といった陽性症状には治療効果があるものの，感情の鈍麻（平板化），意欲低下，自発性の低下などの陰性症状にはほとんど効果がみられないなど，ドパミン仮説は統合失調症の病態の一部しか説明していないため，現在ではあまり重視されていない。

c．グルタミン酸仮説

近年，ドパミン仮説に代わり注目されているのがグルタミン酸仮説である。麻酔薬として開発されたフェンサイクリジンやケタミンには，幻覚や妄想などの陽性症状に加え，感情の鈍麻（平板化）や意欲低下などの陰性症状も引き起こす作用がある。これらの薬物の乱用者は，陽性および陰性症状を併せもち，統合失調症の患者と区別がつかないほどであるという。これらの薬物には，グルタミン酸神経受容体を遮断する作用があることが注目され，その後の動物実験や遺伝子研究などから，グルタミン酸神経の機能低下が統合失調症の重要な成因であるというグルタミン酸仮説が有力となっている。

d．体型と病前性格

クレッチマー Kretschmer, E. は細長-無力型の体格と統合失調症との間に親和性があるとし，加えて統合失調気質をみるものが多いとした。統合失調気質とは，内向的，内気，非社交的，控えめ，生真面目，小心，繊細，神経質，過敏，冷淡，鈍感，無頓着などの性格の偏りの強いものをいう。

e．心　因

発病や症状の増悪に心理的要因が関与していると考えられる症例がある。この場合では，特に人格形成に強い影響を与える幼少期の家庭内の環境が重要といわれ，発病や増悪に先立ってみられる葛藤などよりも，長年にわたる心的交流の乏しさが病因的とされる。しかし，どれほど心因が統合失調症の成因と成りうるかは不明である。

3 症　状

　統合失調症の症状は極めて多彩であるが，大きく陽性症状と陰性症状に分けることができる。さらに，近年では統合失調症において明確な認知機能障害が存在することが明らかとなっている。一般に病識は欠如しており，自己にみられる精神面や行動面の問題を疾患によるものという認識をもつことが困難であるが，何らかの疾患が関与していると感じるいわゆる病感をもつことは少なくない。

a．陽性症状

　幻覚，妄想，滅裂思考など，健常者には全くみられず，統合失調症を特徴づける目立った症状を陽性症状という。統合失調症急性期の症状として認められることが多く，抗精神病薬に対する反応は比較的良い。しかし，慢性期であっても，活発な陽性症状がみられることもある。
　次のような症状がある。

①妄　想

　なぜそのような妄想をもつのかが了解できない妄想（一次妄想）が特徴的である。現実的な根拠を示して誤りであることを説明しても，妄想が訂正されることはない。妄想気分，妄想知覚，妄想着想の形で現れる。いずれも関係のないことを自分に関係づける自己関係づけが主となる。被害的な内容の妄想（被害妄想，関係妄想，追跡妄想，被毒妄想，注察妄想など）が多い。誇大妄想，心気妄想，嫉妬妄想，宗教妄想，憑依妄想，好訴妄想などもみられる。
　妄想気分は，自分を取り巻くものが無気味で脅威的となり，何か新しい意味をもったように感じることをいう。統合失調症の初期にみられることが多く，「世界が破滅する」とか「この世の終わりが来る」という世界没落体験として現れることがある。
　妄想知覚は，現実に知覚したものを，合理的にも感情的にも関連が了解できないような意味づけをすることである。急に走り出した自動車を見て「自分を監視していた車だ」とか，ドアがバタンと閉まった音を聞いて「死ねという合図だ」など確信してしまう。
　妄想着想は，現実的でない考えを何の根拠もなく突然思いつくことをいう。「自分はキリストの生まれ変わりだ」とか「自分はCIAに監視されている」などという考えを思いつき，それを確信してしまう。
　妄想の内容が体系化されたものを妄想構築という。現実の知覚や自分の知識に矛盾しないように，あるいは新たに妄想により作り出された概念や論理に基づいて，個々の妄想が結びつけられて体系化される。妄想構築の内容は，意味関連において了解できることも少なくない。比較的人格変化の目立たない慢性の統合失調症患者にみられることが多いが，薬物への反応は不良で難治性となりやすい。
　一次妄想は，統合失調症に特徴的であるが，その発生が心理的に了解できるものは二次妄想と呼ばれ，うつ病にみられる微小妄想（貧困妄想，心気妄想，罪業妄想）が代表的である。統合失調症でも，幻聴などの症状を説明するために生じた妄想などは二次妄想となる。

> **CHART 90**
> 理解しがたい一次妄想は統合失調症，理解可能な二次妄想はうつ病
> 妄想気分，妄想知覚，妄想着想は一次妄想
> 内容は多くが被害的

②幻　覚

　幻聴の頻度が高い。対話形式の幻聴が多いが，自分で考えていることが他人の声となって聞こえる考想化声もある。バカにしたり脅したり非難したりするなど被害的な内容が多くみられる。患者の一挙一動に口出ししたり，命令したりする。ときに，患者を賞賛したり支持する内容の幻聴もある。声の主は，家族，近所の人，知人，旧友，芸能人，神，天皇，歴史上の人物，故人，宇宙人，主治医など様々である。幻聴は，慢性覚醒剤中毒やアルコール精神病などでも出現する。

　体感幻覚の出現もみられ，全身に電気をかけられてしびれるとか，体の中に何匹もヘビがいるようだなどと訴える。

　幻視（霊が見えるなど），幻臭（自分自身から変な臭いがする，毒ガスの臭いがするなど），幻味などもみられることがある。幻視は薬物依存でもみられ，アルコール依存症では小動物幻視が特徴的である。

③自我障害

　自分と外界との境界が不鮮明になって，自分で考え行動しているという自我の能動性の意識が薄れることを自我障害という。

　自分がしていることに実感がない（離人感），自分が他人にあやつられていると感じる（作為体験，させられ体験），自分の考えが抜きとられる（思考奪取），自分の考えが周囲に知れわたる（考想伝播・思考伝播），自分の頭に思考が吹き込まれる（思考吹入），思考が突然止まってしまう（思考途絶）などの症状がみられる。

> **CHART 91**
> 思考途絶は統合失調症，思考制止はうつ病
> 運動心迫は統合失調症，行為心迫は躁病
> 支離滅裂は統合失調症，観念奔逸は躁病

④思考過程（思考形式）の異常

　思考の関連づけ（連合）があやふやになり，無関係な考え同士を結びつけるようになることを連合弛緩という。思考が統合されないため，話がバラバラでまとまりがなくなる。連合弛緩の重度のものを滅裂思考という。ひどくなると単語を無意味に羅列したり（言葉のサラダ），他人には意味不明な新しい言葉を作ったり（言語新作）する。これらは思考障害のうちの思考過程の障害である（思考内容の障害の代表は妄想である）。

Ⅱ　精神医学各論

両価性（ambivalence）といって相反する思考や感情，例えば同じ人に対して愛と憎しみをもつなどが同時にみられることもある。

b．陰性症状

感情の鈍麻（平板化），無感情，意欲低下，無気力，自発性の低下，思考の貧困，会話の貧困，引きこもりなど，一見目立たない症状を陰性症状という。喜怒哀楽が少なくなり，表情の変化も乏しくなる。身なりや身の回りのことに無頓着となり，周囲にも無関心となる。会話の内容も発展性も広がりがなく単調になる。慢性期になると障害の中核をなし，社会復帰を阻む主要な要因となる。悪化すると，何もせず（無為），他者と交流をもたなくなる（自閉）。陽性症状に比較すると抗精神病薬に対する反応は不良である。

c．認知機能障害

従来，統合失調症では，思考障害や無気力などにより二次的に知的能力が低下することはあっても，記憶，見当識，知能などには障害をきたさないといわれていた。しかし，神経心理学的検査などによって記憶力，判断力，集中力，問題解決能力などの認知機能に確固とした障害があることが明らかとなってきた。

主な認知機能障害として，①注意障害，②記憶障害，③遂行機能の障害がある。これらの障害も，職業的・社会的機能に与える影響は大きく，リハビリテーションや社会復帰を困難とする重大な要因となる。

d．抑うつ・不安

統合失調症では，抑うつ感や不安感などもみられる。急性期の精神病状態が軽快した後にみられるうつ状態を，統合失調症後抑うつ（post-schizophrenic depression）という。幻覚妄想状態により衝動的に自殺することもあるが，急性期を過ぎた後のうつ状態によって自殺に至ることもある。統合失調症は，うつ病の次に自殺の原因となりやすい精神障害であり，うつ病の自殺と比較すると予測が難しい。発症してから数年間，あるいは病状が不安定な時期には，自殺のおそれについて特に注意を払う必要がある。統合失調症のうつ状態に抗うつ薬を併用することもある。

e．客観的所見

不自然にニヤニヤと笑ったり（空笑），意味不明の独り言（独語）がみられることもある。空笑や独語は，周囲には全く了解できないが，幻聴や妄想に対して笑ったり返事をしたりしているためのこともある。表情は乏しくなり，本来のその人らしさが失われ，独特のぎこちない硬さ，場にそぐわない不自然さ，心の通じにくさなどがみられる。

面接の場面では，プレコックス感といって統合失調症患者の表情やふるまいから受ける表現の難しい独特な違和感がある。つまり，「統合失調症くささ」である。

統合失調症では，思考障害や感情鈍麻などのために，疎通性が不良となることが多い。つまり，他者との共感能力が低下し，通常のコミュニケーションが困難となる。我が国では，疎通性のことをよくフランス語圏の言葉を用いてラポールと呼ぶ。疎通性とは治療者と患者との間で意思や感情が通じ合うことをいう。

＜参考＞
- Schneiderの一級症状

  ICD-10における統合失調症の診断で重視されている症状として，Schneiderの一級症状がある。考想化声（思考化声），対話形式の幻聴，自己の行為を注釈する幻聴，身体的な被影響体験，思考奪取と思考干渉，考想伝播，妄想知覚，感情・意欲の分野における外部からの被影響体験や作為体験（させられ体験）であり，いずれも陽性症状である。

- Bleulerの4A

  統合失調症を命名したBleulerは，4Aと呼ばれる基本症状を提唱した。思考障害における連合弛緩（loosening of association），感情鈍麻などの感情障害（affective disorders），自閉（autism），両価性（ambivalence）の4症状である。

CHART 92

統合失調症に病識はなし

---

4 病型

一般的には解体型（破瓜型），緊張型，妄想型の3型に大きく分類できる。しかし，前景にみられる特徴的な症状群によって病型としているもので，必ずしもいずれかの病型をもって発症するわけではない。病型分類が困難であったり，病型の変化をきたすこともある。ほかにも，単純型，残遺型，接枝統合失調症などの病型がある。

a．解体型（破瓜型）hebephrenic type

多くは思春期に発症し，徐々に進行する。感情鈍麻，意欲低下，自発性低下，自閉傾向などの陰性症状が中心にみられ，幻覚や妄想もみられるがあまり目立たないことが多い。思考は解体しており，一貫性がなく，会話はまとまりがなく支離滅裂となる。その行動は目的と感情を伴わないようである。陰性症状が主体のため，薬物療法にも反応しにくい。最も予後不良で，末期には無為となり人格荒廃に至ることもある。

思春期に登校拒否，引きこもり，成績低下などがみられた場合は，解体型統合失調症の可能性を疑う必要がある。思春期は，自我同一性の模索と確立という心理学的発達課題を抱えた時期であるため，思春期特有の現象と陰性症状を混同しやすい。だが，統合失調症の好発年齢であることに注意しなければならない（"破瓜"とは思春期の意）。

b．緊張型 catatonic type

青年期に多く，急性ないし亜急性に始まり，緊張病性興奮または緊張病性昏迷がしばしば反復性に出現する。しかし，予後は比較的良好で，人格の崩れは少なく，社会生活が保てることも少なくない。治療によって数か月で寛解するが，再発も多い。

①緊張病性興奮では周囲とは無関係に暴れたり，身体を傷つけたり，わめきちらしたりする。反響

症状（他人の動作，言葉のまねを繰り返す）や拒絶（命令や指示を拒む），常同症（状況にそぐわない動作を繰り返す），命令自動（命じられるままに行動する）などをみる。躁病でみられる興奮は，躁病性興奮と呼ぶ。意味をなさない運動をひたすら行う状態もみられ，運動心迫という。躁病ではこれを行為心迫という。

②緊張病性昏迷では，極端に意欲が低下し，外部からの刺激に反応しなくなる。昏迷は，意識障害はないのに反応できない状態であることに注意する。重症のうつ病でも昏迷がみられ，うつ病性昏迷という。昏迷は，全く反応がみられなくても，そのときのことを覚えていたり，周囲の会話が聞こえていたりする。受動的にとらされた姿勢をいつまでも続けることをカタレプシー（蠟屈症）という。例えば，腕を治療者が挙げたらいつまでもそのままの姿勢でいるといった症状をみる。

c．妄想型 paranoid type

20歳代後半～30歳代以降に多くは発病する。幻覚，妄想が主症状であるが，妄想の内容には恒常性がみられ，次第に体系化されていく（妄想構築）。幻覚や妄想などの陽性症状は，薬物療法への反応が良好であり，発症後も本人の人格が保たれやすく，比較的予後が良いとされる。長年にわたって安定した社会生活を送る例も珍しくない。

CHART 93

解体型は早期に，ゆっくり始まり，最も予後不良
早期治療，適切なリハビリテーションで予後は改善

5 診　断

確定診断ができるような特異的な検査所見や身体所見はない。症状と経過を総合的に評価し，診断基準を用いて診断する。家族や友人，教師など周囲の人からの情報は，学業面や仕事面での機能低下がいつごろからどのように始まったのかを知るうえで非常に重要である。病識は欠如しており，診察に対して拒否的となりすいことからも，本人以外からの情報は診断に有用なことが多い。

一時的に幻覚や妄想が出現する疾患として，脳腫瘍，脳炎，感染症，進行麻痺，神経疾患，てんかん，覚醒剤やアルコールなどの薬物依存，薬物の副作用，内分泌疾患，免疫疾患などがあり鑑別疾患として重要である。除外診断のために身体面の精査や薬物乱用の病歴の聴取などが必要である。脳波検査，頭部CT・MRI検査で異常所見がみられることがあるが，特異的な所見はみられない。国際的な診断基準として，米国精神医学会のDSM-Ⅳ-TRもしくはWHOのICD-10が用いられている。参考までに両者の診断基準を示す。

DSM-Ⅳ-TRの診断基準では，陽性症状または陰性症状が2つ以上みられ，社会的・職業的機能の低下を含めた状態が6か月間持続している場合に統合失調症が疑われる。ICD-10では，前述したSchneiderの一級症状に基づき，症状を詳細に定義づけているが，診断するための期間は1か月以上と短い。

表2.10 統合失調症の診断基準（DSM-Ⅳ-TR）

A．特徴的症状：以下のうち2つ（またはそれ以上），おのおのは，1か月の期間（治療が成功した場合はより短い）ほとんどいつも存在：
　(1) 妄想
　(2) 幻覚
　(3) 解体した会話
　(4) ひどく解体したまたは緊張病性の行動
　(5) 陰性症状，すなわち感情の平板化，思考の貧困，または意欲の欠如
B．社会的または職業的機能の低下
C．期間：障害の持続的な徴候が少なくとも6か月間存在する
D．統合失調感情障害と気分障害の除外
E．物質や一般身体疾患の除外
F．広汎性発達障害との関係

髙橋三郎，大野裕，染矢俊幸訳：『DSM-Ⅳ-TR　精神疾患の分類と診断の手引』新訂版，医学書院，2002, p.125 より抜粋

表2.11 統合失調症の診断基準（ICD-10）

（a）考想化声，考想吹入あるいは考想奪取，考想伝播
（b）身体的な被影響体験
（c）自己の行為を注釈する幻聴
（d）文化的に不適切で全く不可能な持続する妄想
（e）妄想や支配的な観念を伴う持続的な幻覚
（f）まとまりのない言動や言語新作
（g）興奮や昏迷などの緊張病性行動
（h）著しい無気力や感情鈍麻など
（i）関心喪失，目的欠如，無為など

6 統合失調症の鑑別診断

　発症初期から幻覚や妄想などの陽性症状が明らかであれば，上記の診断基準を用いて統合失調症と診断することは難しくはない。一方で，陰性症状が主体で緩徐に発症する場合には，すぐには統合失調症と気づかれないことも多い。さらに，一般に病識は欠如しており，精神科受診への心理的抵抗もあるため，診断・治療に至るまでに長期間を費やすことも少なからずみられる。

　しかし，できるだけ発症初期に治療を開始した方が予後が良いことが知られており，少しでも疑いがあれば医療機関を受診することが望ましい。特に，思春期・青年期の引きこもり，不登校，成績低下などは，統合失調症の初期症状である可能性について疑う必要がある。

　鑑別診断が必要な精神疾患に，短期精神病性障害，妄想性障害（後述），統合失調感情障害，感情障害などがある。

　短期精神病性障害は，統合失調症に似た幻覚や妄想が出現するが，長くて1か月程度しか持続しない。思考障害や陰性症状は目立たず，急性一過性に起こるのが特徴である。しかし，本疾患から回復後，統合失調症を発症することも多い。

　統合失調感情障害は，統合失調症と感情障害の両方の症状が同時期に出現する。感情障害のうち躁病

に伴って統合失調症の症状が出現するものは予後が良いが，うつ病に伴うものは予後が悪い傾向があり，欠陥状態に至るものもある。

感情障害では，躁状態でみられる興奮状態や誇大妄想，あるいはうつ状態でみられる無気力や微小妄想などが，統合失調症の症状と類似するため鑑別が難しいことがある。感情障害でみられるこれらの症状は，背景にある躁状態やうつ状態などの感情症状から心理学的に了解可能なことが多く，また感情症状の消長に応じて変化するため，統合失調症の症状と鑑別することが可能である。

脳腫瘍，脳炎，感染症，進行麻痺，神経疾患，覚醒剤やアルコールなどの薬物依存，薬物の副作用，内分泌疾患，免疫疾患など，一時的に幻覚や妄想が出現する疾患との鑑別を要することがある。疑われる疾患にもよるが，血液検査，脳波検査，髄液検査，頭部CT・MRI検査，薬物の使用歴を含む詳細な病歴聴取などを行うことで鑑別が可能となる。

7 治　療

統合失調症の治療では，精神症状の治療や再発予防だけでなく，職業的・社会的機能の回復，維持，向上を目指すことが重要な目標である。そのためには，抗精神病薬を中心とした薬物療法，リハビリテーション，精神療法などを併用した総合的な治療が求められる。

幻覚妄想状態や不穏・興奮状態がひどいとき，治療の必要性があるにもかかわらず治療を拒否するときなどは，入院治療が必要となる。統合失調症では入院を拒否することも多いが，その際は医療保護入院を適用することになる。自傷他害のおそれが強いときは，措置入院や緊急措置入院が適用される。統合失調症では，特に入院形態が問題となることが多いので，『精神保健福祉法』による入院形態については十分に理解しておく必要がある。入院治療の目的は，安静，療養，規則正しい生活リズムの確立，作業療法などによる社会復帰訓練，薬物療法の評価，復学・復職などの準備，家庭内での自立した生活の準備など，時期や重症度によって様々である。入院中は，ある意味社会から隔離された環境に置かれるため，入院期間がいたずらに長期化しないように注意しなければならない。

a．薬物療法

急性期には薬物療法が原則である。薬物は抗精神病薬が中心となる。抗精神病薬は，強力精神安定薬（major tranquilizer）といわれ，強力な鎮静作用，抗幻覚妄想作用がある。発症から治療開始までの未治療期間が長いほど予後が悪いため，発症初期の積極的な治療的介入が重要である。

急性期には，より効果が早く得られる注射薬が用いられる。また服薬が不定期となりやすい場合は，2～4週間効果が持続する持効性注射薬を用いることがある。

薬剤が奏効しないときなどでは，電気けいれん療法を行うことがある。薬物療法と並んで重要なのは作業療法，レクリエーション療法，生活指導などの生活療法であるが，これらは急性期が過ぎてから主に行われ，社会生活への復帰を視野に入れたものである。

抗精神病薬の多くに共通するのはドパミン受容体遮断作用である。この遮断は脳内作動性ニューロンである黒質線条体系，中脳辺縁系，隆起漏斗系に及ぶが，この中で抗幻覚妄想作用と関係が深いのは中脳辺縁系ないし中脳皮質系と考えられている。一方，黒質線条体系と隆起漏斗系の遮断は副作用として現れることになる。

黒質線条体系の遮断では錐体外路症状がその副作用であり，短期投与ではアカシジア（静坐不能），パーキンソニズム，急性ジストニアなどが，長期になると遅発性ジスキネジアが問題となる。

隆起漏斗系の遮断では血中プロラクチンの増加，つまり乳汁分泌，女性化乳房が副作用である。また，多少ともアセチルコリン受容体遮断作用をもつ薬剤が少なくない。この場合は自律神経系（便秘，口渇，頻脈など）の障害をみることになる。

最近登場した抗精神病薬のリスペリドンは非定型抗精神病薬と呼ばれ，ドパミンのみならず陰性症状に関係が深いとされるセロトニン受容体の強力な遮断作用を併せもっており，陽性症状のみならず，従来の抗精神病薬では効果の乏しかった陰性症状に有効である。また，錐体外路性副作用が少ないことも特徴である。そのほかの非定型抗精神病薬ではペロスピロン，オランザピン，クエチアピンなどがある。

抗精神病薬や，錐体外路症状の軽減のために投与した抗Parkinson病薬などの副作用により口渇が出現し，多飲のため水中毒となることがある。水中毒では，低ナトリウム血症，脳浮腫，傾眠，昏睡，けいれんなどがみられる。重大な副作用には悪性症候群があり，「1 概念」で記したように早期に適切な治療が必要である。

①従来型抗精神病薬
　　フェノチアジン誘導体：クロルプロマジン，レボメプロマジン，チオリダジン，フルフェナジン
　　ブチロフェノン誘導体：ハロペリドール，ブロムペリドール，チミペロン
　　ベンザミド系　　　　：スルピリド，スルトプリド，チアプリド

②非定型抗精神病薬
　　リスペリドン，クエチアピン，ペロスピロン，オランザピン

いったん症状が改善しても，薬物を中止すると少なくとも70％以上が1年以内に再発することがわかっている。継続的に内服を続ければ再発率を低下させることができる。入院患者が退院した後，服薬を中止すると再入院率が非常に高くなる。このように，薬物の治療効果や再発予防効果が明らかであっても，病識が欠如しているため，統合失調症では服薬中止による再発がしばしば問題となる。また，抗精神病薬は不快な副作用が少なくないため，自己判断で内服を中止したり内服量を自己調節したりすることが多い。

支離滅裂な思考や，現実検討力や判断力の低下など認知機能障害によっても，服薬の継続が困難となる。経済的な理由から通院や内服を中断することもあるため，治療費の公費負担制度（『障害者自立支援法』など）も必要に応じて利用する。

b．精神療法
統合失調症では，支持療法，家族療法，芸術療法，集団精神療法などを必要に応じて行う。しかし，精神分析療法は病状を悪化させることがあるため行わない（禁忌）。統合失調症の症状は，性格的な問題が原因ではなく，神経伝達物質などの生物学的な問題が背景にあるため，精神療法が主体となることはない。集団精神療法は作業療法，デイケア，家族会などのリハビリテーションに応用できる。

幻覚や妄想に対しては，患者本人は症状とは思っていないので，その内容の真偽について議論，批判することはあまり意味がない。また，幻覚や妄想について頭ごなしに否定することは絶対に避けなければならない。治療するうえでは，そのような症状を抱える本人の気持ちを理解し，共感することで，信頼関係を築くことが大切である。

Ⅱ 精神医学各論

c．リハビリテーション

　統合失調症の治療においてリハビリテーションは極めて重要である。統合失調症の様々な症状によって，長期的に仕事や生活に障害を生じて，社会生活から遠ざかることによって，さらにその障害が悪化していくからである。障害があっても地域で普通の生活を当然とするノーマライゼーションの理念に基づいて，入院治療，外来治療を問わず薬物療法および精神療法と平行して行う。

　統合失調症は，日常生活において全般的に生活の仕方がつたなくなり，身なりを整えたり買い物や家事，機器の使い方などが苦手になる。何らかの職に就いている場合は，持続力や集中力が低下して，複雑な手続きを要する業務ができなくなる。意欲や興味の低下に加えて，認知機能障害のために記憶力，応用力，想像力，現実検討力，問題解決能力などが低下する。人間関係でも，ものごとの微妙なニュアンスがわかりにくかったり，話題に乏しくなったりして，人づき合いが苦手となる。

　これらの障害が周囲に理解されないと，ますます引きこもることになり，必要な刺激を得る機会も失われる。苦手だからといって遠ざかったままでは，さらに能力が低下して，障害は長期的に悪化傾向となる。リハビリテーションによって，これらの障害の深刻化を防ぎ，社会適応能力の維持，改善が期待できる。

　入院治療中は，作業療法，生活指導，レクリエーション療法などを行う。外来治療中は，就労状況や家族状況に応じて，デイケア，ナイトケア（ナイトホスピタル），生活技能訓練（SST），保健師や看護師による訪問看護・指導などを，医療機関，保健所，社会復帰施設などで行う。『精神保健福祉法』によるリハビリテーションとして，住居確保の可否や障害の程度などに応じて，援護寮，福祉ホーム，授産施設，福祉工場，作業所，グループホームなどがある。復職あるいは就職が可能であれば，精神作業能力や適性を評価し，職場関係者や家族などと相談して環境調整を行い，焦らず慎重に職に就かせるようにする。必要に応じて就労制限などについて復職先の産業医と相談する。社会復帰が進めば，心理社会的ストレスも増大して，再発のリスクも高まることにも注意しなければならない。

d．電気けいれん療法 electroconvulsive therapy（ECT）

　緊張病性興奮，緊張病性昏迷，薬物療法への反応が不良な難治例などに用いることがある。禁忌は，器質性脳疾患，高血圧，動脈瘤，緑内障，心疾患，妊娠時などである。現在は，全身麻酔下で全身のけいれんが起こらないようにして通電だけする方法（無けいれん性電気けいれん療法）が主流となっている。

CHART 94

統合失調症の薬物療法は，なるべく早くから開始する
長期的にはリハビリテーションで社会復帰を目指す

8　予　後

　統合失調症の予後が良好である因子として，急性発症であること，発症にはっきりした誘因がみられること，躁うつ病の色彩をもつもの，発症前の社会的機能や適応能力が高いこと，若年齢の発症でないこと，統合失調症の家族歴がないこと，病前性格が循環気質（社交的，明朗，快活，情緒的）的傾向が

あること，統合失調症気質（非社交的，無口，小心，過敏）でないこと，陰性症状より陽性症状が目立つことなどがある。

発症年齢が高く社会適応の良い妄想型統合失調症は予後が良い。反対に，思春期から誘因なく陰性症状主体で緩徐に発症した解体型統合失調症は予後不良となる。

長期的には，3分の1は残存する症状は軽度で良好な社会適応を示し，3分の1は中等度の症状は残存するがある程度の社会適応が可能で，残りの3分の1は症状は重度で社会適応は困難であるといわれている。しかし，近年の治療の進歩によって重症例は減少し，良好な社会適応を示すものの割合は増加している。早期に適切な薬物療法とリハビリテーションが行われるほど，回復の度合いを期待できる。

妄想性障害 delusional disorder

1 概念・症状・診断・治療

長期にわたる妄想が唯一あるいは最も目立つ臨床的特徴であり，この妄想が通常は持続的（ICD-10；少なくとも3か月間，DSM-Ⅳ-TR；少なくとも1か月間）に，ときには生涯にわたって発展するものである。パラノイア（paranoia）もしくはパラノイド障害（paranoid disorder）と呼ばれ，以前我が国では「妄想症」と呼ばれていた。偏執的な性格をもつ人が何らかの体験を契機に強い感情を伴った支配観念に取りつかれ，徐々に発展させて確固たる妄想体系をつくり上げたものとされる。身なりは整い，性格や日常生活上の大きな障害も見当たらない。しかし，どこか風変わりであったり，奇妙な印象を抱かせたり，あるいは疑い深く敵意を感じさせたりする。

妄想の内容は極めて多彩であるが，被害的あるいは誇大的なものであることが多い。被害的なものとして，自分の権利が侵害されたとして損害賠償を請求する好訴妄想，配偶者に対する執拗な嫉妬妄想などがある。誇大的なものとして，血統妄想，発明妄想，宗教妄想などがある。身体的な機能異常を訴える心気妄想もある。

ただし，これら妄想の内容は，統合失調症のような奇異なものではなく，その論理は大筋において矛盾がない。幻聴はないか，あっても一時的なもので典型的な統合失調症にみられるものとは異なる。ごく軽度の妄想型の統合失調症との鑑別は困難であるが，妄想以外には統合失調症にみられる明らかな思考障害，感情の平板化，著明な幻覚などはみられない。また，妄想の内容と関連した気分変調がみられることがあり，誇大妄想をもつ場合は多幸的であったり，被害妄想であれば抑うつ的であったりするが，気分障害のような広範囲にわたる持続的な感情の異常を呈することはない。多くの身体疾患，神経疾患，中毒性疾患などで妄想は出現しうるので，診断するためにはそれらの除外診断が必要である。統合失調症に比して極めてまれな疾患で発生率は10万人当り1～3人である。男性の方がやや多く，発病は中年期が多いが，成人早期や老年期のこともある。

妄想の主題によって以下の病型がある。
　色情型：社会的地位の高い人や芸能人などと自分が恋愛関係にあるというもの。
　誇大型：自分に偉大な才能がある，有名人と特別な関係にあるなどと確信するもの。
　嫉妬型：配偶者が不倫をしているなどの妄想を抱くもの。老年期女性に多い。
　被害型：陰謀や策略に巻き込まれている，毒を盛られている，追跡されているなどの妄想を抱くもの。

身体型：様々な身体的異常（感染している，腸の機能がおかしい，醜形恐怖など）に関する妄想を抱くもの。
このほかに，混合型（上記2つ以上の病型がみられる），特定不能型がある。
治療は，少量の抗精神病薬が有効な場合も少なからずあるが，服薬を拒否する傾向も強いため，妄想に対する薬物治療と併行して，患者の不安や苦痛などに対する支持・共感を基本とした精神療法を行うことが大切である。

　敏感関係妄想：Kretschmer が提唱した概念で，小心で対人関係において非常に敏感な性格の持ち主が，些細な失敗や弱点を他人から指摘されるなどの困難な状況に置かれた後に，関係妄想や被害妄想を抱くようになり，統合失調症に類似した病態を呈するもの。

CHART 95

妄想だけが出現する妄想性障害

急性一過性精神病性障害

1 概　念

ICD-10 において，以下のような優先順位により重視される特徴を有した，各種の急性精神病性障害を包含する概念である。

a．急性発症
　精神病的特徴を欠いた状態から，精神病性の症状が明らかになって，日常生活や仕事上に支障のある異常な精神状態までの変化に要する時間が2週間以内である。不安や抑うつなどの前駆期は，この期間には含めない。なお，発症が突発性であるほど転帰は良好と予想されており，48時間以内の場合を突発性発症とする。

b．典型的な症候群の存在
　典型的な症候群として，「多形性（polymorphic）」と呼ばれる急速に変化していく多様な病的状態，あるいは統合失調症症状が存在する。

c．関連する急性ストレスの存在
　死別，配偶者や職を不意に失うこと，結婚，戦闘，テロおよび拷問による心理的外傷などの急性ストレスとなる出来事の後2週間以内に最初の精神病症状が生じる。なお，長期にわたる，急性でないストレスはここでのストレスに含めない。ただし，急性ストレスの存在は診断に必須ではなく，それなしでも発症しうる。
　通常2〜3か月以内，しばしば数週間〜数日以内に完全寛解に至る。急性かつ一過性の疾患概念な

ので，統合失調症症状を伴わない場合は，3か月を超えないとされている。一方，統合失調症症状が存在する場合は，その症状が1か月以上存在しないとされており，診断後の経過において統合失調症症状が1か月以上継続した場合は，その時点で統合失調症と再診断される。いったん急性一過性精神病性障害と診断されたものの，結果として短期間で回復しない患者を少数認めるが，これを早期に予測することは難しい。

ICD-10における急性一過性精神病性障害は，後述する非定型精神病の多くを含むと考えられる。急性錯乱，類循環精神病，夢幻精神病，心因性妄想性精神病なども同様である。

急性一過性精神病性障害に含まれる2つの障害について以下に具体的に記す。

CHART 96

【急性一過性精神病性障害（ICD-10）】
　急性発症し，数か月以内に寛解する急性精神病性障害
　多形性状態あるいは統合失調症症状
　発症前に急性ストレスが存在することが多い
　「非定型精神病」の多くを含む

2 急性多形性精神病性障害

多形性で不安定で変化する特徴的病像を示す。幻覚，妄想，知覚障害が明らかで，極めて易変性で，日々あるいは時間単位でも症状の変化する急性精神病性障害である。一過性の強い幸福感，恍惚感あるいは不安，易刺激性を伴う情動の混乱も頻繁に出現する。ただし，統合失調症，躁病，うつ病の診断基準は満たさない。この障害は突発性に発症して急速に寛解に至り，誘因となるストレスを認めないことが多い。なお，統合失調症症状を伴う場合は，1か月以上持続した時点で統合失調症へと診断名を変更する。

3 急性統合失調症様精神病性障害

統合失調症の診断基準を満たすが，それが1か月以内しか持続しない急性精神病性障害である。情動の多様性や不安定性がある程度存在することはあるが，急性多形性精神病性障害ほどではない。このような障害は，海外赴任，海外留学といった環境変化に伴う所謂カルチャーショックによる急性の反応として生じることもある。統合失調症との相違点はその環境から離れれば比較的短期間で症状が改善する点である。1か月以上症状が持続すれば，統合失調症と診断名を変更する。

4 治 療

抗精神病薬が主に用いられる。急性ストレスを伴って突発性に発症したような場合は，ストレスがなくなると自然に寛解に至ることも少なくなく，主に抗不安薬や睡眠薬を短期的に用いることもある。甲状腺ホルモン，性腺ホルモンなどが有効な場合もある。

感応性妄想性障害

1 概　念

　親密な情緒的なつながりがある複数名（2名，ときにそれ以上の人数）の者が妄想（被害的，あるいは誇大的な内容）を共有するまれな妄想性障害である。それらのうちの1名のみが精神病性障害に罹患していて真の妄想を有しており，他の者の有する同一の妄想は感応されることによって生じる。最初に妄想を有した者を発端者（感応者），影響された者を続発者（被影響者）と呼ぶ。発端者は統合失調症であることが多いが，必ずしもそうであるとは限らない。妄想を共有する複数名は，親密な情緒的関係だけではなく，文化的，社会的にも密接な関係を有する。発端者と続発者の関係は，前者が家庭内や社会的に優位な立場にあり，一方，後者は前者に対して依存的，献身的なことが多く，夫と妻，母と娘といった関係が典型的である。性格的にも，前者が積極的，攻撃的であるのに対し，後者は受動的，依存的である。このような病態を有する複数名は，お互いに利害や関心を共有し支え合う異常に親密な関係にあるが，対照的に他者との関係は希薄であって，周囲から孤立している。ラゼーグ Lasègue, C. とファルレ Falret, J. P. は，2名が妄想を共有するものを二人組精神病（folie à deux）と記載した。妄想の共有者が多くなるとともに，3名では folie à trois，4名では folie à quatre と呼ぶ。なお，複数名が別々の精神病性障害に罹患していると判断するに足る根拠があれば，妄想を共有していてもここには含めない。

2 治　療

　発端者と続発者を引き離すことによって，続発者の妄想はまもなく消失する。一方，発端者については本人の罹患している精神病性障害に対して抗精神病薬による薬物療法などを行う。

(付)非定型精神病

1 概　念

　いわゆる内因性精神病の分類については，Kraepelin による早発認知症（統合失調症）と躁うつ病（気分障害）という2つの疾患単位に大別する考え方は現在も踏襲されている。しかし，いずれの疾患においても中核群と考えられるものが存在するものの，双方の症状，経過の特徴を併せもつ，どちらとも判断しにくい病態が存在することも確かであり，これらを非定型精神病と総称している。

　このような病態については以前から注目，研究されてきて，大まかに以下のような3つの考え方がある。つまり，①非定型精神病を定型精神病（統合失調症と気分障害）とは別個の独立したものと考える立場（変質精神病），②非定型精神病を2種の定型精神病の素因の混合によるものと考える立場（混合精神病），③内因精神病は本来単一のものに過ぎず，2種の定型精神病は本質的に異なる疾患単位ではなく2種の間に様々な移行型が存在するものとし，その移行型を非定型精神病とする類型学的な立場である。

　シュレーダー Schröder, P. は，精神症状を反復し急性に経過して回復し，統合失調症とは異なるもの

を変質精神病（Degenerationspsychose）と呼び，クライスト Kleist, K. も詳しい臨床観察に Schröder の考えを取り入れて，変質精神病を考えた。レオンハルト Leonhard, K. は内因性精神病を臨床観察および遺伝学的研究により，4群（①相性精神病（phasische Psychose），②類循環精神病（zykloide Psychose），③非体系統合失調症（unsystematische Schizophrenie），④体系統合失調症（systematische Schizophrenie））に分けたうえでさらに細かく分類を行った。4群の中では，統合失調症中核群にあたる体系統合失調症および気分障害中核群にあたる相性精神病とは異なる疾患として，類循環精神病および非体系統合失調症を想定している。

ガウプ Gaupp, R. は，統合失調症と気分障害の遺伝生物学的な素因が混合した疾患を考えて，それを混合精神病（Mischpsychose）と呼んだ。

ヤスパース Jaspers, K. や Schneider らは，統合失調症，気分障害ともにその本態が不明である状況から，類型学的な立場に立っていた。

我が国では，Kleist の影響を受けた満田が臨床遺伝学的に統合失調症および気分障害から独立したものとして，さらにてんかんも考慮に入れつつ，非定型精神病の概念を提出した。非定型精神病の特徴を挙げると，以下のようになる。

①急性に発症し，激しい病像を呈するが，短期間で人格的欠陥を残さず寛解する。気分障害のように周期的であったり，挿間性の経過を示す。
②症状は統合失調症様症状に加えて気分障害的色彩を帯びている。また，軽い意識障害を思わせるような夢幻様状態や錯乱状態がみられ，この間の記憶は乏しい。脳波異常を認めるものがある。
③発病に際して精神的あるいは身体的誘因が認められることが多い。
④病前性格は統合失調症に比較して感情疎通性が保たれている。

このような症例は，ICD-10 においては，急性一過性精神病性障害の急性多形性精神病性障害あるいは統合失調感情障害に分類されることとなる。

2 治 療

統合失調症や気分障害に準じて，抗精神病薬やカルバマゼピン，炭酸リチウムなどが病像に応じて使用されるが，甲状腺ホルモン，性腺ホルモンなどが有効な場合もある。通常は欠陥を残すことなく回復するとされているが，頻回に病期を繰り返した後には欠陥像を示すものも認められる。

Ⅱ　精神医学各論

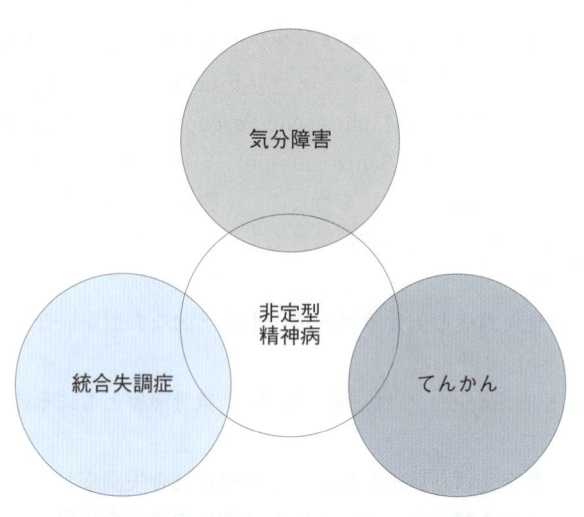

図2.8　定型精神病と非定型精神病の関係
Mitsuda, H.：Biological Mechanism of Schizophrenia and Schizophrenia-like Psychosis, 医学書院, 1974 を改変

CHART 97

【非定型精神病】
　急性発症し，短期間で寛解
　統合失調症と気分障害の特徴を併せもつ
　軽度の意識障害（夢幻様状態，錯乱状態）が存在
　ICD-10 では，多くが急性一過性精神病性障害に該当

Check Test 6

- ❏ 1 統合失調症にはモノアミンが関与している。
- ❏ 2 解体型統合失調症は発生予防が可能である。
- ❏ 3 幻聴は，緊張病症候群に含まれる。
- ❏ 4 統合失調症の幻覚は幻視が多い。
- ❏ 5 統合失調症では小動物幻視がみられる。
- ❏ 6 考想伝播と機能性幻覚は，統合失調症に対して診断的価値が高い。
- ❏ 7 考想伝播は気分障害でみられる。
- ❏ 8 統合失調症では，つまずき言葉がみられる。
- ❏ 9 言葉のサラダは思路障害でみられる。
- ❏ 10 両価性はうつ病に特徴的である。
- ❏ 11 自生思考と離人症は，統合失調症に対して診断的価値が高い。
- ❏ 12 統合失調症では一般的に感情鈍麻がみられる。
- ❏ 13 統合失調症では一般的に強迫的飲水がみられる。
- ❏ 14 発症年齢が低い統合失調症の予後は良好である。
- ❏ 15 パラノイア————人格発展
- ❏ 16 統合失調症において，緩徐に始まるものは急性に始まるものより予後が良い。
- ❏ 17 統合失調症では発症初期の積極的な治療的介入が重要である。
- ❏ 18 ハロペリドールは統合失調症の治療薬である。
- ❏ 19 二人組精神病（folie à deux）————感応
- ❏ 20 非定型精神病では，意識障害を伴うことが多い。

解 説

- ○ 1 病因を説明する仮説としてドパミン仮説が提唱されている。
- × 2 統合失調症は内因性の病気であるから発生予防は不可能である。特に解体型は気づかれないで徐々に始まることが多い。
- × 3 幻聴も含まれると考えそうだが，緊張病症候群として挙げられている症状のなかにはない。
- × 4 統合失調症では，すべての幻覚が生じるが，最も多いのは幻聴である。幻視は器質性精神障害や，アルコール幻覚症，非定型精神病などで高い頻度で生じる。
- × 5 小動物幻視は振戦せん妄（アルコール離脱せん妄）でみられるものである。小動物幻視でなくとも，一般に統合失調症では幻視の出現はまれである。
- ○ 6 機能性幻覚とは知覚しているものと同時に幻覚が起こるものである。例えば，川の流れる音を聞いたら人の声が聞こえてきたなど。統合失調症の診断的価値は高い。
- × 7 統合失調症にみられる代表的な思考体験の異常であり，自分の考えが他人に広く伝わってしまうという体験をいう。
- × 8 つまずき言葉（言語蹉跌）は進行麻痺に特徴的な症状である。
- ○ 9 統合失調症に特徴的な症候である。
- × 10 統合失調症の感情面の特徴的な症候である。
- × 11 自生思考とは能動性の意識が薄れ，考えが勝手に浮かんでくるようになったものである。離人神経症（離人・現実感喪失症候群），初期の統合失調症などにみられ統合失調症としての診断的価値は低い。
- ○ 12 感情鈍麻は統合失調症の慢性期に特にみられ，情動が平板化して感情の変化が乏しくなった状態である。
- ○ 13 慢性の精神障害，特に統合失調症では精神症状による多飲をみるほか，原因不明であるが飲水が習慣化して強迫的多飲水に至ることがある。
- × 14 発症年齢の低い統合失調症は解体型であり，予後は最も不良である。
- ○ 15 パラノイアはある体験を機会に病的な性格が発展して妄想形成に至ってしまったものである。
- × 16 緩徐に始まる統合失調症の型といえば解体型である。これは最も予後が悪い。
- ○ 17 他の疾患と同様，早期診断，早期介入が重要である。
- ○ 18 ブチロフェノン系の抗精神病薬である。
- ○ 19 二人組精神病は影響力の強い人の精神障害に感応して，正常者が精神症状を発生するものである。
- ○ 20 非定型精神病では意識障害を伴い，夢幻様状態や錯乱状態を呈するものが多い。これが統合失調症や躁うつ病との相違である。

5 気分（感情）障害 mood (affective) disorders

1 概 念

「躁うつ病」という病名は，躁病相とうつ病相の両者を必ず合併する疾患であると誤解されやすいことから，今日の ICD-10 においては，気分（感情）障害（mood (affective) disorder）という名称が用いられている。また気分障害は，従来，躁うつ病と呼ばれてきたいわゆる内因性精神病だけではなく，器質性因子によるもの以外のすべての気分の障害を含んでいる。

臨床の現場において気分障害を診断するうえで，ICD-10 と DSM-Ⅳ-TR を用いることが多いため，本章では主にそれらの診断基準を用いて解説した。

a．診 断

《ICD-10 における気分障害の分類》

ICD-10 では，気分障害は，①躁病エピソード，②双極型感情障害，③うつ病エピソード，④反復性うつ病性障害（上記分類①～④は従来，躁うつ病とされていたもの），と⑤持続性気分障害に分類されている。

- エピソードとは：うつ状態，躁状態などが間欠期（無症状の期間）を挟んで出現し，一定期間持続しその後，間欠期に戻るといった場合の，病相期のことをいう。
- うつ病エピソードと躁病エピソード：上記分類①，③は，うつ病エピソード，躁病エピソードが1回だけ起こった場合（単発性）を意味する。また，うつ病エピソードを繰り返す場合，上記 ICD-10 分類の④反復性うつ病性障害となる。一方，躁病エピソードが繰り返された場合は，②双極性障害となる。これは，躁病エピソードの多くが，うつ病エピソードの直前もしくは直後に生じることが多く，躁病エピソードのみが繰り返される症例が少ないと考えられているためである。したがって現在の気分障害についての ICD-10 分類においては，反復性の躁病エピソードというカテゴリーは存在せず双極性感情障害として分類されている。
- ICD-10 における重症度分類：ICD-10 では，上記した分類をさらに，幻覚・妄想などの精神症状を伴うものと伴わないものに分類し，精神症状を伴うものは躁病エピソード，うつ病エピソードともに重症としている。また，うつ病エピソード（②双極性障害におけるうつ病，③単一性，④反復性）においては，身体症状（後述）を伴うものを中等症とし，伴わないものを軽症としている。

《DSM-Ⅳ-TR における気分障害の分類》

DSM-Ⅳ-TR において気分障害は，①うつ病性障害：ⅰ）大うつ病性障害（単一エピソード）（反復性），ⅱ）気分変調性障害，②双極性障害：ⅰ）双極Ⅰ型障害（単一躁病エピソード）（反復性の気分エピソードをもつもので最も最近のエピソードが軽躁病，躁病，混合性，うつ病），ⅱ）双極Ⅱ型障害（軽躁病エピソードを伴う反復性大うつ病エピソード），ⅲ）気分循環性障害に分類される。

- 大うつ病性障害：大うつ病性障害の診断には，うつ症状（後述）が2週間継続して存在することが必要とされる。また，反復性大うつ病性障害は，少なくとも2回以上のうつ病相の出現を認め，

うつ症状が認められない期間，すなわち間欠期が2か月以上存在することが必要である。
- **双極型障害**：臨床経過中に明らかな躁状態が認められた場合は，双極型障害に分類される。躁状態の程度により双極Ⅰ型とⅡ型障害に分けられる。

　双極Ⅰ型障害は1回以上の完全な躁病相が認められることによって定義される。躁病相の単一エピソードのほか，躁病相に続いて認められた病相のバリエーションにより前述のように（軽躁病，躁病，混合性，うつ病）分類されている。混合性の病相とは，躁病相と大うつ病相の双方が同時に，1週間継続する状態である。また双極性障害の亜型として，大うつ病と軽躁病によって特徴づけられる双極Ⅱ型障害が分類されている。つまり，躁病エピソードが認められた場合には双極Ⅰ型障害とし，軽躁エピソードが認められた場合は，双極Ⅱ型障害，気分循環性障害（後述），もしくは反復する躁病エピソード（双極Ⅰ型障害）などを考慮しながら経過を観察する。双極Ⅱ型障害，気分循環性障害，反復する躁病エピソードの鑑別には，うつ病相の有無と，うつ状態の程度を観察することが必要である。

　また，双極型の中には，躁病相とうつ病相がほとんど間欠期なしに反復して出現する症例や，一方で両病相が間欠期を挟んで不規則に出現する症例がある。最初は単極型にみえても，長い経過の中で他方の病相が出現することも多い。したがって，単極型，双極型の鑑別には十分に長い期間の観察が必要である。

- **気分変調症と気分循環性障害**：それぞれ，大うつ病性障害や双極Ⅰ型障害ほどには重篤な症状を満たさないという特徴をもつ。持続的な軽うつ状態，軽躁状態が認められた場合には気分変調症と気分循環性障害を考慮しながら経過を観察する必要がある。
- **DSM-Ⅳ-TRにおける双極性障害の分類（表2.12）**

　まとめとして，表2.12にDSM-Ⅳ-TRにおける双極性障害の分類を示した。双極性障害は，大うつ病エピソード，躁病エピソード，混合性エピソード，軽躁エピソードの各診断基準のいずれかを満たしている。その組合せにより，双極性障害の病型が定義されている。

表2.12　双極性障害のエピソードによる分類（DSM-Ⅳ-TR）

	大うつ病エピソード	躁病エピソード	混合性エピソード	軽躁病エピソード
双極Ⅰ型障害	どちらでも良い	満たす	満たす	どちらでも良い
双極Ⅱ型障害	満たす	満たさない	満たさない	満たす
気分循環性障害	満たさない（軽度の抑うつ）	満たさない	満たさない	満たす

b．内因性うつ病と近年におけるうつ病性障害の特徴

①内因性うつ病

　従来の臨床現場において，内因性うつ病もしくは，生物学的うつ病を，外的な誘因に関連して起こる反応性うつ病や神経症性うつ病と区別してきた。しかし，内因性うつ病も外的要因により誘発される場合があることが知られ，近年のICDやDSMでは，内因性うつ病という分類はされていない。しかし，臨床的には，いわゆる内因性うつ病がうつ病性障害の中核をなすと考えられており，その名残がICD-10やDSM-Ⅳ-TRに存在している。すなわち，身体症状を伴ううつ病（ICD-10）やメランコリー型うつ病（DSM-Ⅳ-TR）である。以下にその基準を記す。

表2.13 身体症状を伴ううつ病の診断基準（ICD-10）

1）通常は楽しいと感じる活動に対して喜びや興味を失う
2）通常なら楽しむことのできる状況や出来事に対して情動的な反応を欠く
3）朝の覚醒が普段より2時間以上早いこと
4）抑うつ気分が午前中により強い
5）精神運動制止，焦燥感が客観的に認められること
6）明らかな食欲低下
7）体重減少
8）明らかな性欲低下
以上8項目中4項目以上を満たす場合

表2.14 メランコリー型うつ病の診断基準（DSM-Ⅳ-TR）

A．1）ほとんどすべての活動における喜びの消失
　　2）普段は心地よい刺激であるものに対しての反応の消失（良いことが起こった場合であっても，気分が一時的にでも改善しない）
　項目Aの1），2）どちらかを満たし，下記項目Bのうち3つ以上を満たす場合
B．1）はっきりほかと区別できる性質の抑うつ気分
　　2）抑うつは決まって朝の方が悪い
　　3）早朝覚醒（平常の覚醒時刻より2時間以上早い）
　　4）著しい精神運動制止，または焦燥
　　5）明らかな食欲不振もしくは体重減少
　　6）過度のもしくは不適切な罪悪感

　前述した診断基準からもわかるように，気分の日内変動（朝に調子が悪い），精神運動制止（後述），強い焦燥感，早朝覚醒，体重減少の所見が認められる場合には，内因的すなわち生物学的要素が強い症例である可能性が高い。そして，ICD-10においては，身体症状が認められるものを中等度のうつ病とし，軽症うつ病と区別している。

②近年におけるうつ病性障害の特徴

　近年，特に若い世代において，些細な環境の変化や人間関係の問題を契機に，学校や仕事に行けなくなり社会機能に障害をきたす症例が増加している。このタイプにおいては，周囲の状況による気分の変動が大きい，精神運動制止が認められない，不安や恐怖を抱きやすい性格，自尊心が強い，環境や他人のせいにする，他罰的である，復職後も同じ経過をたどり抗うつ薬が効果的ではない，などの指摘があり，この種のうつ病を未熟型，回避型，逃避型うつ病などと呼び，内因性うつ病と区別する場合もある。実際に，内因性うつ病に特徴的な，気分の日内変動や精神運動制止，早朝覚醒が目立たず，不安や焦燥感が優勢となる症例が多く，生物学的要因の関与が少ない印象がある。また病理学的原因として，甘やかされて育てることが一般的となった，近年の我が国における養育上の人格形成過程に問題があるとの指摘がある。すなわち，内因性うつ病に多いメランコリー親和型では，対象に対しての依存を断念し，対象に対する献身へと変化させ，対象から高い評価を受けることで安定を図る構造があると報告されている。したがって，仕事で業績を挙げられなくなることや，他者からの評価が下がることがうつ症状をもたらす原因となる。一方で，対象に対し退行し依存する未熟型うつ病は，対象者に依存できないか，対象者からの庇護を失うことで発症すると説

II 精神医学各論

明されている。
　これらの非内因性うつ病も操作的には「大うつ病性障害」に分類されてしまうことも多いが，臨床的には異なった経過をたどることが多い。したがって，操作的診断とは別に，臨床的に内因性と非内因性を鑑別する必要がある。

c．精神病性の症状・特徴を伴うもの

　大うつ病性障害において精神病性の特徴を伴うということは，重症度を反映しており，予後不良の因子となる。精神病性の症状は，気分障害と一致するものと，気分と一致しないものに分類される。DSM-IV-TRでは，気分障害に一致した精神病性症状は気分障害に，一致しないものは統合失調症性障害もしくは統合失調症様障害に含める。また，精神病症状を伴う気分障害をより重症と分類している。

2 病　因

a．発生率と有病率，性差，年齢

　有病率：大うつ病性障害の生涯有病率は約15％，プライマリケアを受ける患者の10％，身体疾患による入院患者の15％であると報告されている。双極I型障害は，大うつ病性障害ほど発生頻度は高くなく，生涯有病率は1％で，統合失調症とほぼ同等の数値である。

　性　差：大うつ病性障害は，女性に多く男性の2倍の有病率である。双極I型障害は，男女差を認めない。双極I型障害において，躁病相の出現は男性に多く，うつ病相は女性に多い。また，女性に躁病相がみられるときは混合状態であることが多く，1年間に4回以上の躁病相を繰り返す急速交代型が多いとの報告もある。

　年　齢：一般的に双極I型障害の発症は大うつ病性障害よりも早いとされている。双極I型障害の発病平均年齢は30歳であり，大うつ病性障害は40歳である。しかし近年，大うつ病性障害の発生率が20歳以下において増加しているとの指摘もある。

b．遺伝的要因

　気分障害のうち，躁うつ病は統合失調症と並び代表的な内因性精神病とされてきた。気分障害の発症には，遺伝素因の関与が以前より知られている。統合失調症と同じように双生児の研究では，双方の有病率は二卵性と比較して一卵性の方が高く，気分障害の発症に遺伝素因が深く関わっていることを示唆している。また，単極型と双極型を比較すると，双極型の方が遺伝子素因の関与が強いことが報告されている。また近年の分子遺伝学の進歩に伴い，気分障害においても分子レベルでの研究が進められている。現在のところ，うつ病については単一遺伝子によって発症が規定されるとは考えにくく，いくつかの遺伝子が関与するいわゆる多因子性のものであると予想されている。

　遺伝子素因の一方で，病前性格，精神的もしくは身体的負担が発症の契機になることも指摘されている。一般的に，内因性精神病では，遺伝素因が強い場合には明らかな誘因がなくても発症し，素因が弱い場合には，環境や身体的，精神的負担が加わることで発症するとされている。

c．生化学的所見と神経内分泌的研究
①生化学的所見
　病態の説明としてモノアミン欠乏仮説，モノアミン受容体過感受性仮説が提唱されている。概略するとうつ病を発症するような人はモノアミン，なかでもセロトニンのシナプス間隙への遊離が遺伝的に少なく，後シナプスの受容体が感受性を高めてかろうじてバランスを保っているが，精神的，身体的ストレスが加わると急激にセロトニンの遊離が起こるため，受容体の過剰な反応が生じ，うつ病になるというものである。抗うつ薬はこの不均衡を是正するものであるが，効果の発現にタイムラグがあるなど，いまだ十分解明されてはいない。また，セロトニンのみならず，ノルアドレナリンの欠乏を示唆するものも多い。躁病では，逆（モノアミンの過剰）が生じているというが，その病態はうつ病以上に不明である。さらに最近では受容体が受け取った情報を細胞内に伝達するメッセンジャーの障害を示唆するものがある。

②神経内分泌的研究
　うつ病では，高コルチゾール血症，デキサメサゾン抑制試験における血中コルチゾールの非抑制，CRH（corticotropin releasing hormone）負荷試験における ACTH 分泌の低反応などが報告されており，これらは視床下部−下垂体−副腎皮質系の機能不全としてとらえられている。

d．体型と病前性格
　気分障害を有するものには体型的な特徴もしくは傾向があり，このことは気分障害の発症に遺伝素因が関与していることを示唆している。クレッチマー Kretschmer, E. の研究によれば，躁うつ病者の体型には肥満型が多いと報告されている。
　病前性格では，Kretschmer は躁うつ病に循環気質（社交的，親切，善良など）が多いことを報告している。その後，循環性格のほかに，和を大切にし他人との衝突を避けて「他者との共生」を求めるメランコリー親和型性格（完璧主義，熱心，凝り性，几帳面など）がうつ病と関係の強い病前性格として重要であると報告されている。

CHART 98

【気分（感情）障害の病前性格】
　社交的で善良な循環気質の肥満型人間：双極型障害
　熱心，几帳面であるが凝りすぎる執着性格・メランコリー親和型：
　（大）うつ病性障害

e．心理社会的要因
　誘因として，男性では仕事の過労，職務異動，経済問題など，女性では妊娠，出産，月経，身体疾患，近親者の病気，死，家庭内葛藤，転居などが多い。また，初回の病相の発現には誘因が関与していても，病相を反復するうちに誘因を伴わず発病するようになる傾向があることも指摘されている。前述したような人生上の出来事をライフイベントと呼ぶが，重要な点は，いかなるライフイベントが気分障害を誘発しているかということよりも，その出来事が本人にとってどのような意味をもってい

II 精神医学各論

るかである。例えば，管理職に昇進した場合でも，昇進に伴う職場の人間関係や仕事内容の変化が本人にとって大きな苦痛となることがある。特に人との和を大切にし，責任感の強いメランコリー親和型の性格であれば，新しい環境に過適応しようと努力し，弱みや苦しみを他人に見せずに忍耐を続け，足りない点があれば自分を責めるだろう。その場合，昇進はめでたい出来事ではなく，負荷の大きいライフイベントとなりうるのである。その状況が，うつ病を誘発しやすいことは想像に難くない。

　そして，一般的には喪失体験がうつ病の誘因となることが少なくない。引っ越しは住み慣れた環境や我が家を失うことであり，妊娠や出産はこれまでの生活や身体的環境を大きく変化させることでもある。また病気になることも，健康や場合によっては将来を喪失することを意味するかもしれない。秩序を重視するメランコリー性格に焦点を当てれば，それらの体験はこれまでの人生で大切に守ってきた秩序を喪失することであり，自我が大きく揺らぐ出来事なのである。

f．身体疾患や薬物に伴うもの

　うつ状態は，下垂体機能不全，慢性腎不全に対する人工透析などに伴い出現し，甲状腺機能亢進症では躁状態が出現することが知られている。また，薬物に伴う気分（感情）障害では，高血圧症の治療薬であるレセルピンによるうつ状態の出現が重要である。レセルピンを使用すると約15％にうつ状態が出現すると報告されている。レセルピンは，生体のモノアミンを枯渇させることにより，うつ状態を生じさせるのではないかと考えられている。その他，抗酒薬ジスルフィラムや経口避妊薬（ピル），インターフェロンなどでもうつ状態が出現するとされている。

③ 症　状

a．うつ状態

　うつ状態における感情障害の基本は，抑うつ気分（depressive mood）である。また同時に，興味や喜びの喪失も重要な症状である。

①感　情
　　ⅰ）気分：抑うつ気分，悲哀，不安，焦燥，興味や喜びの喪失
　　　気分は抑うつで，意気消沈し表情は沈うつ，不活発である。はっきりとした原因がなくても気分が憂うつになる。いきいきとした感覚が低下し，喜怒哀楽の感情が薄れ，増悪すると離人症の状態になる。また，何事にも感情が動かなくなると無感動（apathy）の状態を呈する。
　　　また，何となく悲しい，涙もろくなるといった悲哀感，今まで楽しめていたものに興味がなくなるなどといった状態を呈する。
　　　うつ状態の中には，不安や焦燥感が強いものがあり，髪をかきむしる，坐っていられないなどの振る舞いがみられることがある。この場合にも，抑うつ気分が根底には存在している。焦燥，不安が目立つうつ状態は初老期，老年期に多くみられることが知られている。訴えとしては，不安でいらいらするといった言葉で表現されることが多いが，背後に存在する抑うつ気分や意欲の低下を観察する必要がある。

　　ⅱ）自我感情：自責，自己評価過小，悲観的
　　　自己を過小評価し，悲観的，自責的になる。客観的にみれば自分を責める状況ではないにもか

かわらず，患者は自責的になり，自分のせいでまずい状況になっている，自分には価値がない，などと訴える。この点，すなわち自己を過小評価しネガティブなものの見方をしてしまうことは，うつ病患者における認知の歪みであり，治療により認知を修正する必要がある。一方で，最近のうつ状態においては，自責感が目立たず，職場の環境や周囲の人間関係をうつ状態の原因として訴える症例が少なからず存在し，自責感の強いメランコリー型性格におけるうつ状態と区別すべき症例と考えるべきかもしれない。それらの症例は，回避的もしくは自己愛的傾向が強い印象がある。

②思　考：思考制止，罪業・貧困・心気妄想

　思考の形式面の障害：思考制止（inhibition）である。考える速度が極度に低下し，集中力，判断力，決断力に障害を生じる。統合失調症における思考途絶は，考えていることが停止してぶつ切りになってしまう状態であるが，思考停止は非常にゆっくりではあるが考えが進行しているという違いがある。

　思考の内容面の障害：物事をすべて悪い方向に考えてしまう微小念慮が特徴である。微小念慮は，罪業妄想（delusion of culpability），貧困妄想（delusion of poverty），心気妄想（hypochondriacal delusion）を含みそれらの妄想は，うつ病の妄想の3大主題と呼ばれる。貧困妄想や心気妄想は老年期のうつ病に多い。

　ヤンツァーリク Janzarik, W. の研究によると，うつ病患者の妄想は患者の人格の価値構造と関係があるとされている。すなわち，罪業妄想を呈するものは元来仕事熱心で，価値志向性は「所有」に向かっている。また，心気妄想は自分自身に固執する傾向，自分は自分自身のための存在であるという価値志向性がある。罪業妄想は，義務感が強く，他者と結びついた価値観をもち，自分自身を互いのための存在と考える傾向にあるとされている。

　罪業妄想：過去の小さな過ちを悔やむ，仕事の失敗をすべて自分のせいにする，このような認知や態度の歪みが特徴的であることは前述したが，この認知が強固なものになり訂正不能な妄想に達する場合がある。そのような症例では，自分が生きていると迷惑をかけるなどといった確信から，自殺に至ることがあるので注意が必要である。

　貧困妄想：客観的には経済的な心配がない状況にもかかわらず，財産に関しての心配が強く，経済的に困難に陥るという確信に至る症状である。

　心気妄想：自分の身体的健康に対する過小評価。自分が回復不可能な重病に罹患しているといった確信。自分の身体に関して絶望し，種々の身体症状と健康についての不安を訴える。

③意欲・行為：制止，昏迷，自殺

　意欲・行為面の障害は精神運動制止としてまとめられる。活動性は低下し，興味がわかない。何をするのにも大変な努力が必要となる。抑うつ気分や精神運動制止は朝のうちに強く，夕方から夜にかけて軽減する傾向にあり，日内変動（diurnal changes）と呼ばれる。早朝覚醒については躁状態においてもみられるが，うつ状態では朝目覚めても気分が優れず離床することが困難な状態となる（躁状態では早朝から活動的になる）。

　制止が極度に強くなると，自発的な動きがとれなくなり，呼びかけに応答できない状態となり，これをうつ病性昏迷（depressive stupor）と呼ぶ。

　うつ病の自殺率は10～15％と報告されており，統合失調症と並んで高い。うつ病患者の自殺企

図は，最重症になる時期よりも少し前もしくは回復期や退院直前に多い。最重症の時期には精神運動制止が強く，自殺企図をするだけの行動に移ることが困難である。また，うつ病患者は自責的になっていることや，病気でいることに関して自分を責め，情けないと卑下していることが多い。そのような状況下において，「もっと頑張りましょう」と励ますことは，患者を追いつめることにほかならない。しかし，「ゆっくりと治療をしていきましょう，必ず良くなります」などの励ましは有益であり，励ますことがすべていけないわけではない。頑張りたいのに頑張れない状態にある患者の気持ちを観察し，十分に配慮することが必要である。また，病的状態から思考力も身体機能も改善し，現実検討が可能になる回復期には自殺の危険性が高くなる。さらに，病棟で保護されていた状況から社会へと出て行かなくてはならない退院直前も，現実の世界に対する不安が強くなり自殺する可能性が高まる。したがって，退院後の仕事や家族，治療などの環境を整え，支持基盤を確立し，患者に安心感を与えることが重要である。

④**身体症状**：不眠（早朝覚醒，浅眠），食欲低下，やせ，性欲低下，便秘，頭痛，頭重，肩こり，倦怠感，しびれ，発汗

　睡眠障害はうつ病患者の90％以上に出現。なかでも，浅眠，早朝覚醒（普段より2時間以上早く目が覚める）が特徴的であるが，入眠障害も高度に出現する。双極性障害のうつ状態においては，一日中眠い過眠状態を示す症例もある。また，食欲低下，便秘，下痢，性欲低下もうつ病でよくみられる症状である。これらのことは，生命維持に重要な活動をつかさどっている間脳の領域に機能障害をきたしている可能性を示唆している。同時に，頭痛，肩こり，倦怠感，口渇，夜間睡眠時の発汗などを呈する症例も多く，それらの自律神経症状の訴えを認めた場合には，うつ病を鑑別する必要がある。

CHART 99

　うつ病の妄想は罪業妄想，貧困妄想，心気妄想が3大妄想
　抑うつ気分は朝が最もひどく，夕方にはいくらか改善する
　自殺は病初期と回復期に多いので注意が必要
　より自責的にさせるような励ましは禁忌

b．躁状態

一般に病識は欠如する。

①**感　情**：気分；爽快，易刺激
　　　　　　自我感情；高揚，自己評価過大

　一般的に躁状態の際には，気分爽快である。しかし，自分の行動が妨げられると容易に刺激的になり（易刺激），ときには激怒し周囲の者に攻撃的になる。自我感情は亢進し，自信にあふれ，誇大的で，楽観的，世の中すべての人が自分に賛同してくれているような気分になる。

②思　考：観念奔逸，誇大的（誇大妄想）

　観念奔逸は躁状態の際にみられる典型的な思考障害であり，観念，考えが次々と溢れ出し，観念の理論による連合が困難な状態になる。つまり，思考は好き嫌いなどの感情傾向（感情的思考）や語音による連想（音連合）により構成され，理論的なまとまりを欠く。患者は一人でしゃべりまくるが，話題が次々と変わり，何を話しているのか理解できない場合もある。統合失調症の減裂思考と区別が困難な場合も少なくない。

　思考の内容は誇大的で，上司や同僚に対しても無遠慮，尊大，傲慢な態度をとる。誇大傾向が顕著になると誇大妄想（delusion of grandeur）へと発展する。誇大妄想は，患者の空想や願望が感情的確信に至るものであり，了解不能であることは少ない。

　一般的に気分，感情障害に伴う幻覚・妄想は，抑うつ気分や爽快気分，自責感や高揚感といった気分や感情に一致もしくは起因するものが多い（感情起因性妄想）。うつ状態や躁状態の気分に付随し理解可能な二次的な妄想という意味で二次妄想として，発生的に突飛で連続性を欠き了解困難な妄想（一次妄想）と区別することもある。

③意欲・行為：亢進，多弁，多動，行為心迫，精神運動興奮，浪費，暴力

　躁病性興奮であり，活動性が亢進し多弁・多動となり，抑制がきかない（行為心迫）。しかし，行動はある程度のまとまりがみられる。

④身体症状：不眠，食欲亢進，性欲亢進

　睡眠障害はほとんどの症例に認められる。午前2～3時ころに覚醒する早朝覚醒を認め，起床と同時に活動を開始する。一般的に食欲は亢進するが，興奮が強い状態のときは食事が摂れず体重減少をきたす場合もある。また，飲酒量も増加することが多い。

4 病　型

　前述したように，気分，感情障害はICD-10では，①躁病エピソード，②双極型感情障害，③うつ病エピソード，④反復性うつ病性障害，⑤持続性気分障害に分類されている。また，DSM-Ⅳ-TRにおいて気分障害は，①うつ病性障害：ⅰ）大うつ病性障害，ⅱ）気分変調性障害，②双極性障害：ⅰ）双極Ⅰ型障害，ⅱ）双極Ⅱ型障害，ⅲ）気分循環性障害に分類される。

　気分障害には，うつ病と躁病という2つの基本的な症型がある。DSM-Ⅳ-TRにおいて，うつ病は大うつ病性障害と，双極型障害の両方で起こりうる。大うつ病性障害と双極Ⅰ型障害におけるうつ病相との違いは現在のところ明らかになっていない。また，繰り返される躁病は，双極型（性）障害に分類される。

　双極Ⅱ型障害は，大うつ病性障害と軽躁病相からなる。双極Ⅰ型障害よりも，発症が早く，自殺企図の可能性が高い，離婚が多いという報告もある。

　双極Ⅱ型障害における軽躁状態は自覚的でないことも多く，客観的に観察することも困難な場合が多い。したがって，双極Ⅱ型障害と診断されるべき症例が，軽躁状態が見逃されて大うつ病性障害と診断されていることも少なくない。以下に，アキスカル Akiskal, H. S. が指摘した双極性障害を示唆する特徴を列挙する。陽気で快活，弁がたち冗談を好む，楽観的，頓着しない，自信過剰，誇大的，外交的，人との接触を好む，いつでも計画を抱え活動を思いつく，おせっかい，習慣的に睡眠時間が短い，などである。

5 経過と予後

気分障害の経過と予後について多くの研究がなされているが，一般に気分障害は，長期の経過をたどり再発しやすいという見解が得られている。統合失調症との比較で予後が良いと考えられてきたが，患者への負荷が大きい疾患であると見直されている。

a．大うつ病性障害の経過と予後

患者の 50 ％ 以上は，40 歳以前に初回のうつ病相が生じる。治療しなかった場合には 6～13 か月持続し，十分な治療を受けた場合にも約 3 か月続く。3 か月以内に抗うつ薬を中止すると，多くの場合症状が再燃する。

最初の診断が大うつ病性障害であった患者の 5～10 ％ は，最初のうつ病相発症後の 10 年以内に，躁病相を呈すると報告されている。前述したように，大うつ病性障害と，双極型障害を診断するためには長期の観察期間が必要である。治療者は，経過中に躁病相が出現しないかを注意して観察する必要がある。また，のちに双極Ⅰ型障害と分類されるうつ病相は，傾眠，精神運動制止，精神病症状などが出現しやすいとの報告もある。

予後に関して，大うつ病性障害は良性の疾患ではない。慢性化し，再発する傾向がある。入院患者約 25 ％ は退院後 6 か月以内に，約 30～50 ％ は 2 年以内に，約 50～75 ％ は 5 年以内に再発する。一方で，予防的に薬物療法を受けている患者の再発率はるかに低い。また，うつ病相を経験すればするほど（再発を繰り返すほど），病相間隔は短縮し，再発しやすくなり，重症度は増すとされている。女性より男性の方が慢性化しやすい。

予後良好の指標として，病相期の症状が軽度であること，安定した家族関係，病前 5 年間における社会機能が健全であること，入院回数が 1 回以内であること，発症年齢が遅いことなどが挙げられている。

b．双極Ⅰ型障害の経過と予後

双極Ⅰ型障害はしばしばうつ病相で始まる反復性の疾患である。ほどんどの症例は躁病相とうつ病相の両方を経験するが，10～20 ％ は躁病相のみを経験する。躁病相を経験した患者の 90 ％ は，また次の病相を繰り返す可能性がある。疾患が進行するに従い，病相間隔は短縮する傾向にある。双極Ⅰ型障害患者の 5～15 ％ は 1 年間に 4 回以上の病相を繰り返し，急速交代型と分類される。

双極Ⅰ型障害の予後は，大うつ病性障害よりも不良である。双極Ⅰ型障害患者のおよそ 40～50 ％ は初発から 2 年以内に 2 回目のエピソードを呈すると報告されている。患者は平均 9 回の躁病相を経験するとされている。

予後不良因子として，アルコール依存，病前の社会適応が不良であること，病相間に抑うつ症状を認めること，男性，などが挙げられる。

6 注意事項

上記したように，うつ病相ではしばしば希死念慮がみられるが，自殺はうつ病相の極期よりも病初期や回復期にみられやすい。

決断力が鈍っているので，重要事項の決定は病像が良くなるまで延期させる。また，患者を強く励ま

したり，叱ったりするのは禁忌である．自責感をさらに強くして自殺の危険性をさらに高めることになる．患者への対応としては，治療により改善する病気であることを説明し，回復を保証すること，また，重大な決定を避け十分な休養を勧めることが重要である．

うつ状態では思考の進みが悪いために，特に患者が高齢である場合には認知症症状と間違えられやすい．うつ病では知能が一見低下しているようにみえても仮性認知症である．

7 診 断

気分障害の診断基準を示す．

表2.15 大うつ病エピソードの診断基準（DSM-Ⅳ-TR）

A．以下の症状のうち5つ以上が同じ2週間の間に存在し，それらの症状のうち少なくとも1つは（1）抑うつ気分，あるいは（2）興味もしくは喜びの喪失である
 1) ほとんど一日中，ほとんど毎日の抑うつ気分
 2) ほとんど一日中，ほとんど毎日のほぼすべての活動における興味または喜びの著しい減退
 3) 著しい体重減少，あるいは体重増加
 4) ほとんど毎日の不眠もしくは睡眠過多
 5) ほとんど毎日の精神運動の焦燥，または制止
 6) ほとんど毎日の易疲労感，または気力の減退
 7) ほとんど毎日の無価値感，または罪責感
 8) ほとんど毎日の思考力，集中力の低下，または決断困難
 9) 死について繰り返し考える，反復的な希死念慮，自殺企図
B．症状は混合性エピソードの基準を満たさない
C．症状は臨床的に著しい苦痛または，社会的機能の障害を引き起こしている
D．症状は物質の直接的な生理学的作用や一般身体疾患によるものではない
E．症状は死別反応とは区別される

表2.16 躁病エピソードの診断基準（DSM-Ⅳ-TR）

A．高揚気分，イライラ感が少なくとも1週間持続している
B．上記期間において以下の症状のうち3つ以上（イライラ感の場合は4つ以上）が持続している
 1) 自尊心の肥大，誇大
 2) 睡眠欲求の減少
 3) 多弁，行為心迫
 4) 観念奔逸
 5) 注意散漫
 6) 目標指向型の活動の増加，または精神運動性の焦燥
 7) 快楽活動への熱中
C．症状は混合エピソードの基準を満たさない
D．症状は社会的機能の障害を引き起こし，入院が必要なほど重篤であるか，または精神病症状の特徴が存在する
E．症状は物質の直接的な生理学的作用や一般身体疾患によるものではない

表2.17 軽躁病エピソードの診断基準（DSM-Ⅳ-TR）

A．高揚気分，イライラ感が少なくとも4日間持続している
B．上記期間において以下の症状のうち3つ以上（イライラ感の場合は4つ以上）が持続している：躁病エピソードの項目B．1)〜7)と同じ
C．症状は混合エピソードの基準を満たさない
D．症状は社会的機能の障害を引き起こすほど，または入院が必要なほど重篤ではない，または精神病症状の特徴が存在しない

表2.18 混合性エピソードの診断基準（DSM-Ⅳ-TR）

A．少なくとも1週間の間ほとんど毎日，躁病エピソードと大うつ病エピソードの基準をともに満たす
B．症状は社会的機能の障害を引き起こし，入院が必要なほど重篤であるか，または精神病症状の特徴が存在する
C．症状は物質の直接的な生理学的作用や一般身体疾患によるものではない

表2.19 双極Ⅰ型障害の診断基準（DSM-Ⅳ-TR）

6組の基準がある．反復性の気分エピソードをもつ者の現在のエピソードの性質を特定するのに用いられる．
1．単一躁病エピソード：1回のみの躁病エピソード，以前に大うつ病エピソードが存在しない
2．最も新しいエピソードが軽躁病：以前に少なくとも1回，躁病エピソードか混合性エピソードが存在する
3．最も新しいエピソードが躁病：以前に少なくとも1回，大うつ病エピソード，躁病エピソードもしくは混合性エピソードが存在する
4．最も新しいエピソードが混合性：以前に少なくとも1回，大うつ病エピソード，躁病エピソードもしくは混合性エピソードが存在する
5．最も新しいエピソードがうつ病：以前に少なくとも1回，躁病エピソードか混合性エピソードが存在する
6．最も新しいエピソードが特定不能：以前に少なくとも1回，躁病エピソードか混合性エピソードが存在する

表2.20 双極Ⅱ型障害の診断基準（DSM-Ⅳ-TR）

A．1回以上の大うつ病エピソードの存在
B．少なくとも1回の軽躁病エピソードの存在
C．躁病エピソード，混合性エピソードが存在したことがない
D．失調感情障害，統合失調症，統合失調症様障害，妄想性障害，または特定不能の精神病性障害の診断基準を満たさない
E．症状は臨床的に著しい苦痛または，社会的機能の障害を引き起こしている

　大うつ病性障害には抑うつ気分，興味・喜びの喪失の確認が必要であるが，ほとんど毎日，一日中，2週間継続していることを確認する必要がある．状況によって抑うつ気分が軽減もしくは消失する場合には，大うつ病性障害の診断基準を満たさない．
　また，診断を進めるうえで，「楽しく過ごす時間がありますか？　休みの日も疲れていて楽しめず，仕

事のことで頭が一杯ではありませんか？」といったような質問により，興味や喜びの減退もしくは，易疲労性について知ることができる。また，これまでに自殺企図をしたことがあるか，死にたい気分（希死念慮）があるかを確認することは，患者の治療・管理上重要である。

また，前述したように，うつ病相はその後（もしくはそれ以前に），躁病相の有無を確認することが重要である。なぜなら，うつ病性障害と双極性障害とでは選択する薬物や予後が違ってくるからである。

また，うつ病相に関して，これも前述したが近年いわゆる「軽うつ」が多く認められている。これらの「軽うつ」は，ICD-10 や DSM-IV-TR を用いると操作的にうつ病性障害や大うつ病性障害と診断されることも多いが，内因性うつ病と違った経過をたどるため，十分な経過観察が必要である。

8 治 療

a．薬物療法

①躁病の治療

躁状態の薬物療法の第一選択薬は炭酸リチウムである。しかし，躁病性興奮が激しいときには抗精神病薬の併用が必要となる。抗精神病薬は鎮静作用の強いもの，クロルプロマジン，レボメプロマジン，ハロペリドール，ゾテピンなどを使用する。最近では，オランザピン，リスペリドン，クエチアピンなどの抗精神病薬の有効性も報告されている。また，現在では抗てんかん薬であるカルバマゼピン，バルプロ酸の抗躁効果や躁病相とうつ病相の予防効果が認められており，炭酸リチウムとともに気分安定薬として使用されている。炭酸リチウムは中毒症状の発現に注意が必要で，中毒症状としては運動失調，腱反射の亢進，不随意運動，意識障害，けいれん発作などがあるが腎機能障害に陥ると重篤である。そのため炭酸リチウムでは血中濃度の測定を行って副作用の発現を防ぐ必要がある。

②うつ病の治療

抗うつ薬が症状に応じて使用される。対症的に抗不安薬や睡眠薬も併用されることが多い。三環系抗うつ薬の効果は確実であるが，抗コリン作用性の副作用が強いため，軽症の外来患者や高齢者には不向きで，比較的抗コリン作用の少ない第二世代の非三環系抗うつ薬を用いることが多い。三環系抗うつ薬の副作用の大部分は抗コリン作用によるもので，口渇，便秘，排尿困難，眼圧亢進，視調節障害などがみられる。ほかに起立性低血圧，心電図変化などの心・循環系の副作用が出現する。禁忌は緑内障ならびに心筋梗塞の回復期などである。近年登場した選択的セロトニン再取り込み阻害薬（SSRI）であるフルボキサミン，パロキセチンは安全性が高く抗コリン作用や心毒性をほとんどもたないため，老年期のうつ病に適している。さらに最近になってセロトニン・ノルアドレナリン再取り込み阻害薬（SNRI）も導入された。

なお，双極性障害のうつ病相に対する抗うつ薬の投与は，躁転の可能性を高める可能性があることや，病相間隔を短くする危険性があるとの報告もあり，バルプロ酸やカルバマゼピンといった抗てんかん薬のみで経過観察する症例も多い。

b．電気けいれん療法（「電気けいれん療法」の項 p. 104 参照）

薬物治療に抵抗性である場合や，抑うつ性昏迷が激しいとき，あるいは自殺念慮の強い症例に行われることがある。

c．認知行動療法

主にうつ病相に用いられ，うつ状態をもたらす，もしくは悪化・慢性化させている患者独自の考え方やもののとらえ方（認知），それらに伴う行動を修正していくことを目的とした，構造化された精神療法である。うつ病の再発予防に効果的である。特に，前述した非内因性うつ病（「軽うつ」）に対しては，治療の中でうつ症状を扱うのではなく，生活や生きていくうえでの困難を扱うことが効果的であるとされており，また，薬物治療の効果も目立たない症例が多いことから，認知行動療法的アプローチが有用であると思われる。

気分変調性障害 dysthymic disorder

1 概　念

気分変調性障害は，基本的に DSM-IV-TR に分類されている障害で，簡略化すれば，軽症で慢性的なうつ病である。一方，軽症で慢性的な双極型障害は気分循環性障害である。

再度 DSM-IV-TR における気分障害の分類を見直してみると，①うつ病性障害：ⅰ）大うつ病性障害，ⅱ）気分変調性障害，②双極性障害：ⅰ）双極Ⅰ型障害，ⅱ）双極Ⅱ型障害，ⅲ）気分循環性障害であり，気分変調性障害の位置づけを明確化できただろうか。

気分変調症は従来，抑うつ神経症，神経症性うつ病と診断されていたものに相当する。少なくとも 2 年以上（小児や青年期では 1 年以上）抑うつ気分が持続している必要がある。診断基準を満たすためには，大うつ病性障害や躁状態，躁病相を示すような症状があってはいけない。

大うつ病性障害と比較し，①抑うつ気分は軽く，あまり深刻でない，②日内変動がみられない，③不安，焦燥感が強く，心気症状が目立つ，④自責感や罪業感に乏しい，⑤性格的に異なるという点で区別が可能である。気分変調症の患者は通常，調子が良いといえる時期を数日か数週間もつが，ほとんどの期間は疲れと抑うつを感じている（2 年以上持続すること）。日常生活は何とか送っているが，何ごとにも努力を要し，楽しいことは何もなく，考えこみ，不平を言い，不眠と不全感を訴えることが多い。

2 経過と予後

気分変調性障害患者の約 50％ は 25 歳以前に潜行性に発症し，精神科での治療を求めるまでに 10 年以上が経過していることが多いと報告されている。すなわち，症状を自覚しにくい，もしくは症状が存在しても病的なものであると自覚する程度ではない。

気分変調性障害の約 20％ は大うつ病性障害に，約 15％ は双極Ⅱ型障害に進展すると報告されている。慢性化し 25％ は完治しない。

3 治　療

気分変調性障害患者は，歴史的に未治療のまま見逃されてきた（治療者が気づかない，もしくは患者が治療を求めない）ことが多く，現在まで治療法の確立に至ってはいない。最新の資料では，認知行動療法や選択的セロトニン再取り込み阻害薬（SSRI）を中心とした薬物療法が有効であると報告されてい

る。また，気分変調性障害は基本的に，入院治療の適応にならないことが多いが，社会生活への支障が重度な場合や，希死念慮などの重篤な症状を認める場合には，入院が必要となる。

気分循環性障害 cyclothymic disorder

　気分循環性障害は軽度の双極Ⅱ型性障害である。つまり，軽度のうつ病相と，軽度の躁病相により特徴づけられる。DSM-Ⅳ-TR においては，軽躁病相と軽うつ病相を伴う慢性の，動揺性の障害と定義づけられ，双極Ⅱ型障害と区別している。したがって，気分循環性障害と診断するには，症状が大うつ病性障害と躁病の診断基準を満たさず，気分の動揺が 2 年以上継続して認められる必要がある。気分の周期は双極Ⅰ型障害よりも短い傾向にある。気分変化は不規則で，突然で，ときには数時間以内に変化することもあり，患者の多くは自分の気分を制御するのが困難であると感じている。

CHART 100

気分変調症は，
あまり深刻でない，不安，焦燥，心気症状が目立つ
日内変動なし，自責感に乏しいことで内因性うつ病と区別

Check Test 7

- ☐ 1 「他者との共生」は，うつ病患者に特徴的な病前性格である。
- ☐ 2 うつ病は慢性化することはない。
- ☐ 3 うつ病では思考制止がみられる。
- ☐ 4 うつ病では思考途絶がみられる。
- ☐ 5 うつ病では気分の日内変動はみられない。
- ☐ 6 不眠はうつ病の診断に重要な症候である。
- ☐ 7 うつ病では意識が高度に障害される。
- ☐ 8 初老期以後のうつ病では，心気的訴えが多くなる。
- ☐ 9 内因性うつ病では，罪業妄想がみられる。
- ☐ 10 季節性うつ病には高照度光線療法が有効である。
- ☐ 11 うつ病患者への対応では回復を保証することが大切である。
- ☐ 12 うつ病は薬物治療に反応しない。
- ☐ 13 モノアミン再取り込み阻害薬はうつ病の治療薬である。
- ☐ 14 躁病で多くみられる症状は，情動失禁である。
- ☐ 15 躁病で多くみられる症状は，行為心迫である。
- ☐ 16 躁病の治療にハロペリドールが使用される。
- ☐ 17 気分変調症は老年期に増加する。

解 説

○ 1 メランコリー型性格としては，几帳面，仕事熱心，律儀，円満な対人関係を維持するための配慮「他者との共生」などが挙げられる。
× 2 うつ病の遷延化が近年，問題となっている。約20％のうつ病が慢性化するといわれている。
○ 3 うつ病における思考障害は思考のスピードが低下することであり，極端な場合には思考が止まってしまう。
× 4 自分の思考が外的作用物により止められるという体験であり，統合失調症でみられる。
× 5 午前中には増悪し，夕方から夜にかけて症状が寛解する。
○ 6 不眠は抑うつや自責感を示す患者の診断には重要な症候である。
× 7 うつ病で意識障害をみることはない。うつ病性昏迷では動作が緩慢となるが，意識障害でなく意欲の著しい低下である。
○ 8 病気が長引いたり，健康に対する不安などから心気的訴えが強くなるのが初老期以後のうつ病の特徴である。
○ 9 罪業妄想，貧困妄想，心気妄想はうつ病の3大妄想である。
○ 10 季節性うつ病は日照時間が短縮する冬季に抑うつを生じるものである。そのため早朝に5,000ルクス以上の光照射を行う光療法が有効である。
○ 11 回復を保証し，治るから焦らないで休養をとるよう勧める。
× 12 うつ病の治療の原則は休養と薬物治療である。
○ 13 うつ病の病態として，神経伝達物質であるセロトニンなどのモノアミンの欠乏あるいは受容体異常などが提唱されている。
× 14 情動失禁は脳動脈硬化症でみられる過度の感情反応をいう。
○ 15 躁病にみられる欲動の亢進を行為心迫という。統合失調症でも似た症状がみられるが，こちらは理解のできない行動であり，運動心迫と呼んでいる。
○ 16 躁病の治療には鎮静効果を期待して抗精神病薬も用いられ，レボメプロマジン，クロルプロマジン，ハロペリドールなどを使用する。
× 17 老年期だからといって気分変調症が増加するわけではない。近親者との死別や仕事からの引退などを誘因に，むしろうつ病になりやすい。

6 神経症性障害（身体表現性障害を含む）とストレス関連障害

神経症性障害 neurotic disorders

1 概　念

　神経症（neurosis）とは，主として心理的原因によって生じる心身の機能障害の総称である。心身の機能障害であるから，精神症状だけでなく，しばしば身体症状としても現れ，ときには劇的な症状を呈することもある。しかし，こういった身体症状は，あくまでも機能の障害であって器質的障害には至らないという点で心身症とは区別される。心身症とは，身体疾患の中で，その発症や経過に心理社会的な因子が密接に関与するもののことであり，例えば胃・十二指腸潰瘍のように器質的障害が起こることもある。

　神経症は，普通，思春期後期〜成人期にかけて始まり，様々な精神障害の中で，うつ病と並んで最も頻度の高いものである。神経症には様々なタイプがあるが，いずれにも共通しているのは「不安」という感情であることから，「不安」は神経症の基底感情ともいわれる。強い不安の感情と，不安に対する当人の不適切な対処が相まって，さらに不安が募り，様々な症状が固定化して神経症という障害へとつながっていくのである。

　一般に神経症の症状は，普通，健常者が折に触れて体験するような現象と質的な隔たりはないが，その強さや持続時間という点で際立っている。一例を挙げると，強迫性障害ではしばしば不潔恐怖という症状がみられる。誰でも不潔なものに手が触れたら不快を覚え，洗いたくなるのが自然な感情であろう。しかし，その程度がはなはだしくなり，1日に数十回も手を洗わなければいられないということになれば，日常生活にも大きな支障をきたす。このような場合は神経症とみなされるのである。

2 神経症の成因

　そもそも神経症を引き起こすような心理的原因とはどういうものだろうか。

　神経症の心理的要因としては，元来の性格傾向が重要である。神経症になりやすい典型的な性格傾向には，森田正馬のいう神経質性格がある。神経質性格とは，内向的，小心，敏感，心配性，完全主義，理想主義などを特徴とし，内的な葛藤を招きやすい性格である。またアイゼンク Eysenck, H.J. の提唱した神経症傾向（ニューロティシズム neuroticism）も，森田のいう神経質性格と多分に重なり合い，神経症の患者に認められやすい性格因子である。Eysenck は，神経症傾向と外向-内向性を軸にして性格を判断するモーズレイ性格検査を作成した。その他，フロイト Freud, S. は頑固さ，几帳面，倹約を3徴とする性格傾向を肛門性格（強迫性格，制縛性格ともいう）と名づけ，強迫神経症（強迫性障害）との深い関わりを想定した。伝統的には神経症とパーソナリティ（人格）障害とは相互排除的な概念と考えられていたが，今日では，不安（回避）性パーソナリティ障害，強迫性パーソナリティ障害，依存性パーソナリティ障害など一部のパーソナリティ障害は，神経症性障害に共存することが多いといわれ

ている。

　性格要因とともに，その人がどのような環境または出来事を体験するかということも重要である。ただし，神経症の場合は，後に述べる重度ストレス反応とは違って，日常生活では普通起こらないような1回の衝撃的な体験が誘因になることは少ない。むしろ，家庭や職場・学校などでの日常的なストレス体験が長期間にわたって繰り返されるようなケースの方が，神経症に結びつきやすいのである。例えばパニック障害の場合は，発症前の1年以内に喪失体験が多く認められるという報告がある。また発症に先立って心身の過労が続いていたり，現実の生活が行き詰っていたという人もしばしばみられる。多重人格障害（解離性同一性障害）の場合には，子どものころに繰り返し体験された身体的，性的，心理的虐待が影響しているともいわれている。さらに環境因子としては，文化や社会のあり方も神経症の発症に影響を及ぼすことが知られている。その1例として，第二次世界大戦後，先進国に共通の現象として，解離性障害の転換型といって身体症状の形をとるタイプが減少し，これと反比例的に摂食障害が増加したことが指摘されている。

　いま1つ神経症の心理的要因として重要なのが，症状を発展させる心理的な機制（メカニズム）である。神経症にどのような心理機制を読み取るかということについては，様々な精神療法の立場によって独自の仮説が提唱されている。例えば精神分析を創始したFreudは，解離性障害の研究から出発して，幼児期に体験される無意識的な葛藤が神経症の原因だという仮説を提示した。なかでも性的な衝動を重視し，神経症の根底に本能的な衝動欲求と自我との葛藤を想定したのだった。Freud以降の精神分析理論では，本能衝動の内容よりも，自我が危険な衝動から自己を防衛する仕方が重視されるようになり，様々な神経症的防衛機制が論じられるようになった（コラム「自我の防衛機制」p. 234参照）。

　一方，森田療法の創始者である森田正馬は，「精神交互作用」，すなわち注意と感覚とが悪循環的に作用するメカニズムによって，パニック障害などの機制を論じた。また森田は，神経質性格の人が「こうあるべきだ」とか「こうあってはならない」という心の構えが強いことから，自分にとって不快，不利益な感情を無理にコントロールしようとして，かえってそれを強く意識してしまう事態を「思想の矛盾」と呼び，精神交互作用と並んで患者が症状にとらわれていくメカニズムと考えた。認知療法の創始者であるベックBeck, A. T.も，森田とよく似た悪循環機制を提示している。例えばパニック発作は，息切れのような通常の身体感覚に対して「心筋梗塞ではないか」といった誤った認知的評価を下すことによって不安が募り，そのような情動反応に伴う身体感覚の増強が，いっそう誤った認知的評価を強化するといった悪循環から説明される。

　ところで，近年，神経症の発症には生物学的要因も関係していることが明らかになってきた。その一端として，多くの家族研究や双生児研究から，神経症には遺伝的脆弱性が認められることが報告されている。例えばパニック障害，全般性不安障害，恐怖症性不安障害，強迫性障害には4～6倍の家族集積性があるといわれており，これらの病態の遺伝率はおよそ30～40％と算定されている。また脳の生化学的研究からは神経症において，いくつかの神経伝達機能が変化していることが示唆されている。そのような研究に先鞭を付けたのが，パニック発作にイミプラミンという三環系抗うつ薬の有効性を示したクラインKlein, D. F.の報告である。またパニック障害の患者は健常者に比べ，より低濃度の乳酸ナトリウムの注射や二酸化炭素の吸入によって，パニック発作が誘発されることも知られている。これらのことからパニック障害の生物学的要因が注目されるようになり，ノルアドレナリン作動性ニューロンの活動異常説が提唱されている。また選択的セロトニン再取り込み阻害薬（selective serotonin reuptake inhibitor：SSRI）といわれるタイプの抗うつ薬がパニック障害に有効なことから，セロトニン作動性ニューロンの神経伝達機能の低下とパニック障害との関係も推測されている。その他，強迫性障害につ

いては，SPECT や PET のような脳の機能的画像所見から，前頭葉-皮質下回路の機能異常が示唆されている。

このように，近年神経症の生物学的要因が次第に明らかにされたことから，心理的要因を病因仮説として前提とする神経症という概念を考え直そうという意見が優勢になり，米国では1980年のDSM-Ⅲ以降，診断分類から神経症という用語が排除されるに至った。ICD-10には，神経症性障害という名前が総称としては残っているが，下位分類は恐怖症性不安障害，身体表現性障害などの名称で呼ばれている。けれども，神経症という診断には，心理的要因を考慮に入れ，薬物療法などの身体治療だけではなく心理・社会的治療も重視するという治療の方向性が含意されているだけに，この概念の治療的意義は今なお失われているわけではない。

③ 神経症性障害の分類

以下，ICD-10に沿って主な神経症の類型について解説する。

a．恐怖症性不安障害 phobic anxiety disorders

このグループの特徴は，普通は危険とは考えられないような特定の状況，特定の対象によって強い不安が誘発されることであり，たいていこれらの状況や対象は特徴的な仕方で回避される。社交不安障害以外の恐怖症性不安障害は，男性より女性に多いといわれる。主なタイプは広場恐怖，社交不安障害（社会恐怖），特定の恐怖症の3つである。

①広場恐怖 agoraphobia

このタイプの特徴は，すぐに脱出したり，助けを求めることが困難な場所や状況に対して，強い恐怖を覚えることにある。患者が恐れるのは広場的な空間だけでなく，例えば，電車やバスなどの公共交通機関，駅やデパートなど人が集まるところや雑踏，トンネルの中，橋の上，高速道路の上などであり，ときには一人での外出も困難になる。

広場恐怖の人は，たいてい強い恐怖感を覚えるような場所や状況を避けようとするが，そうできない場合も，親しい人と一緒であれば恐怖感が軽減する傾向にある。広場恐怖は，後述するパニック障害と関係が深く，パニック発作を繰り返していくうちに広場恐怖に発展するという例が多い。しかし，なかにはパニック発作のない広場恐怖もみられる。

②社交不安障害（社会恐怖）social anxiety disorder, social phobia

社交不安障害（社会恐怖）は青年期に好発し，比較的少人数の集団の中で，ほかの人たちから注目され，批判されたり恥をかいたりするのではないかという強い恐怖をもつことが特徴である。そのため，強い恐怖を耐え忍んで集団の中にとどまるか，あるいはそのような状況を避けるようになっていく。有病率は男女同じ程度だと推測されるが，治療機関を受診する者は男性に多いといわれている。

この障害では，症状が起こる状況が比較的限定されている場合と，そうでない場合がある。比較的状況が限定されているタイプは，人前で話をする，人前で字を書く，会食するといった，限られた状況でだけ強い恐怖を感じるものである。これに対して，人と関わるほとんどの状況に対して，強い不安や恐怖を覚えるタイプを全般性社交不安障害（社会恐怖）という。後者では，同僚と会話

をする，友だち同士で雑談する，パーティーに出るといったことでも強い恐怖を感じるため，社会生活への影響が大きく，孤立しがちになる。

社交不安障害は，かつては欧米ではまれだと考えられていたが，最近の米国では一般人口当り3〜13％という生涯有病率が報告されており，ありふれた不安障害と考えられるようになった。日本では，古くから類似の病態を対人恐怖症と総称し，症状に応じて赤面恐怖，表情恐怖，視線（正視）恐怖，体臭恐怖などと呼び習わしてきた。

③特定の（個別的）恐怖症 specific (isolated) phobia

これは，ヘビやクモなど特定の動物の接近，地震や雷，洪水といった自然災害，高所や閉所，暗闇，血液や外傷の目撃，特定の疾病の罹患というように，極めて特異的な状況にだけ起こってくるような恐怖症である。通常小児期あるいは成人早期に生じ，有病率も高いが，恐れている状況や対象が容易に回避できる場合，受診に結びつくことは少ない。

ただし，血液や外傷の目撃，あるいは注射などに対する恐怖症の人たちは，他の恐怖症と異なり，恐怖状況に直面するうち交感神経優位から副交感神経優位の緊張へと交代が起こるため，徐脈や失神をきたすことがある。

b．他の不安障害 other anxiety disorders

このグループの主症状は不安の出現それ自体であるが，恐怖症性不安障害とは異なり，不安が特定の状況に限定されずに現れてくることが特徴である。重要な類型はパニック障害と全般性不安障害である。両者はかつて「不安神経症」と一括して呼ばれていたが，DMS-Ⅲ以降，急性・発作性の不安を主とするパニック障害と持続性の不安を特徴とする全般性不安障害に二分割された。このグループは男性より女性に多く，うつ病との共存が多いことも特徴の1つである。

①パニック障害 panic disorder

パニック障害の本質的な病像は，特別な状況に限定されずに，重篤なパニック発作（不安発作）を反復することである。パニック発作とは強い不安や恐怖感とともに，いくつかの激しい自律神経症状が突然に出現するものであり，DMS-Ⅳの診断基準では「10分以内にその頂点に達する」とされる。それ以降は徐々に鎮まっていき，通常は数十分のうちに治まる。覚醒時だけでなく睡眠中に発作が出現することもある。最もよくみられる症状は動悸や心悸亢進，頻脈である。発汗，震え，息切れや息苦しさ，窒息感，胸痛や胸部不快感，吐き気や腹部不快感などの症状もよくみられる。その他，めまいやふらつき，冷感または熱感が出現することもある。精神症状としては，現実感の消失や離人感，コントロールを失ったり発狂したりするのではないか，卒倒したり，死んでしまうのではないかといった恐怖感もみられる。ときにはパニック発作に過呼吸症候群を合併することもある。パニック発作を繰り返すうちに「また発作が起こるのではないか」という予期恐怖が強くなっていき，特定の状況と結びついて広場恐怖に発展することがしばしばある。睡眠不足，過労，ストレスのほか，アルコールやカフェインの過量摂取も発作の誘因になりやすい。

②全般性不安障害 generalized anxiety disorder

この障害の主な症状は全般性で持続性の不安であり，少なくとも数週間，通常は数か月間にわたる。特定の状況や対象に限定されず，様々なことが次から次へと不安になるという特徴があり，こ

Ⅱ 精神医学各論

れを浮動性不安と呼ぶ。不安の対象は，自分や家族が病気になったり事故に遭うのではないかといった将来の不幸に対する気がかりであり，いらいら感や集中困難を伴うことが多い。焦燥，筋緊張性頭痛，振戦などの運動性緊張や，めまい，ふらつき，発汗，頻脈，口渇などの自律神経症状もよくみられる。これらの身体愁訴のため，精神科以外の一般診療科を受診する例も多い。この障害は，元来神経質で心配性の人が慢性的な環境的ストレスにさらされたときに生じやすいといわれる。

CHART 101

【パニック発作】
　強い恐怖と自律神経症状が特徴
　離人感や過呼吸を伴うこともある
　突然に発症，10分以内に頂点
　睡眠中に起こることもある
　乳酸ナトリウム，CO_2により誘発

---

c．強迫性障害 obsessive-compulsive disorder

強迫性障害の基本になる症状は，反復する強迫観念あるいは強迫行為である。

・強迫観念（強迫思考）

　強迫観念とは，繰り返し心に浮かぶ観念，イメージ（表象）あるいは衝動である。観念の内容はほぼ常に苦悩をもたらすものであるため，患者は普通そのような考えに抵抗しようとするが，うまくいかず考えることに駆り立てられる。ただし強迫観念は，統合失調症にみられる思考吹入のような症状とは異なり，患者はそれが自分自身の考えであることを認識している。また少なくともある時期には，自分の考えが不合理であったり過剰であることを自覚もしている。強迫観念の中で比較的多いのは，誤りや見落としがあったのではないかという考え（不完全恐怖）や，不潔なものに汚染されたのではないか，あるいは，自分から周りの人や物に汚れをうつしてしまうのではないかという考え（不潔恐怖）である。

・強迫行為

　強迫行為とは，強迫観念に伴う恐れを打ち消すため，あるいは厳密に適用しなくてはならない規則に従って，繰り返さざるを得ない行為のことをいう。強迫観念と同様，患者は少なくとも障害の一時期には不合理であるか過剰であることを認識し，抵抗を試みる。典型的な強迫行為は確認と洗浄であるが，その他，左右対称に揃える，物を溜め込む，数を数える，心の中で言葉を繰り返すといった行為もみられる。強迫行為はしばしば儀式化する傾向にある（強迫儀式）。

　強迫性障害は，通常小児期から成人早期に発症し，症状のため患者の生活は重大な支障をきたしている。有病率には男女差がないが，男性は女性より早期に発症しやすいことが指摘されている。なお強迫症状は強迫性障害だけではなく，うつ病や統合失調症，てんかん，脳器質性疾患などに伴って出現することがある。特に系統的な動作性および言語性チックを主症状とするTourette障害では高率に強迫性障害が共存する傾向にある。

> **CHART 102**
>
> 【強迫性障害】
> 少なくとも一時期には不合理性を認識し抵抗を試みる

d．解離性障害 dissociative disorder

解離性障害の本質は，何らかの精神的あるいは身体的な機能が意識から解離して，随意的なコントロールが失われた状態である。かつてヒステリーと呼ばれていた病態がこれに当たるが，ヒステリーという用語は様々な意味で使用されてきたため，現在は誤解を避けるために用いられなくなっている。解離性障害は，外傷的な出来事，あるいは強い葛藤を孕んだ状況や対人関係から心因性に生じると考えられている。解離を生じることによって無意識のうちに，こうした苦しい外傷体験や葛藤から免れることを「一次疾病利得」といい，さらに現実的な利益を得る場合は「二次疾病利得」と呼ばれることがあるが，断定的な解釈は慎まなければならない。

・解離性精神症状

解離性精神症状の基底には，意識野の狭窄と呼ばれる一種のもうろう状態が存在する。意識野の狭窄とは，たとえていえばステージの一部のみにスポットライトが当たっており（一部の精神機能だけが正常に作動している），他の部分は照明が当たらず暗い（意識から切り離されている）状態である。

代表的な症状は解離性健忘である。外傷的な出来事に関連した記憶が部分的，選択的に失われる場合が多い（島状健忘）。頭部外傷の場合とは異なり，ほとんどは前向性の健忘である。ときには自分の氏名，生活史のすべてにわたる健忘が生じることもある（全生活史健忘）。解離性健忘に加えて，本来の生活圏から遠く離れたところに旅をしてしまうことを解離性遁走（フーグ）という。遁走の間も，第三者から見ると正常に映ることがしばしばである。また外界からの刺激に対する反応性が著しく減弱あるいは欠如する昏迷状態も解離性に生じることがある。

さらに特殊なタイプの解離性精神症状に，多重人格障害（解離性同一性障害とも呼ばれる）がある。症状には様々なバリエーションがあるが，通常は複数の人格が交代性に出現するものである。多重人格障害は小児期の被虐待体験が関係するという報告がある。トランスおよび憑依状態とは，他の人格，霊魂，神，あるいは「力」によって取りつかれたようにふるまうものである。Ganser症候群とは主に拘禁状況で出現する心理反応で，的はずれ応答（当意即答）を特徴に，小児的ふるまいや他の解離症状を伴うものである。ウェルニッケ Wernicke, K. のいう偽認知症に相当する。

・解離性身体症状

解離性の身体症状は知覚機能および運動機能の障害として現れるが，症状の基盤に実際の身体的障害は存在しない。しばしば症状の訴えは，生理学的あるいは解剖学的原理と一致しない。患者には，無意識のうちに周囲の注意を引こうとする行動が認められることがある。その一方，重篤な機能障害が現れているにもかかわらず，そのような状態に対して深刻さが感じられず，静かに受け入れているようにみえることがあり，「満ち足りた無関心」と表現される。なお，解離性の身体症状を転換症状，それを主とする病像を転換性障害と呼ぶこともある。

運動機能の障害として最も一般的なものは，四肢の様々な程度の麻痺である。下肢に協調運動障害が顕著に現れると，立ったり歩いたりすることができなくなる（失立および失歩）。声が出なくなることもある（失声）。また解離性にけいれんが出現することがあり，てんかんとの鑑別を要するが，解離性けいれんの場合は転倒による外傷や尿失禁はまれである。

知覚機能の障害としてよくみられるのが，皮膚の知覚脱失である。この場合，知覚脱失の領域は，例えば「手袋・靴下型の知覚障害」といわれるような，神経学的損傷ではあり得ないような範囲に及ぶことがある。また，管状（筒状）の視野狭窄が出現することがあるが，これも，視神経の器質的病変では起こり得ないような視野障害である。

CHART 103

【解離性障害】
　精神症状の基底に意識野の狭窄
　身体症状には器質的基盤がない

e．身体表現性障害 somatoform disorders

このグループの主な特徴は，所見は陰性が続き，症状にはいかなる身体的な基盤もないという医師の保証にもかかわらず，医学的検索を執拗に要求するとともに繰り返し身体症状を訴えることである。周囲の注意を引くための演技的行動がみられることもある。患者に心理的原因の可能性を示唆したり精神科受診を勧めたりすると，抵抗を示すことが多く，怒りの感情をあらわにする場合もある。主な類型は身体化障害と心気障害である。

①身体化障害 somatization disorder

身体化障害の特徴は，多発性，つまり体のいろいろな部位に症状が起こり，しばしばその症状が変転していくことである。通常成人早期に始まり，女性の方が男性よりはるかに多いといわれる。よくある症状は，消化器系の痛み，嘔気，嘔吐など，異常な皮膚感覚（瘙痒感，灼熱感，うずき，しびれ，痛みなど），性機能に関連した症状（月経痛など）である。患者の多くは精神科を受診するまでに長く複雑な病歴を有し，医療機関を転々と受診してきた経歴も少なくない。治療の過程で鎮静薬や鎮痛薬への依存，乱用が生じることもしばしばである。

②心気障害 hypochondriacal disorder

心気障害（心気症とも呼ばれる）の特徴は，がんのように重篤で進行性の身体疾患に罹っているという可能性に頑固にとらわれ，執拗に診察や検査を求めることである。しばしば不安や抑うつ感も認められる。身体化障害の患者が数多くの症状を訴えるのとは相違して，心気障害の場合は通常1つか2つの器官にのみ患者の注意が集中している。自分の容姿や体型に著しい欠陥があるという考えにとらわれる身体醜形障害（醜形恐怖）も心気障害に含まれる。

心気障害は男女の双方に出現するが，50歳以降に初めて出現することはまれであり，晩期発症の場合は特にうつ病との鑑別が必要になる。

③身体表現性自律神経機能不全 somatoform autonomic dysfunction
　患者の症状が，自律神経支配下の系統や器官に身体的な障害があるかのように現れる。これには，いわゆる心臓神経症，胃腸神経症，過敏性腸症候群，心因性の咳嗽や頻尿など，様々な症状が含まれる。

④持続性身体表現性疼痛障害 persistent somatoform pain disorder
　生理的過程や身体的障害によっては説明できないような痛みが，頑固に持続するものである。痛みには，しばしば情緒的葛藤や精神的社会的問題との関連が認められる。

CHART 104

【身体表現性障害】
　身体化障害は多発性・変転する身体症状
　心気障害は重篤な病気の可能性に固執

f．離人・現実感喪失症候群 depersonalization-derealization syndrome
　自分の存在，行動，身体に対する実感が失われ，自分がもとの自分ではないように感じられる体験を離人感という。また周囲の事物や人物があたかもすりガラスか透明な膜を通して見ているようによそよそしく感じられること（疎隔体験）を非現実感と呼ぶ。これらの症状は普通，患者にとって強い苦痛を喚起するものである。離人・現実感喪失症候群が単独で存在することは比較的まれであり，うつ病，統合失調症，恐怖症性不安障害，強迫性障害など他の精神障害に伴うことが多い。また健常者でも過労，感覚遮断，入眠・覚醒時に出現することがある。

4 神経症性障害の診断

　神経症性障害の診断のためには，まず器質的障害の除外診断を行わなければならない。さらに積極的に神経症性障害という診断を下すには，その患者において心理的要因の関与（性格，環境要因，症状発展に関わる心理機制）が明らかにされる必要がある。ただし，最近は心理的要因を前提とする神経症の概念を退け，症状と経過のみから操作的に診断する傾向が主流になっていることは，既述の通りである。ここでは，主として鑑別診断のうえで，重要なポイントを述べておくことにする。

a．共存障害（コモビディティ）に注意を払うこと
　神経症性障害は，しばしば他の類型の症状を伴ったり（例，広場恐怖に社会恐怖症状が共存する），うつ病など他の精神障害が共存することがある。したがって適切な診断を下すためには，患者の臨床像の全体を把握するよう努力がなされなければならない。ちなみに ICD-10 では，2つ以上の診断が共存する場合は，より優勢な障害を主診断とし，ほかは副診断にするという原則がある。

b．器質的障害との鑑別診断
　身体症状を呈する神経症性障害においては，器質的障害が基盤に存在しないかどうか注意深く診断

を進めることが決定的に重要である。例えばパニック発作と紛らわしい身体疾患としては甲状腺機能亢進症が代表的なものであるが、そのほか、副甲状腺機能亢進症、褐色細胞腫、前庭機能障害、心血管性障害、カフェインやアンフェタミン中毒、アルコールや鎮静薬からの離脱に際しても、パニック様の症状が起こることがある。また進行性の神経疾患の早期、特に多発性硬化症や全身性エリテマトーデスは解離性身体症状と誤診されることが少なくない。

c．他の精神障害との鑑別診断

一般に神経症性障害にはうつ病の共存が高率にみられる。なかでも全般性不安障害は不安を前景としたうつ病との鑑別がしばしば困難である。また強迫症状、全般性社会恐怖症状、離人・現実感喪失症状などは統合失調症の前駆期に出現することがあるため、注意が必要である。社会恐怖様の症状は広汎性発達障害の患者にもみられることがある。さらに解離性けいれんはてんかん発作との、解離性精神症状はてんかん発作後のもうろう状態との鑑別がそれぞれ必要である。

5 神経症性障害の治療

神経症性障害の治療としては、心理社会的療法と薬物療法が単独かもしくは併用して実施される。

a．心理社会的療法

治療者は、まず神経症の患者の話に耳を傾け、それを受け入れ、不安の感情をくみ取ることが肝要である。ときには励ましたり保証を与えることが必要な場合もある。こうした広義の精神療法的対応を支持的精神療法と呼ぶ。それとともに、患者に対しては障害や症状の性質について正しい知識が教育されなくてはならない。例えばパニック発作はそのままにしておいても自然に消褪すること、患者が恐れているような卒倒やコントロールの喪失は起こり得ないことなどは、初期の段階で明確に伝えられるべきである。過呼吸症候群を伴う場合には、ペーパーバッグ再呼吸法などの対処法を指導することも必要である。また、ストレスの多い環境が患者の病状に影響を及ぼしている場合には、家族や職場のキーパーソンに働きかけることによって環境調整を行うことも考慮されるべきである。

薬物を投与しながら、こうした対応を行うことによって改善に向かう場合もまれではない。ただし、神経症性障害の多くは慢性の経過をたどるため、さらに特異的な精神療法を必要とすることも多い。特異的な精神療法とは、神経症の成因に関して一定の理論仮説と治療技法を有するものであり、認知行動療法、森田療法、精神分析的（力動的）精神療法などが主なものである。

①認知行動療法

行動療法は、神経症の基盤に恐怖と回避反応の学習があるとみなし、学習された反応を消去することを治療目標とする。行動療法的アプローチとしては、不安を惹起するような状況に対して、不安の反応が弱くなるまで長時間直面するという曝露療法（エクスポージャー法）がよく行われる。認知療法とは、不安を強化するような患者の誤ったものの見方（認知）に対し、「そう考える根拠は何だろう」、「その状況に対して別の見方はないだろうか」、といった質問を投げかけることによって、より現実的な認知へと修正を図る療法である。実際には認知療法的アプローチと行動療法的アプローチは併用して実施されることが多いため、認知行動療法と総称される。認知行動療法は、パニック障害、恐怖症性不安障害、強迫性障害などに適用される。

②森田療法

　我が国の精神科医，森田正馬が創始した精神療法である。森田療法では，神経症の患者が自らの不安や恐怖を排除しようとするあまり，かえってそれらの感情にとらわれて不安や恐怖がいっそう募ってしまう悪循環に着目する。そこで，こうした悪循環を打破するため，不安や症状をあるがままにおきながら，不安の裏にあるよりよく生きようとする欲望を建設的な行動に発揮していくよう患者を導くことがこの療法の根本である。森田療法は恐怖症性不安障害，パニック障害，強迫性障害，心気障害などに適用される。

③精神分析的（力動的）精神療法

　精神分析的（力動的）精神療法では，神経症の症状の背後に無意識の葛藤が隠されているという見方が基本にある。したがって，治療者の解釈を通して患者がその葛藤に気づくこと，つまり洞察を得ることが治療の目標になる。この療法は治療に長期間を要することから，最近では臨床場面で実施されることが少なくなったが，解離性障害の治療から出発したこともあって，今日でも解離性障害には適用されることがある。そのほか，パニック障害に対しては短期の力動的精神療法が提唱されている。

　上記のような精神療法的対応のほか，神経症性障害には患者の自助グループも普及しており，有効な方法の1つである。

b．薬物療法
　神経症に用いられる主な薬物は，抗不安薬と抗うつ薬である。

②抗不安薬

　抗不安薬の大部分は，ベンゾジアゼピン系の薬剤であり，脳内のベンゾジアゼピン受容体に結合し，抑制性のGABAという物質の機能を高めることで，情動の興奮を鎮める働きを有する。副作用は少ないが，長期に用いると軽度の依存性が形成される。

②抗うつ薬

　古くからある三環系抗うつ薬のうち，イミプラミンはパニック障害に，クロミプラミンは強迫性障害に対して効果が認められている。また選択的セロトニン再取り込み阻害薬（SSRI）は，今日，パニック障害，全般性不安障害，恐怖症性不安障害，強迫性障害などの治療薬として広く用いられている（「薬物療法」の項 p.88 参照）。

重度ストレス反応および適応障害
reaction to severe stress, and adjustment disorders

　重度ストレス反応と適応障害は，ストレスの多い出来事あるいは不快な境遇の持続によって生じるものであり，それらの体験による衝撃がなければこうした障害は起こらなかっただろうと考えられる。この点で個人の生理的・心理的脆弱性がより大きな要因となる神経症性障害とは区別される。重度ストレス反応は，経過の点から急性ストレス反応と外傷後ストレス障害に分けられる。

a．急性ストレス反応 acute stress reaction

　元来は明らかな精神障害を認めない個人が，例外的に強い身体的・精神的ストレスにさらされたときに生じる一過性の重篤な反応である。通常は数時間か数日以内に治まる。ストレスの原因は，自分や愛する人々の安全や健康に対する重大な脅威となるような外傷的体験（例えば，自然災害，事故，戦闘，暴行，強姦），あるいは肉親との死別が重なったり，自宅が火災に遭うといった出来事である。ストレス因子の直後か数分以内に発症し，通常約3日後には最小限になってくる。

　症状は，初期の「眩惑」状態（意識野が狭窄し，ぼんやりとした状態）に続き，抑うつ，不安，激怒，絶望，過活動，および引きこもりなどを呈するが，症状は混合したり変動しやすい。

b．外傷後ストレス障害 post-traumatic stress disorder（PTSD）

　誰にでも大きな苦悩をもたらすような，著しく脅威的，破局的な出来事や状況に対する遅延した，あるいは遷延した反応である。原因になる体験は，例えば災害，激しい事故，変死の目撃，拷問，テロリズム，強姦あるいは他の犯罪の犠牲になるといった出来事である。外傷後，数週～数か月にわたる潜伏期間（しかし6か月を超えることはまれ）を経て発症する。多くの症例では回復が期待できるが，一部の患者では多年にわたる慢性の経過を示し，持続的な人格変化へ移行することがある。

　症状は，大きく3つの系列から成る。第1は，外傷に関連した刺激の回避と全般的な反応性の麻痺である。患者にはある種の「無感覚」や情動の鈍麻がみられ，他人から引きこもったり，重要な活動に参加しなくなったりする。外傷を想起するような活動や状況を避けるようになる。にもかかわらず，外傷体験を侵入的回想（フラッシュバック）や悪夢などの形で再体験し続けることが，第2の症状の系列をなす。第3の系列は，持続的な覚醒亢進症状であり，自律神経の過覚醒状態，強い驚愕反応，過剰な警戒心，不眠などがそれに当たる。このほか，しばしば不安，抑うつを伴い，ときには自殺念慮を示したり，外傷に関連した刺激に直面した場合にはパニックや怒りの爆発を呈することもある。

　PTSDの患者には，まず外傷体験の継続を断ち，安全を確保する措置が施されなければならない。治療としては，カウンセリングや認知行動療法などの心理的アプローチが主になるが，対症的に抗不安薬やSSRIなどの薬物も投与される。長期間の治療を必要とすることも少なくない。

c．適応障害 adjustment disorder

　重大な生活の変化や，ストレスの多い生活上の出来事（重い身体疾患に罹ることを含む）に対して順応が生じる時期に発生する，主観的な苦悩と情緒障害の状態であり，社会生活に支障を生じる程度のものである。通常，出来事や生活の変化から1か月以内に発症し，遷延性抑うつ反応を除いて6か月を超えない。症状は抑うつ，不安が最も多いが，緊張や怒りなど，ほかの情緒を伴うこともある。

また青年期には攻撃的な行動の形で，小児期には夜尿症や指しゃぶりのような退行的現象として現れることもある。

適応障害の治療に際しては，精神療法とともに環境調整が鍵となることが多い。

CHART 105

【外傷後ストレス障害（PTSD）】
　数週〜数か月の潜伏期間
　刺激の回避と反応性の麻痺
　悪夢やフラッシュバックなどで外傷を再体験
　覚醒亢進症状

〜 コラム　自我の防衛機制 〜

力動的精神医学では神経症の発症に際し，自我の防衛機制，すなわち葛藤を解消して不安から逃れるために行う無意識の心理機制を重視する。自我の防衛機制には，以下のようなものがある。

a．抑　圧
　自分にとって危険をもたらすような記憶や欲求，例えば過去の嫌な体験，ときには性欲などを無意識に抑えて忘れようとするものである。無意識に抑圧されたものをコンプレックスという。

b．反動形成
　抑圧よりも進んだ防衛機制で，欲求が激しくて抑圧できないときに，むしろ正反対な態度をとることによって安定に至ろうとすることである。例えば，憎しみの感情を溺愛として表すなど。

c．逃　避
　避けることで物事の解決を図ろうとする消極的な防衛機制である。

d．退　行
　困難な状況に直面したときに幼児期の未発達な段階に戻って逃れようとすることである。幼稚なふるまいや言動などとして現れる。解離性障害にみられる。

e．代　償
　欲求が満たされない場合に，それに代わって得られやすいもので満足すること。

f．置き換え
　ある対象に感情を向けると危険だと感じたときに，それよりも向けやすい対象に矛先を変えることである。例えば，恐い相手に向かわずに，その人の持ち物を代わりに傷つけたりするなど。

g．昇　華
　抑圧された欲求を社会・文化的な活動（例えば学問，スポーツ，芸術）に移し変えることであり，健康的な防御機制である。

h．投　影
　受け入れがたい自分の感情や欲求を他人の中に見出し，非難することによって自分を守ろうとするものである。例えば，他の人の中に自分と同じ欠点を見出し非難するなど。

i．合理化
　自分の失敗を合理的に聞こえるよう正当化すること。

j. 否　認
受け入れたくない体験や現実をなかったこととして，あるいはないようにふるまうことである。

k. 同一化（取り入れ）
自分の理想とする人のふるまい，行動をまねて自分とその人を同一視すること。

l. 分　離
分離機制が生じると観念や行動には実感が伴わなくなる。強迫性障害の中心をなす機制である。

Check Test 8

- ❏ 1 神経症性障害でもときに心気妄想が認められる。
- ❏ 2 広場恐怖の患者は開放空間に限って強い恐怖を覚える。
- ❏ 3 パニック障害では予期不安がみられる。
- ❏ 4 パニック発作には離人感を伴うことがある。
- ❏ 5 パニック発作ではチアノーゼがみられる。
- ❏ 6 強迫観念の内容は了解不能である。
- ❏ 7 「盗みをしてしまうのではないか」という強迫観念は窃盗行為に結びつきやすい。
- ❏ 8 強迫性障害の患者はたいてい強迫行為を不合理であると認識している。
- ❏ 9 強迫性障害では生活機能が障害されることは少ない。
- ❏ 10 強迫性障害――――儀式行為
- ❏ 11 解離性障害では強迫観念が出現する。
- ❏ 12 解離性障害では記憶障害がみられる。
- ❏ 13 多重人格は解離性障害でみられる。
- ❏ 14 視野狭窄は解離性（転換性）障害には生じない。
- ❏ 15 解離性（転換性）障害のけいれん発作は睡眠中にも起こる。
- ❏ 16 神経質性格――――心気障害
- ❏ 17 身体醜形障害は心気障害の一つである。
- ❏ 18 離人症の患者は「満ち足りた無関心」が特徴である。
- ❏ 19 「自分の手足が自分のもののように感じられない」という訴えは，神経症性障害患者でみられる。
- ❏ 20 離人・現実感喪失症候群では自我意識障害がない。
- ❏ 21 適応障害の発症要因として生活上の出来事の関与が大きい。
- ❏ 22 急性ストレス反応に伴う失神では冷汗がみられる。
- ❏ 23 外傷後ストレス障害では自律神経の過緊張をみる。
- ❏ 24 服薬を拒否している不安障害の患者に対し，「説明したうえで本人の判断に任せる」ことが正しい対応である。
- ❏ 25 強迫性障害には電気けいれん療法が有効である。
- ❏ 26 退行（regression）は，神経症性障害の発症と密接に関連する自我の防衛機制である。

解説

× 1 心気妄想は実際には病気ではないのに病気だと確信した状態である。通常，神経症性障害の患者が訂正できないような思考障害を抱くことはない。

× 2 広場恐怖では，開放空間に限らず雑踏や混雑した乗り物など，すぐに助けを得たり脱出することが困難な状況に強い恐怖を覚える。

○ 3 この先，症状や発作が起きるのではないかという不安である。

○ 4 離人感とは，自己の実在感が薄らぎ，自分が自分ではないように感じられることである。パニック発作の部分症状として出現することがある。

× 5 パニック発作の際に過呼吸（過換気症候群）に陥ることがあり，その場合には四肢末端のしびれ感，冷汗などが出現する。チアノーゼは動脈血の酸素飽和度が低下して起こるものであるから，病態生理学上は過呼吸とは逆である。

× 6 誤りや見落としがないか，不潔なものに汚染されたのではないか，などが強迫観念の代表的な例である。強迫観念の内容は通常の心理体験の程度または持続が甚だしくなったものであり，内容は了解可能である。

× 7 普通，強迫観念が実行に移されることはない。

○ 8 ばからしいとは思っているが，そうしないと心配でたまらない，気がすまないと訴えることが多い。

× 9 強迫観念あるいは強迫行為のために，日常生活が大きく障害されることが多い。

○ 10 強迫行為はしばしば儀式化する傾向にあり，強迫儀式と呼ばれる。例えば不潔恐怖の患者が洗浄行為を繰り返すうちに，洗う回数を決めて実行するようになる場合である。

× 11 解離性障害とは精神，身体機能の一部が意識から切り離された状態である。強迫観念は思考内容を過剰に意識し，とらわれた状態であり，普通，解離性障害に伴うことはない。

○ 12 心因性健忘は解離性精神症状の中でもよくみられる症状である。

○ 13 複数の人格が交代して現れる現象であり，解離性精神症状の一種である。

× 14 転換性障害では視覚障害として管状（筒状）の視野狭窄，視力低下などがみられるが，その症状は暗示によって変化しやすいのが特徴である。

× 15 てんかんとは異なり，解離性（転換性）障害の患者が睡眠中に人知れずけいれん発作を起こすことはない。

○ 16 心気症状を訴える人は普段から自分の身体的健康にこだわる性格の人に多い。神経質性格はそのような性格の代表的なものである。

○ 17 身体醜形障害とは身体の一部や容貌の欠点に強くとらわれている状態であり，心気障害に含められる。

× 18 離人症の患者は自己の状態に強い苦痛や不安を覚えることが普通である。「満ち足りた無関心」と呼ばれる態度は，解離性身体症状（転換症状）の患者にしばしば認められる。

○ 19 訴えは，身体意識面に現れた離人症状と考えられる。離人症状は神経症性障害のほか，うつ病，統合失調症，脳器質性障害など種々の精神疾患や健常者においても生じることがある。

× 20 離人症状は自我意識障害の一種であり，これを主徴とするのが離人・現実感喪失症候群である。

○ 21 適応障害は，重大な生活の変化や，ストレスの多い生活上の出来事への反応として生じる。

○ 22 代償性に交感神経を緊張させて血管の緊張を回復させるために末梢血管が収縮し，かつ発汗がみられる。

○ 23 覚醒亢進症状の1つとして，自律神経の過剰な緊張がみられる。

○ 24 インフォームドコンセントに関する問題であり，妥当な対応である。なお，不安障害の治療は精神療法，薬物療法のいずれかでも可能なので患者の選択に任せることもできる。

× 25 電気けいれん療法の適応は主にうつ病（自殺念慮が強い場合や昏迷状態）と統合失調症である。強迫性障害の治療は薬物と心理療法（行動療法を含む）が中心となる。

○ 26 退行は解離性障害においてしばしばみられる神経症的防衛機制である。患者には幼稚なふるまいや言葉がみられる。

7 生理的障害および身体的要因に関連した障害

摂食障害 eating disorders

1 概 念

　摂食障害自体は，食欲という欲動の障害によって呈する食行動異常全般を指す。病的な食欲の減退（拒食）あるいは亢進（過食）は，統合失調症，気分障害，精神発達遅滞，前頭側頭型認知症，内分泌障害によっても出現する。また，食欲の倒錯としては，砂，土，草などを好んで食べてしまう異食症もある。摂食障害の中で最も大切なのは，神経性食思不振症と神経性大食症である。ともに女性に発症しやすい。

　女性の社会参加，痩身を美徳とする社会風潮を背景に，先進国において80年代以降に増加してきた。基盤に強迫性，顕示性などの性格傾向を有し，成熟への拒否，女性化への拒否を見出せる場合が多い。人格障害の合併やアルコール依存症への移行がみられることがある。

2 神経性食思不振症 anorexia nervosa

　思春期やせ症，神経性無食欲症ともいわれる。後述する心身症にも該当する。心理的要因として，精神的に母親との共生的関係（一体感）があり，性的成熟の拒否や女性性への拒否などの葛藤などが考えられている。最も一般的な発症年齢は 14～18 歳で，思春期から 20 歳代前半までの未婚女性に多い。男性より女性に 10～20 倍起こりやすく，時点有病率は青年期女性の 0.5～1 % とされる。本症は，うつ病性障害，社会恐怖，強迫性障害と関連して併存しやすい。

　やせ願望が強く，患者はひどくやせるが，摂食や体重，体形に対し歪んだとらえ方（ボディイメージの障害）を抱いている。食事を拒否することが多いが，全く摂らないということはなく，ときには盗み食いや過食をして緩下薬の服用や意図的な嘔吐を繰り返す。自分が病的にやせているという自覚（病識）に乏しく，体重が増えることに強い抵抗を示す。身体的衰弱には見合わないほどに活動性水準が高い（活動性亢進）。発症前は，素直で聞き分けが良い真面目なしっかり者と評価されている場合が多いが，一方で自己中心的，頑固といった性格傾向が認められる。

　症状は体重減少のほかに，無月経，そして身体所見ではうぶ毛が目立つようになる。腋毛や恥毛の脱落はなく，この点で汎下垂体機能低下症とは鑑別できる。臨床検査上は，低体温，徐脈，電解質異常，貧血，低アルブミン血症，低血圧などがみられる。

　ICD-10 の診断基準には，①体重は期待される値より 15 % 以上下回る，②太る食物を避け，食後自ら嘔吐したり，緩下薬，利尿薬の使用などがみられる，③肥満への恐怖が存在する，④視床下部下垂体性腺系を含む広汎な内分泌系の障害に至り，女性では無月経，男性では性的機能の減退を起こすことがある，⑤思春期前の発症であれば思春期に起こるべき現象は遅延ないし停止する，が挙げられている。

　病型として，過食を伴わない制限型と，過食を伴い自己誘発性嘔吐や緩下薬や利尿薬を用いて排泄行

動を行うむちゃ食い/排出型に分類される。制限型は，むちゃ食い/排出型と比較して予後不良である。
　生命の危険に及ぶこと（死亡率 5〜18 %）もあり，治療はときに入院を要する。身体管理によって栄養補給を行うとともに，精神療法（認知行動療法など）そして薬物療法が用いられる。食行動改善による体重の増加を目指すが，歪んだ考えを是正するのは困難なことが多い。精神療法としては，治療への導入に十分な時間をかけ，患者・主治医・家族の間で治療契約を結んだうえでの家族療法的アプローチが有効である。

> **CHART 106**
>
> 【神経性食思不振症】
> 　若い女性で体重に対し歪んだとらえ方。拒食が多いがときには過食。
> 　病識がないので治療は困難。やせても活発。腋毛，恥毛の脱落はなし

③ 神経性大食症　bulimia nervosa

　発作的に繰り返される過食（むちゃ食い）と，一方で体重のコントロールに過度に関心を示し，太らないために極端な方法を繰り返す状態である。男性より女性に 4 倍起こりやすい。神経性食思不振症に比べ，発症年齢はやや高く，有病率が高い（時点有病は青年期女性の 1〜3 %）。
　ICD-10 の診断基準では，①摂食への没頭は持続的で，短時間で大量の食物を食べ尽くす，②過食による体重の増加を代償する行動として，自己誘発嘔吐，緩下薬・利尿薬の乱用や絶食，過剰な運動などの排泄行動を示す，③肥満への病的な恐れがみられる，などを必要としている。
　本症では，月経異常や電解質異常を伴うことがあるが，正常体重を維持することが多く，神経性食思不振症のむちゃ食い/排出型と区別できる。また，中枢神経系腫瘍，Kleine-Levin 症候群など食欲亢進を呈する疾患との鑑別が必要である。予後は神経性食思不振症と比較して良好であり，自己の制御不能な摂食行動への違和感から治療に対する希求性は高い。しかし，基本的には増悪と寛解を繰り返す慢性の障害である。
　治療は，精神療法（認知行動療法など）と薬物療法であるが，内分泌，代謝障害の治療もときに必要となる。合併症のない本症の多くは，入院を必要としない。一方で，むちゃ食いが制御不能であること，自殺企図，物質乱用，排泄による重度の電解質異常などの状態を示す場合，入院治療を考慮する。

> **CHART 107**
>
> 【神経性大食症】
> 　発作的に繰り返されるむちゃ食いと自己誘発嘔吐，緩下薬・利尿薬の
> 　乱用などの排泄行動
> 　月経異常や電解質異常を伴うが，正常体重を維持することが多い

心身症 psychosomatic diseases

ICD-10 に心身症という用語は用いられていない。しかし，身体症状を主とするが，その背景に心理的因子の配慮に重要な意味をもつ様々な疾患をまとめるうえで，心身症という概念は有用である。心身症に含まれる疾患は，ICD-10 において摂食障害や身体表現性自律神経機能不全などとして，いくつかの項目に分かれて記載されている。

1 概　念

心身医学とは，患者を身体面とともに心理面・社会面をも含めて，総合的・統合的にみていこうとする医学であり，この対象が心身症である。心身症は「身体疾患の中で，その発症や経過に心理社会的な因子が密接に関与し，器質的ないしは機能的障害が認められる病態（日本心身医学会）」と定義される。同じ身体疾患に罹患していても，心理社会的因子が関与していないものは心身症とは呼ばない。

2 原因と一般的特徴

持続的な感情緊張（不安，敵意，怒り，罪悪感，不本意など）が交感神経系や下垂体副腎皮質系に影響し，自律神経支配下にある諸器官の機能障害として出現する。

アレキシシミア（alexithymia，失感情症）という特徴を有し，自己の感情を認知し，言語的に表現する能力に欠けているために，情動が直接に身体症状として表出・処理される，ことを指す。心身症の患者は真面目で社会的には過剰なほどに適応しているにもかかわらず，自分の感情を感じ取り言葉で表現することが苦手で，その結果，蓄積されたストレスが身体症状となって現れる。

症状は転換性障害のように象徴的なものではなく，情動の生理的随伴現象（表現）として現れ，自律神経系の支配を受けやすい器官・臓器に出現する。情動障害の多くは本人には意識されず，症状が出現してもそれによって不安が完全に軽減されることはない。一般に1つの器官または器官の系統が強く，かつ持続的に障害され（器官選択），長期に及ぶとその器官に組織学的変化をもたらす。

3 分類と対象疾患

心身症は消化性潰瘍のように器質的な病変を呈する場合と，片頭痛，過敏性腸症候群のように生理的な機能障害を呈する場合とに分けられる。機能障害としての心身症は思春期や青年期に多く，成人期以降は器質的障害としての心身症が増加する。

心身症の対象となる疾患は，極めて多い。主要な疾患には，気管支喘息，過換気症候群，高血圧症，虚血性心疾患（不整脈，狭心症），摂食障害（神経性食思不振症など），消化性潰瘍，過敏性腸症候群，潰瘍性大腸炎，片頭痛，痙性斜頸，肥満症，アトピー性皮膚炎などが挙げられる。

> **CHART 108**
>
> 機能障害としての心身症は若いころ
> 器質的障害によるものは成人以降

4 神経症性障害（神経症）との鑑別

- 精神的葛藤に基づく不安に起因するのは両者に共通する。
- 心身症は身体症状，神経症性障害は精神症状が主体となる。
- 心身症の身体症状は，強い不安の持続により自律神経系を介して生じるが，神経症性障害の身体症状は，不安の象徴的表出にほかならない。
- 心身症の身体症状は特定の器官に固定され，その程度は組織の器質的変化にまで及ぶことがあるが，神経症性障害では多系統器官の一過性機能障害にすぎない。
- 心身症患者は，無欲状・自己愛的な静けさを示し，治療に際して，自己の精神生活が問題にされることに消極的で協力的でないが，神経症性障害患者は，表情豊かに多彩な言語表現をもって，自己の症状を訴える。

5 診 断

病状が心身相関に由来すること，生活史と症状に時間的な関連があること，同じストレスにより症状が誘発されやすいこと，などを明らかにして診断する。

6 治 療

心身症の患者はコミュニケーションや対象関係ができにくく，洞察的心理療法だけで奏効することは少ない。病状に応じて，精神療法（自律訓練法，認知行動療法，森田療法など），薬物療法が行われる。薬物療法は各疾患に応じた薬物（例えば胃潰瘍に対する抗潰瘍薬）とともに，抗不安薬，抗うつ薬，睡眠薬などの向精神薬を使用する。

> **CHART 109**
>
> 心因によって引き起こされた身体の病が心身症
> 症状の出現は一定の器官，心身症になりやすい人は失感情症で社会に過剰適応

睡眠障害 sleep disorders

我が国の成人の約20％が何らかの睡眠障害を有すると推定されている。睡眠障害に関する訴えは，精神科臨床の中で最も多いものの1つである。

睡眠障害の現象型（主訴）には，①入眠障害，②中途覚醒・熟睡障害，③早朝覚醒，④起床困難，⑤日中傾眠（日中の過度の眠気），⑥睡眠時異常行動，などがある。

睡眠障害の原因には，①身体的原因（physical），②生理学的原因（physiological），③心理学的原因（psychological），④精神医学的原因（psychiatric），⑤薬理学的原因（pharmacological），がある（5P分類）。

睡眠障害は，「睡眠障害国際分類」第2版（ICSD-Ⅱ）において，①不眠症，②睡眠関連呼吸障害，③中枢性過眠症，④概日リズム睡眠障害，⑤睡眠時随伴症，⑥睡眠関連運動障害，などに分類されている。

1 不眠症 insomnia

a．精神生理性不眠症 psychophysiological insomnia（PPI）

心理的なストレスや環境変化，身体疾患などを契機として，入眠困難，中途覚醒の訴えが1か月以上持続する。従来，神経質性不眠や不眠恐怖症と称されていたものに相当する。中高年女性に多い。その他の精神障害に伴う不眠症とは異なり，睡眠障害以外の訴えは少ない。

発症機制として，①眠れないことへの不安や緊張が身体化され，焦燥感，筋緊張の亢進，予期不安などとして現れ，覚醒レベルの高い状態が持続する，②学習された睡眠を妨げる連想がみられること，が考えられている。眠れないことを過度に気にするため不眠への恐怖が続き，慢性的に身体化された不安や緊張がさらにいっそう不眠を増強するという悪循環が形成され，不眠感が持続する。

治療は，睡眠に対して正しい理解をもつように指導することにあり，睡眠衛生教育（生活指導）を主とした精神療法（認知行動療法，森田療法）が重要である。薬物療法は，血中半減期の短いベンゾジアゼピン系睡眠薬の投与が一般的である。

b．気分障害に伴う睡眠障害

睡眠障害は，躁状態にもうつ状態にもほぼ必発（80％以上）する，気分障害の基本的な症状の1つである。

うつ病性障害において，睡眠障害の程度とうつ状態の重症度がある程度相関を示す。臨床的にも，うつ病では，早朝覚醒時に自殺企図に及ぶことが多い。一方，双極性のうつ病や季節性感情障害の中には，過眠症状を呈する症例も少なくない。躁病では，一日中活動的で睡眠時間は極端に短縮するが，患者自身には疲労感がなく不眠を訴えることも少ない。また，うつ病では，中心症状である抑うつ気分や興味・関心の低下，意欲・活動性の低下などが目立たずに，全身倦怠感や肩こり，頭痛などの身体症状だけが先行して発症することがあり，睡眠障害だけが唯一の症状である場合もある。

治療は，薬物療法として感情調整薬や抗うつ薬の薬剤選択を原則とするが，必要に応じて抗精神病薬やベンゾジアゼピン系睡眠薬も併用される。

c．アルコール依存睡眠障害 alcohol dependent sleep disorder

就寝前のアルコール摂取を中止することで、睡眠障害が出現する状態。

アルコールは、中枢神経抑制作用を有し、多量を就寝前に摂取すると主観的な熟睡感は向上する。同時に、レム睡眠に対しては抑制する方向に作用する。アルコールは、代謝と排泄が非常に速いためにその作用は持続せず、睡眠後半には逆に覚醒が増加する。長期飲酒によってアルコールに対する耐性が生じ、当初と同程度の入眠効果を得るために、飲酒量の増加を余儀なくされる。レム睡眠のバランスが崩れ、睡眠構造自体も乱れる。

日中の社会的活動に飲酒が悪影響を与えているならば、アルコール症の専門的な治療が必要になる。

2 睡眠関連呼吸障害 sleep related breathing disorders

代表的な睡眠関連呼吸障害は、睡眠時無呼吸症候群（sleep apnea syndrome：SAS）である。SAS は、睡眠中に 10 秒以上持続する無呼吸あるいは低呼吸が反復し、睡眠の分断と動脈血酸素飽和度の低下をきたす疾患である。診断には終夜睡眠ポリグラフ検査が必要であり、1 時間当りの無呼吸/低呼吸数（AHI）が 5 回以上であることによって診断される。AHI が 5〜15 の場合を軽症、15〜30 の場合を中等症、30 以上は重症と分類される。

常習性の大いびき、中途覚醒、熟睡障害、日中の耐え難い眠気を主症状とし、集中力低下、記銘力低下、全身倦怠感、起床時頭痛、さらに抑うつ気分、不安焦燥感などの精神症状を随伴しうる。

病型は、最も高頻度に出現する無呼吸のタイプによって、中枢型（呼吸運動自体が停止する無呼吸）と閉塞型（口鼻の換気が停止するが胸腹部の呼吸運動は持続する無呼吸）に分類される。臨床上は、圧倒的に閉塞型睡眠時無呼吸症候群が多い。特に、高度肥満、日中の傾眠、周期性呼吸（睡眠時無呼吸）、チアノーゼ、右室肥大を併せもつ症例を、ピックウィック症候群と呼ぶ。

SAS は、中高年男性を主として一般人口の 1％ 以上に存在すると推定される。夜間低酸素状態と関連して、高血圧症、多血症（赤血球増加）、虚血性心疾患、肥満症、脳血管障害などの身体合併症が出現する。

治療は、原因除去の目的から、①食事・運動療法による体重減少、②経鼻的持続陽圧呼吸（nasal continuous positive airway pressure：CPAP）、③耳鼻科的手術療法、④歯科的矯正器具による下顎前方固定法、⑤薬物療法：アセタゾラミド（呼吸化学受容体刺激薬）、三環系抗うつ薬、プロゲステロン、などが用いられる。通常の睡眠薬は、その筋弛緩作用によって無呼吸の増悪を招く危険があるため、慎重な投与が必要である。

3 中枢性過眠症 hypersomnia of central origin

a．ナルコレプシー narcolepsy

代表的な中枢性過眠症。15〜20 歳の思春期に発症し、遺伝因子が高く、患者は HLA DQB1*0602 をもち、ほとんどが脳脊髄液中のオレキシン 1 濃度の著明な低下を認める。自己免疫によるオレキシン神経細胞の破壊が原因であるという仮説がある。一般成人の 0.1％ 程度に存在する。

4 大症状として以下が知られている。

①睡眠発作 sleep attack

日中の作業中に耐え難い眠気に襲われて眠り込んでしまう。数分〜数十分持続する。入眠後、直

ちに（15分以内）にレム睡眠が出現する（sleep onset REM）。情動性脱力発作を併せもち，6か月以上にわたって睡眠発作が毎日出現することで臨床的に診断される。
②情動性脱力発作 cataplexy
　情動の動き（笑い，驚きなど）を契機にして生じる全身の発作性脱力。
③入眠時幻覚 hypnagogic hallucination
　幻視が多い。
④睡眠麻痺 sleep paralysis
　レム期からの突然の覚醒により，意識は清明ながら，筋緊張低下によって身動きできない金縛り状態。

ICSD-Ⅱでは，情動性脱力発作を伴わないナルコレプシーも記載されており，この確定診断には，日中の眠気を客観的に測定する反復睡眠潜時検査（MSLT）が必須となる。
　治療として，眠気に対して中枢神経刺激薬（メチルフェニデート，ペモリン，モダフィニル），情動脱力発作に対しては抗うつ薬（ミルナシプラン，クロミプラミン）が有効である。

CHART 110

【ナルコレプシー】
　4徴は，睡眠発作，脱力発作，入眠時幻覚，睡眠麻痺
　情動性脱力発作を伴わないナルコレプシーもある

b．反復性過眠症（周期性傾眠症，Kleine-Levin症候群）

有病率はまれだが，青年期の男性に多い。少なくとも年1回以上の周期性をもって，数日〜数週間に及ぶ過眠状態を呈するが，食事や排泄時には覚醒する。多食，性的逸脱行為や気分障害を伴うことがあるが，間欠期の精神活動は正常である。視床下部障害による睡眠覚醒機構の異常が想定される。高熱，外傷，心身疲労などを契機に起こることが多い。予後は良好。

CHART 111

【過眠症状を示す疾患】
　睡眠時無呼吸のピックウィック症候群
　睡眠発作のナルコレプシー
　周期性傾眠のKleine-Levin症候群

4 日内（概日）リズム睡眠障害 circadian rhythm sleep disorders

個人の睡眠・覚醒スケジュールと個人に求められる生活上のスケジュールが同調しないために，結果として不眠あるいは過眠の訴えが生じるもの。一過性（時間帯域変化症候群，交代勤務性睡眠障害）と持続性（睡眠相後退症候群，非24時間睡眠覚醒症候群）に分かれる。

a．時間帯域変化（時差）症候群 time zone change (jet lag) syndrome

5時間以上の時差がある地域にジェット機で移動した際に出現する一過性の心身不調。睡眠障害が高頻度（60〜70％）で出現する。症状は移動の方向によって異なり，特に東方飛行（日本からアメリカなど）の場合に著明である。

病因には，①外的脱同調（体内時計と現地の生活時計に生じるずれ）と，②内的脱同調（体内時計に支配される体内リズムの間に生じるずれ）の2点が関与する。

対処法には，①睡眠・活動・食事などのタイミングを，できる限り新しい時間帯に早く適応させる，②そのために高照度光を利用する，③短時間作用型睡眠薬，④メラトニン，などがある。

b．交代勤務性睡眠障害

交代勤務によって覚醒と睡眠のパターンが頻回に変化するために生じる不眠あるいは過眠，疲労感，胃腸症状などを特徴とする。

c．睡眠相後退症候群 delayed sleep phase syndrome (DSPS)

日常生活上，望ましい時刻に入眠または覚醒することができず，望ましい時刻に比べ遅れている状態が，少なくとも1か月以上持続する。休暇などで制限がないときには，その睡眠の質と持続時間は正常であり，睡眠時間帯は遅れたままで24時間の周期性を保つ。これらが，2週間以上の睡眠日誌で確認されることで診断される。

病態生理として，体内時計の同調機構の障害，特に位相前進能の低下が考えられている。DSPSでは，睡眠覚醒リズムの周期は24時間に保たれるが，外部環境との位相関係に睡眠相が大幅に後退しており，通常の時間帯に眠ろうとすると著明な入眠障害が生じ，社会的に要請される朝の時間帯に起床できない状況となる。職業的・社会的適応困難や学業への支障が生じ，そのことを悩んでしばしば抑うつ的となる。

治療上，通常の睡眠薬は無効であることが多く，時間療法，高照度光療法，メラトニン投与などの時間生物学的治療法が適応される。

d．非24時間睡眠覚醒症候群 non-24-hour sleep-wake syndrome

睡眠の時間帯が毎日1〜2時間ずつ遅れていくために，通常の日常生活上は著明な入眠困難と起床困難を呈する。24時間の日周リズムに同調できず，人間に本来備わっている生体リズムの周期（約25時間）でしか生活できない状態が持続する。基礎疾患として，外部との同調因子である光が欠如している全盲者や，直接的に体内時計が障害される視床下部付近の梗塞や腫瘍などが知られているが，それらを認めない症例も多い。

5 睡眠随伴症 parasomnia

睡眠や覚醒によって惹起される好ましくない身体的現象。特定の睡眠段階でみられる。

a．睡眠時遊行症（夢遊病）sleep walking

5〜12歳の男児に多く，心因による場合もあるが，本人の自覚はない。深いノンレム睡眠からの急激な覚醒時に生じる。

b．睡眠時驚愕症（夜驚症）night terror：深いノンレム睡眠

c．悪夢 night mare：レム睡眠

d．レム睡眠行動障害 REM sleep behavior disorders（RBD）

最近注目され始めた睡眠時随伴症である。RBDでは，睡眠周期のうちレム睡眠の時期に一致して，激しい異常行動が反復して出現する。その内容は多彩で，笑う，しゃべる，叫ぶといった程度から，起き上がって歩く，配偶者を殴るといった激しいものまである。患者を覚醒させると行動異常は直ちに消失し，その後の見当識は保たれる。そして，そのときの夢内容を想起させると行動異常の内容とよく符合しており，RBDの異常行動は，夢の中での患者の行動であることが推測される。

RBDは，高齢者や脳幹部に障害を有する患者（Parkinson病，Shy-Drager症候群，Lewy小体型認知症など）に多く，脳幹橋被蓋部の機能的・器質的障害が想定されている。通常はレム睡眠中に抑制される骨格筋緊張が抑制されず，夢体験に一致した行動障害が出現する。終夜睡眠ポリグラフ所見では，異常行動に一致して筋活動を伴うレム睡眠（stage 1-REM with tonic EMG）が認められる。薬物療法として，クロナゼパムが奏効する。

6 睡眠関連運動障害 sleep related movement disorders

代表的な睡眠時運動障害には，レストレスレッグ症候群と周期性四肢運動障害がある。

a．レストレスレッグ症候群 restless legs syndrome（RLS，むずむず脚症候群）

下肢を中心に就床時に不快な耐え難い異常感覚（痛み，不快感，虫がはう感じ，むずむず感など）が出現する。この感覚は安静時に悪化し，脚を動かすことで改善するため，脚を動かしたいという欲求が出現する。症状は夕方から夜間に増悪する。

RLSは，特発性と続発性に分類され，慢性腎不全（透析），鉄欠乏性貧血，妊娠，リウマチ，Parkinson病などの身体疾患に続発する。我が国の成人の有病率は，1〜3％と考えられている。薬物療法として，非麦角系ドパミン作動薬やクロナゼパムが奏効する。

b．周期性四肢運動障害 periodic limb movement disorder（PLMD）

睡眠中，非常に常同的な四肢運動が周期的に繰り返し出現し，主に不眠，ときに過眠を呈する。圧倒的に中年期以降の高齢者に多く，病因には大脳基底核の機能障害や脊髄α運動ニューロンの機能障害などが想定され，レストレスレッグ症候群との疾患近縁性がある。診断には終夜睡眠ポリグラフ検

査が必要であり，下肢のれん縮である異常運動が，20〜40秒の周期で前脛骨筋に0.5〜5秒持続する筋放電として，覚醒反応を伴って観察される。成人の場合，睡眠1時間当りに15回以上出現することで診断される。治療は，レストレスレッグ症候群と同様。

> **CHART 112**
> 代表的な睡眠時随伴症は，レム睡眠行動障害
> 代表的な睡眠関連運動障害は，レストレスレッグ症候群と周期性四肢運動障害

性機能不全

性機能不全には，自分が望むように性的関係をもてない様々な状態が含まれる。その障害によって著しい苦痛が生じ，または対人関係が困難になっている。その基本的特徴は，①対象者が自らの望むような性的関係に入れないことにあり，②機能不全は頻繁に起こるが，場合によっては起こらないこともある，③機能不全は，少なくとも6か月間存在している，④他の精神および行動の障害，身体的な障害，または薬物治療のいずれも，全面的な原因でないこと，などである。以下のように分類されている。

a．性欲欠如あるいは性欲喪失
性欲の減退が主な病態である。ただし性的楽しさ，興奮がないということではなく，自発的性行為が少ないことを意味する。

b．性の嫌悪および性の喜びの欠如
性行為に対し否定的な感情とそれを回避するほどの恐怖や不安を生じる。あるいは性行為に伴う喜びの欠如である。女性に多い。

c．性器反応不全
男性では勃起不全であり，女性では膣の潤滑不全，性的興奮障害の形で現れる。

d．オルガズム機能不全

e．早　漏

f．非器質性膣けいれん

g．非器質性性交疼痛症

h．過剰性欲

産褥に関連した障害

　ほかに分類される障害の基準は満たさず，産褥（分娩後6週以内に始まったもの）に関連する精神障害にのみ使用される。通常は，気分障害の状態像（産後うつ病）を示すが，産褥を悪化させるその他の精神疾患および神経疾患の状態を呈する場合もある。特に出産による内分泌環境の変化や心理的・身体的負担の増加を契機として，分娩後3～5日を頂点に10日ころまでに生じる軽症一過性の情動の混乱をマタニティブルーズ（maternity blues）といい，大部分は2～3日で自然消失する。ICD-10では，産褥に関連した精神および行動の障害，他に分類できないもの，という例外的な状況として記載されている。軽症，重症，その他の，特定不能のものに分類される。

Check Test 9

- 1 若い女性の摂食障害では低カリウム血症がみられる。
- 2 神経性食思不振症は活動性が低下する。
- 3 神経性食思不振症では低体温がみられる。
- 4 神経性食思不振症では頻脈がみられる。
- 5 神経性食思不振症ではボディイメージの歪みがみられる。
- 6 神経性食思不振症では低アルブミン血症がみられる。
- 7 神経性大食症では神経性食思不振症を合併することが多い。
- 8 神経性大食症では強迫症状がみられる。
- 9 神経性大食症では月経不順がみられる。
- 10 神経性大食症では体重は標準以上である。
- 11 神経性大食症では月経異常はみられない。
- 12 神経性大食症では認知行動療法は無効である。
- 13 心身症では，日常生活に十分適応している人がなりやすい。
- 14 心身症では，症状が特定の器官に固定する。
- 15 睡眠の老化現象として入眠障害が特徴的である。
- 16 不眠を訴える患者には，就床直前に長く入浴することを勧める。
- 17 不眠を訴える患者には，日光をできるだけ浴びないように指導する。
- 18 睡眠時無呼吸症候群は女性に多い。
- 19 睡眠時無呼吸症候群では昼間の眠気を伴う。
- 20 睡眠時無呼吸症候群では血圧低下がみられる。
- 21 睡眠時無呼吸症候群では赤血球増加が認められる。
- 22 うつ病は過眠をきたす。
- 23 ナルコレプシーは幻覚を伴う。
- 24 夢中遊行症は男子より女子に多い。
- 25 夜驚症はREM睡眠期に起こる。

解 説

- ○ 1 摂食障害では，拒食のほかに，嘔吐，緩下薬の乱用などがよくみられる。特に，緩下薬に対する依存が強く，嘔吐を繰り返す病態では体内の電解質バランスが崩れ，低カリウム血症に至る。
- × 2 神経性食思不振症は，多くの場合，活動性はむしろ亢進する。これは，環境への過剰適応を起こすためである。また，知的にも障害はなく，むしろ学業は優秀であることが多い。
- ○ 3 拒食に伴う体重減少があるため，基礎代謝は低下し，35℃台の低体温を示すことが多い。
- × 4 栄養不足や代謝低下のために徐脈を呈する。
- ○ 5 診断基準の1つである。
- ○ 6 低栄養のため低アルブミン血症を呈する。
- × 7 両者は肥満への恐怖をみるという点で近縁性があり，そのため互いに移行をみることはあるが，診断のうえで合併することはない。
- ○ 8 神経性大食症は肥満への恐れがありながら，強迫的にむちゃ食いをしないではいられない状態である。
- ○ 9 神経性大食症では著しい体重の変動や心理的要因によってしばしば月経の不順を呈する。一方，無月経を呈するのは神経性食思不振症である。
- × 10 標準体重から肥満の間にあり，標準体重の例も多い。
- × 11 一部のものに無月経がみられる。
- × 12 摂食障害の治療には薬物療法とともに精神療法が行われ，なかでも認知行動療法は神経性大食症，神経性食思不振症の治療技法として勧められている。
- ○ 13 心身症になりやすい人は環境への過剰適応がみられる。一方，神経症性障害者では不適応が多い。
- ○ 14 心身症では一定器官に症状が固定するのが特徴であり，器官系統では自律神経系が多い。この点で訴えが多系統の器官に及ぶ神経症性障害とは区別される。
- × 15 老人の睡眠障害は様々であるが，中途覚醒，早朝覚醒が特徴である。
- × 16 血圧や体温が上昇するため，適切ではない。
- × 17 日光は体内リズムを整える因子として重要である。
- × 18 睡眠時無呼吸症候群は，疫学的研究では中年の男性で，肥満者に多いことがわかっている。
- ○ 19 睡眠時無呼吸症候群では，中途覚醒，熟睡障害のため日中に眠気を生じる。
- × 20 夜間睡眠中の血圧変動，血圧上昇がみられる。
- ○ 21 低酸素血症によりエリスロポエチンの分泌が促進され多血症となる。
- ○ 22 定型うつ病では，各種不眠を示すが，非定型うつ病では，過眠，過食が特徴である。
- ○ 23 ナルコレプシーの特徴は，睡眠発作，脱力発作，入眠時幻覚，睡眠麻痺である。
- × 24 夢中遊行症は睡眠中に起き上がり，歩き回ったりする。女子より男子に多い。
- × 25 夜驚症は体動よりは複雑な動きであるが，夢中遊行症よりは単純な動きをする。第3～4段階の深い睡眠中に生じる。

8 幼児・小児・青年期の精神・心身医学的疾患

乳・幼児期および小児期の精神障害

1 精神発達遅滞 mental retardation

CHART 113

一度正常に発達した知能が何らかの障害によって低下する状態を認知症というが，これに対し正常な知能発達を得られず推移することを精神発達遅滞という

表 2.21 精神発達遅滞の分類

名　称	IQ 値	到達精神年齢
境界知能	70〜84	
軽　度	50〜69	9〜12 歳未満
中　度	35〜49	6〜9 歳未満
重　度	20〜34	3〜6 歳未満
最重度	20 未満	3 歳以下

WHO の国際分類では，知能指数（IQ）を基準に軽度（IQ＝50〜69），中度（IQ＝35〜49），重度（IQ＝20〜34），最重度（IQ＝20 未満）の 4 つに分けている。近年，IQ70〜84 の間の境界知能群の増加や，それらが不登校など種々の就学不適応状態を示すことも注目されている。また精神発達遅滞においては，他の精神障害有病率が一般人口の 3〜4 倍と推定されている。精神発達遅滞は原因として感染症によるもの，頭部外傷に続発するもの，代謝性疾患に伴うもの，脱髄疾患などの脳器質障害に伴うもの，出生時の影響によるもの，染色体異常によるもの，に大別することができる。以下，精神発達遅滞の原因疾患として頻度の高いものを挙げる。

a．脳性麻痺 cerebral palsy

受精から生後 4 週までに何らかの原因で受けた脳の損傷によって引き起こされる運動機能の障害を指す症候群と定義される。遺伝子異常によるものや，生後 4 週以降に発症したもの，一時的なもの，進行性のものは含まれない。一般には未熟児，周産期障害などにより脳に障害が加わり，中枢性の運動障害に伴う精神発達遅滞を認める症例群の総称である。脳の損傷部位によって，4 型に分類される。

①アテトーゼ型：大脳基底核が損傷された結果，不随意運動を特徴とする。

②失調型：小脳もしくはその伝導路が損傷された事例で，四肢麻痺，運動不安定性などを特徴とする。
③痙直型：上位運動ニューロンが損傷された事例で，四肢の筋緊張の亢進を特徴とし，ジャックナイフ現象を認める。
④固縮型：錐体外路の障害があり，四肢麻痺が出現する。強固で持続的な筋緊張のため，関節の動作は歯車様である。

以前は「アテトーゼ型」が多かったが，現在は「痙直型」が多くなっている。前者は知的障害が中度以下であることが多く，後者は比較的軽度である。治療法は確立されていない。

b．Down 症候群

全出生児の 800 人に 1 人の割合で認められる。原因は，染色体 G 群 21 番の異常（21 trisomy）である。母体が高齢であるほど，同疾患は出現率が高くなる。知的障害の程度は種々である。特徴的なのは，眼裂が狭く両眼の間隔が広い，目のつり上がった顔貌であり，耳介は薄く，唇が大きい例が多くみられる。合併症として高率に内臓奇形（心奇形，鎖肛，先天性食道閉鎖，円錐角膜）を伴っていることが多い。

c．フェニルケトン尿症 phenylketonuria

常染色体劣性遺伝の遺伝性疾患である。原因はフェニルアラニン水酸化酵素の先天的な欠損である。症状は，精神発達遅滞，けいれん発作，メラニン色素欠損であり，発達の障害は生後 6 か月〜1 年以内に始まる。多動，情動易刺激性を随伴することもある。知的障害は中度〜重度である。食事療法によりフェニルアラニンの血中濃度が低いまま維持されれば，正常に発育する。

d．クレチン症 cretinism

先天性甲状腺機能低下症。生後 6 か月くらいより身体発達の遅れ，厚皮，低体温，巨舌および中度から高度の精神発達遅滞を認める。

2 特異的発達障害 specific developmental disorders

特異的発達障害は，精神発達遅滞や自閉症と異なり，全体的な知的発達のレベルはある程度の水準に達しており，対人関係でも共感などが保たれているものと定義される。WHO の国際分類では，①学習能力の特異的発達障害，②会話および言語の特異的発達障害，③運動能力の特異的発達障害に大別している。このうち①が最も代表的なものであり，学習障害（learning disorders）と呼ばれる。多くは，3 歳くらいまではほかの子どもと同じように発達し，以降，部分的に発達が障害され，多くの子どもは学童期に落ちつきに欠ける，言語の発達が遅れるなどの症状を認め，思春期以降は正常な発達に戻ることも多い。予後は，精神発達遅滞，自閉症など，ほかの発達障害に比べ良好である。治療は治療教育を早期に施行することにより症状の軽減を図る。

3 広汎性発達障害 pervasive developmental disorders

脳神経系の発達過程における遺伝的，環境的（生物学環境）要因により形成されると推定される認知

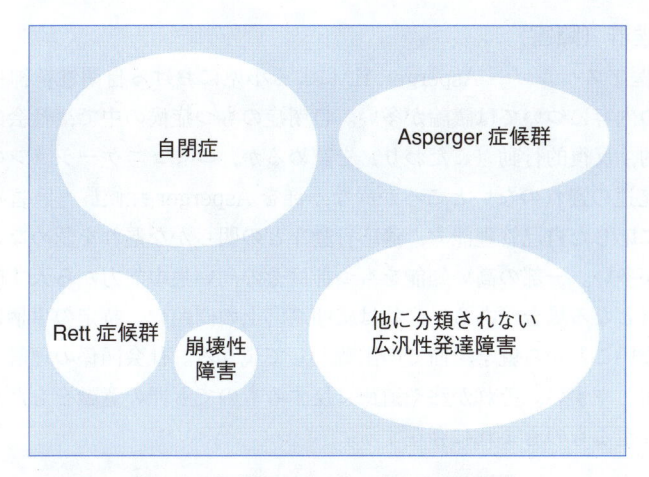

図 2.9 広汎性発達障害に含まれる症候群

機能の特異的障害である．相互的な社会関係とコミュニケーションのパターンにおける質的障害，および限局した常同的で反復的な関心と活動の幅によって特徴づけられる一群の障害の総称である．以下に概説する障害の相互関係を図 2.9 に呈示した．

a．小児自閉症（早期幼児自閉症 early infantile autism），（自閉症 autism）

3 歳以前に出現する発達の異常である．社会的相互関係の質的障害，コミュニケーションの障害（対人交流の質的障害），限局した常同的・反復的行動（こだわり）を 3 主徴とする．幼児期から集団適応は悪く，視線が合わないことも多い．ごっこ遊びができないなど社会関係における暗黙のルールを理解することが困難である．また他者の意図を認識してコミュニケーションを図ることも困難である．さらに，こだわりと呼ばれる，特定事象への強い興味関心の集中と，変化を極端に嫌う傾向を認める．本疾患では幼少期から対人交流が乏しく言語発達が著しく障害される．このため学習能力は低い場合が多い．言語表出では，オウム返し（反響言語）や極端に丁寧（低年齢では大人びた）で紋切り型の応答がみられる．

本症は早期に適切な療育を受けることや，特別支援教育などにより適切な学習援助がなされることにより社会的適応能力を高めることが可能だが，中核的認知面の障害は成人後も続くため就労といった社会参加には困難を要する場合が少なくない．このため平成 16（2004）年に施行された『発達障害者支援法』に基づき，各地に「発達障害者支援センター」が設置されている．治療法は確立されたものはないが，併存する障害を標的に薬物療法を施行するほかに，TEACCH（treatment and education of autistic and related communication-handicapped children）などの療育プログラムが推奨されている．

b．Rett 症候群（障害）

X 染色体上に存在する *MECP2* 遺伝子の突然変異によって引き起こされると考えられ，このため女児に特異的に発症する．生後 1 年 6 か月くらいまでに発症し，それまで正常に発達していた運動機能が消退するため，言語の障害，無目的な行動など，多彩な症状化に至る．常に知能障害に至り，しばしばてんかん発作が出現する．

c．Asperger 症候群（障害）

1944 年の小児科医アスペルガー Asperger, H. による小児における自閉性精神病質の提唱に基づいた概念であり，その内容については議論が多い。自閉症のもつ症候の中で，社会的相互関係の質的障害，限局した常同的，反復的行動（こだわり）を認めるが，コミュニケーションの障害（対人交流の質的障害）や言語発達の遅れのないところが異なる群を Asperger 症候群（障害）と呼ぶ。認知の発達の遅れや，年齢に応じた自己管理能力，適応行動などの明らかな遅れを認めないことから，知能は概ね正常域のものが多い。一部の高い知能をもつ群はその高い集中能力から天才的な能力を発揮し，社会的に有為な人材となる場合がある。症状は集団適応上の問題や，特定の事柄に興味を示し，それ以外に関心をもたないことから就学場面での困難として現れる。社会関係の理解に乏しいことから，非社会的行動が出現しやすい。それが法や道徳に反するものでも罪の意識をもたないため，反社会的行動を生じる事態に至るものもまれに存在する。

CHART 114

- 広汎性発達障害は自閉症の症候を満たす群の総称
- 自閉症は社会的相互関係の質的障害であり，コミュニケーションの障害（対人交流の質的障害），限局した常同的・反復的行動（こだわり）を 3 主徴
- Asperger 症候群は自閉症のもつ症候の中で，コミュニケーションの障害（対人交流の質的障害）や言語発達の遅れはない

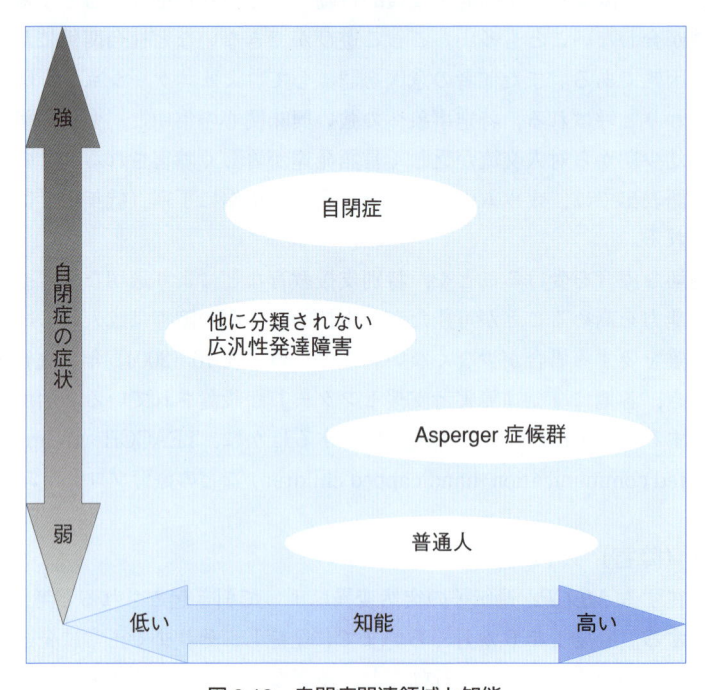

図 2.10　自閉症関連領域と知能

小児・青年期の精神障害

1 注意欠陥多動性障害 attention deficit hyperactivity disorder（ADHD）（多動性障害 hyperkinetic disorders）

不注意（注意力欠如），多動（落ち着きがない），衝動性（予期せぬ行動をとる）が基本症状である。その行動により社会的な活動や学業の機能に支障をきたす。7歳以前から存在し，また，家庭や学校など，少なくとも2つ以上の状況で存在することが診断上の要件となっている。「混合型」，「不注意優勢型」，「多動性−衝動性優勢型」の3型に分類される。低年齢では多動性−衝動性優勢型，混合型が多数を占める。年齢が高くなるに従い，不注意優勢型の割合が高くなるといわれている。学齢期で推定3〜7％に存在し，一般に低年齢ほど高い。男女比は2.5〜5.1：1とのデータがあり男児に多い。ただし，成人では性差が少ない。予後は，児童期にADHDと診断された症例のうち，思春期になっても症状をもつ患者の割合は約70％，成人になっても症状をもつ患者の割合は約30〜50％という報告がある。現在のところ脳内ドパミン系の異常を示唆するデータが多く，このことが遂行機能全般に障害としてみられ，脳の発達の過程で症候の現れた方の相違として認められると考えられている（ドパミン関与仮説）。

治療は，環境調整，ソーシャルスキル・トレーニング，心理療法，ペアレント・トレーニングなどの非薬物療法が優先されるが，社会適応度の低い事例では，脳内のドパミン量の増加をもたらす，中枢刺激薬であるメチルフェニデートの徐放剤やノルアドレナリンを増やし，間接的にドパミン系に影響を与える，塩酸アトモキセチンの2剤が主剤として使用されている。

CHART 115
注意欠陥多動性障害（ADHD）は不注意，多動，衝動性，が基本症状

2 行為障害 conduct disorders

反復し，持続する反社会的，攻撃的，反抗的な行動パターン自体により診断される特異な行動障害である。その行動が年齢相応の社会規範や規則を大きく逸脱していることが診断上重要である。しばしば，注意欠陥多動性障害との連続性のある事例も存在する。また基盤に特異的認知の障害をもつ可能性も示唆されている。具体的には，学校内での暴力行為，器物の破損，嘘，窃盗，重大な規則違反，小動物に対するいじめなどとして現れる。成人期において診断される反社会性パーソナリティ障害との関連性が指摘されている。治療には，認知行動療法や，薬物療法として衝動性を標的症状として非定型抗精神病薬や抗てんかん薬を使用する。

3 選択緘黙 selective mutism

ある特定の状況でしゃべることができない状態が1か月以上持続する場合をいう。多くの場合，家庭では普通にしゃべることができるが，学校ではできない。一般に知的障害は認めない。治療は，併存する他の障害がないことを確認し，環境調整や事例により不安や緊張を標的症状に薬物療法を施行する。

4 チック tics

チックとは突発的，急速，反復性，非律動性，常同的な運動あるいは発声である。学童期に出現し，多くは思春期までに軽快する。精神的緊張が高すぎても，低すぎても出現する場合がある。強迫性障害が併存することも多い。最近では特異的症候の出現前の前駆的な焦燥感が持続することも症状として重要と考えられている。症候の程度が学業や社会生活に影響を与える程度により薬物療法を行う。薬物としてはリスペリドンやアリピプラゾールなどの非定型抗精神病薬が使用される。

5 Tourette 症候群 Gilles de la Tourette Syndrome

多様な運動性チックと1つまたはそれ以上の音声チックが，同時に存在するとは限らないが出現した時期があることが診断上の要件となっている，慢性の病態を示す症候群である。原因としては，大脳基底核におけるドパミン系神経の過活動仮説がある。強迫性障害やADHDなど併存する障害は多く，重症例では積極的な薬物療法が施行される。薬物としてはリスペリドンやアリピプラゾールなどの非定型抗精神病薬が使用される。

6 吃音症 stuttering

種々の要因により出現する，正常な会話の流暢さと時間構成の困難であり，この障害が，学業や対人交流に支障をきたす程度のものを指す。従来の神経症性障害説（心因論）から今日では多様な要因が指摘されているが，確立された原因論や治療論はない。臨床的には経年的に軽快する症例が多い。ストレスとの関連で出現していると考えられるものには，家族，学校を含めた環境調整を行う。

7 指しゃぶり thumb disorders，爪かみ nail biting

指しゃぶりは2〜3歳においてみられ，4歳くらいからはまれになる。指しゃぶりは時代によりその意味についての理解は異なる。フロイト Freud, S. が幼児性欲の現れとしたことは有名である。今日指しゃぶり自体に関して問題視する傾向は薄れたが，これが過度な場合，患者の環境に何らかの問題があることを探索する必要が指摘されている。また，この行動に随伴する行動（耳ひっぱり，頭叩き，抜毛）などが多いことが指摘され，行動障害との関連性を指摘する考えもある。

爪かみは子ども〜成人まで幅広くみられるが，10歳前後に多いとの報告がある。従来より不安緊張の現れとされることは多いが，この行動自体を悪癖として叱責するような関与は望ましくなく，むしろ癖としてそれ以外のことに情緒発散の手段を与えていくことが必要と考えられている。

8 その他

a．Heller 病

1908年にヘラー Heller, T. が幼年期認知症（Dementia infantilis）と報告した。3〜4歳まで正常に発達したのち，急激に強度の不安，焦燥，ときに一過性の幻覚を示して，言語機能を失い，認知機能障害の症状が著明となる疾患である。運動機能は保持される。原因はリポ蛋白代謝異常とされる。生

命予後も不良であり数年で死に至る。極めてまれな疾患である。

b．被虐待児症候群 battered child syndrome

被虐待児症候群は，子どもが虐待を受けた結果，身体的・精神的に様々な症状が現れた状態を表す言葉であり，1962年にケンペ Kempe, C. が battered child syndrom として身体的虐待について報告して以来，臨床現場で注目されるようになった。児童虐待は，親および親に代わる保護者によって児童に加えられた非偶発的な身体的，心理的，性的な虐待行為，または保護の怠惰や拒否と定義される。

虐待の診断は，それを疑うかにかかっている。児童虐待を疑った場合には，子ども家庭支援センター，児童相談所，保健所，警察などとの連携が重要である。医師には児童相談所などへの通告の義務がある。『児童虐待防止法』で，通告の義務が医師の守秘義務に優先されることが定められている。また，児童虐待と確定できず，疑いでも通告することも規定されている。子ども家庭支援センターは児童虐待相談も含めた児童相談における地域の窓口として初期対応に当たる機関であり，児童相談所は要保護性の高い困難な事例に対応する後方機関である。これらの機関は保健所，医療機関，教育機関などと連携して被虐待児への対応を図ることとなっている。

青年期（思春期）の精神障害

思春期とは，13〜18歳前後までと定義する。

1 不登校 school refusal

不登校は，「何らかの心理的，情緒的，身体的あるいは社会的要因・背景により，登校しないあるいはしたくともできない状況にあるため年間30日以上欠席した者のうち，病気や経済的な理由による者を除いたもの」と文部科学省は定義している。

実際の臨床では，児童思春期の多様な精神および行動の障害が不登校を呈しやすいので鑑別が重要となる。基盤となる児童の性質が変化し，発達障害のような就学不適応を呈しやすい障害の増加，学校自体に関する意識の変化なども背景にあり鑑別は容易ではない。鑑別診断としては，統合失調症，うつ病などの感情障害，不安障害，小児心身症など代表的な精神障害のほか，自閉症，ADHD，学習障害，精神発達遅滞などを鑑別する必要がある。こうした事例への対応としてスクールカウンセラーの派遣（平成12年），特別支援教育制度の設立（平成19年4月より），精神科学校医の増加などがみられている。

2 非 行 delinquency

非行は基本的には，社会文化的変化によってその内容や質を変えるものである。最近の傾向として，非行を行う子どもは，普通の児童生徒が突然非行に走るパターンの増加が指摘されている。現在は，親にも子どもにも規範意識が明確でなくなっていること，文化社会的に非行とそうでない行為の境界が不鮮明なこと，離婚率の増加から片親家庭が増加し，核家族化以上に家庭の養育機能が低下していること，などが非行の要因として指摘されている。またインターネットや携帯電話の普及は，非行の温床になっていることが指摘されており，見えない非行も増加している。

Ⅱ 精神医学各論

CHART 116

- 被虐待児童では，医師には疑いであっても児童相談所への通報義務がある
- 子ども家庭支援センターは初期対応機関として連携が必要である
- 不登校への対応には，スクールカウンセラーの派遣や特別支援教育が行われている

9 成人のパーソナリティならびに行動障害

パーソナリティ障害 personality disorders

1 概　念

　普通にみられる性格類型については，クレッチマー Kretschmer, E. の分類を別の項 p. 45 で記載した。人格障害（性格異常）はその平均的な概念より著しく偏った性格をいう。多くは思春期または青年期より明らかとなり，生涯にわたって持続する行動異常を示す。シュナイダー Schneider, K. は「その人格のために自らが悩むか，あるいは周囲を悩ます結果になるもの」と説明している。
　人格障害の成因としては遺伝や体質などの生来性が強調されることが多いが，環境要因との関連も重要である。なお，頭部外傷，脳炎などの後天性の脳器質性障害による性格変化は人格障害に含めない。

CHART 117

> パーソナリティ障害は異常のために自分が悩むか，社会を悩ますもの
> 後天性の脳器質性障害による性格変化はパーソナリティ障害には入らない

2 分　類

　人格障害の類型として最もよく知られているのは，Schneider による精神病質人格の類型である。それは抑うつ者，自信欠乏者，無力者，発揚者，熱狂者，顕示者，気分変動者，爆発者，情性欠如者，意志欠如者であるが，現在は ICD ないし DSM の類型が広く用いられている。ここでは DSM-Ⅳ の類型を示すが，ICD-10 もほぼ同じである。DSM-Ⅳ では，人格障害を大きく A 群，B 群，C 群に分け，それぞれ特徴をもっている。

● A 群：風変わりで自閉的で妄想をもちやすく奇異で閉じこもりがちな性質をもつ。
　a．妄想性パーソナリティ障害 paranoid personality disorder
　　他の人の行動に過度に過敏で疑い深く，ほかからの行為を誤解し，自己の権利が侵されたと感じて好訴的，攻撃的になる。性格は冷淡で人にはよそよそしい。

　b．統合失調質（分裂病質）パーソナリティ障害 schizoid personality disorder
　　何かを楽しむこともなく，感情は冷淡で平板化しており，他人への思いやりや逆に怒りを表すことがほとんどない。友人をつくらず，社会から逃避し，空想や内省に閉じこもりがちで，無関心，内気，気弱である。

c．統合失調型パーソナリティ障害 schizotypal personality disorder

統合失調質パーソナリティ障害と同様，社会的にも感情的にも他者から隔絶している．思考や認知，会話にみられる奇妙さは統合失調症に似ている．ときに統合失調症で発症以前に統合失調型パーソナリティ障害がみられる場合があるが，統合失調型パーソナリティ障害のほとんどは統合失調症になることはないといわれている．

● **B 群**：感情の混乱が激しく演技的で情緒的なのが特徴的．ストレスに対して脆弱で，他人を巻き込むことが多い．

d．反社会性パーソナリティ障害 antisocial personality disorder

他人への無関心，社会ルールの無視と無責任さがみられるが，罪悪感を感じることはなく，他人を非難し，良好な人間関係を続けることができない．以前は精神病質人格，社会病質人格と呼ばれていた障害であり，この人格障害は男性に多く，他者の権利や感情を無神経に軽視する傾向を示す．人に対しては不誠実で，欺瞞に満ちた言動をとる．欲しいものを手に入れたり，自分が単に楽しむために人をだましたりする．

e．境界性パーソナリティ障害 borderline personality disorder

情緒の不安定と衝動の統制ができないことが主な特徴であり，女性に多く，自己のイメージ，気分，行動，対人関係が不安定である．情緒不安定に加えて，患者自身の抱く自己像は不明瞭で，自分のアイデンティティ（自己同一性）に混乱がみられる．孤独に耐えられず見捨てられることをひどく嫌う（見捨てられ不安）が，つくる対人関係は極めて不安定である．そのため感情的な危機を繰り返し自殺の行動（過量服薬など），自傷行為（リストカット，リストスラッシングなど）などの自己破壊的行為に至りやすく，これら問題行動によって他者を巻き込み操作することが多い．その背景には慢性的な空虚感がある．

f．演技性パーソナリティ障害 histrionic personality disorder

自己を実際以上にみせようとする．感情は浅薄不安定で自己中心的，自己顕示的，被暗示的，演技的である．つまり人の注目を集めたがり，演技的で極端に感情的で，外見をひどく気にする．表現力豊かで生き生きしているため，友人はすぐにできるが，たいていは表面的で一時的な関係に終わる．感情表現にはしばしば大げささや子どもっぽさ，わざとらしさが感じられ，人の同情や関心を集めたいという意図がうかがわれる．

g．自己愛性パーソナリティ障害 narcissistic personality disorder

自分は特別で，特別な待遇を受けるべきであり，理解できるのは特別の地位にある人であると思い込んでいる．そして自分に対する強い賞賛をしばしば求めるが，人に共感する心は欠如している．自分の価値や重要性を過大評価する傾向があり，この人格は，失敗，敗北，批判などに極度に敏感である．高い自己評価を満たせないと，すぐに激怒したり，ひどく落ちこむ．周囲に迷惑な行動を起こし，自己中心的，傲慢，利己主義であり，周囲に迷惑な行動をとる．その傲慢な自己の背景には，卑小な自己像があるとされる．

9 成人のパーソナリティならびに行動障害

●C群：不安や抑制を伴う行動。不安や恐怖心が強い性質をもつ。周りの評価が気になり，それがストレスとなる性向がある。

h．回避性パーソナリティ障害 avoidant personality disorder

常に心配したり緊張しており，自分は社会に不適格で，他人より劣っていると思い込んでいる。他者から拒絶されることに過度に敏感で，人間関係を含めて新しいことを始めるのを怖がる。愛情や受け入れられることに対して強い欲求を抱いているにもかかわらず，失望や批判を恐れて，親密な人間関係や社会的状況を避ける傾向がみられる。統合失調質パーソナリティ障害とは異なり，孤独感や他者とうまく関われないことについて率直に悩む。

i．依存性パーソナリティ障害 dependent personality disorder

一人でいると不安や無力感を感じ，重要な決定などはできず，他人任せである。親しい人に見捨てられることを常に恐れている。自信に欠け，自分のことを自分でする能力について強い不安を感じている。自分には決められない，何をしたらよいかわからない，どうしたらよいかわからない，といった弱音を吐くが，その実，ほかの人には自分よりも能力があると信じている。

j．強迫性パーソナリティ障害 obsessive-compulsive personality disorder

完全癖のために仕事などがはかどらない。強情で融通がきかない。また，疑い深い。秩序，完ぺき性，管理といったことにこだわり，疑い深い。信頼でき，頼りになり，きちんとしていて，几帳面である一方，柔軟性に欠けるため変化に適応できない。慎重で，1つの問題のあらゆる局面を比較検討するため，決断を下すことが苦手である。したがってまじめで責任感があるが，誤りや不完全さに耐えられないため，仕事を最後まで全うできないことがよくある。強迫性障害とは異なり，強迫性パーソナリティ障害では，強迫観念や強迫行為はみられない。

●その他

k．受動・攻撃性パーソナリティ障害 passive-aggressive personality disorder

表立たない阻害，引き延ばし，強情さと非能率によって特徴づけられるもので，背景には攻撃性があり，これが受動的に表現されていると考えられている。ぐずぐずと行動し，適切に行動するよう言われると抵抗して，言い訳を言い，行動を引き延ばす。そして自分からは自己主張せず，自分の要望も言わない。

l．抑うつ性パーソナリティ障害

生涯にわたる抑うつ的人格特性によって特徴づけられるもので，常に悲観的で，自責的である。彼らは自尊心が低いことを認め，人生において楽しんだり，希望をもったりすることができず，常に不幸である。

CHART 118

境界性パーソナリティ障害は情緒不安定に加え，不安定な対人関係，自己破壊的行為

参考までに DSM-Ⅳ-TR による境界性パーソナリティ障害の診断基準を載せる。

表2.22　境界性パーソナリティ障害の診断基準（DSM-Ⅳ-TR）

　対人関係，自己像，感情の不安定および著しい衝動性の広範な様式で，成人期早期までに始まり，種々の状況で明らかになる。以下のうち5つ（またはそれ以上）によって示される。
(1) 現実に，または想像の中で見捨てられることを避けようとするなりふりかまわない努力
　　注：基準5で取り上げられる自殺行為または自傷行為は含めないこと
(2) 理想化とこき下ろしとの両極端を揺れ動くことによって特徴づけられる，不安定で激しい対人関係様式
(3) 同一性障害：著明で持続的な不安定な自己像または自己感
(4) 自己を傷つける可能性のある衝動性で，少なくとも2つの領域にわたるもの（例：浪費，性行為，物質乱用，無謀な運転，むちゃ食い）
　　注：基準5で取り上げられる自殺行為または自傷行為は含めないこと
(5) 自殺の行動，そぶり，脅し，または自傷行為の繰り返し
(6) 顕著な気分反応性による感情不安定性（例：通常は2〜3時間持続し，2〜3日以上持続することはまれな，エピソード的に起こる強い不快気分，いらいら，または不安）
(7) 慢性的な空虚感
(8) 不適切で激しい怒り，または怒りの制御の困難（例：しばしばかんしゃくを起こす，いつも怒っている，取っ組み合いの喧嘩を繰り返す）
(9) 一過性のストレス関連性の妄想様観念または重篤な解離性症状

髙橋三郎，大野裕，染矢俊幸訳：『DSM-Ⅳ-TR 精神疾患の分類と診断の手引』新訂版，医学書院，2002，p.237 より

習慣および衝動の障害 habit and impulse disorders

1 概　念

以下の行動の障害が含まれるが，いずれも合理的と思えるような動機は見当たらず，たいていの場合，患者自身，そして他の人々の利益をも損なうような行為を繰り返すものである。患者はその衝動を抑えることができないと訴える。この概念は実は古くは1838年にエスキロール Esquirol, J. E. D. が偏執狂的本能（monomaniac instinctives）と呼んだころからあり，最近ではセロトニン神経伝達系の衝動制御の障害があることがわかり注目を浴びている。

a．病的賭博 pathological gambling

患者の社会的そして職業的地位や家庭生活を壊すほどに賭博を繰り返し，しかも頻回に行うものである。そのため多額の負債を抱えたり，法律を犯してお金を得たりすることがある。一般人口の3％存在するといわれている。

b．放火癖 pyromania

はっきりした動機はなく，火災を見ることに対する強い喜びや満足を感じることから，財産や他の物への放火行為を何度も繰り返したり，企てるものである。金銭的利益や復讐などの理由によって計画される放火とは異なる。放火者には軽度精神発達遅滞やアルコール乱用が多いとされる。

c．窃盗癖 cleptomania

衝動を抑えられずに物を盗む行為を繰り返すが，金儲けや自分の用途のためではない。行為の後には罪悪感を覚えるが，行為前の緊張感とその間や直後の満足感が忘れられないためである。男女比は1：3といわれている。

d．抜毛症 trichotillomania

繰り返される髪の毛を抜く行為である。その衝動を抑えることはできず，引き抜いた後には安堵感と満足感を得る。自分の髪を抜いてしまったために頭皮が見えてしまっても，なかなかやめることができない。成人では男性よりも女性に多いといわれているが，子どもでは性差はみられない。

e．その他

買い物強迫，インターネット強迫，携帯電話強迫，反復的自傷，性行為強迫などがある。

性同一性障害 gender identity disorders

生まれつき異性として暮らし，受け入れられたいという願望があり，自分の解剖学上の性について不快感そして不適当であるという意識を通常もっており，性同一性障害（gender identity disorder：GID）と呼ばれる。身体が男性で心が女性であるものをMtF（Male to Female），身体が女性で心が男性であるものをFtM（Female to Male）と呼ぶ。彼らは子ども時代からの自分の性に対する嫌悪感が強く，その苦悩の強いものはMtFでは自分のペニスを切り落とそうとするものがいるほどである。自分の性とは異なる服装により性的な興奮を得たりする服装倒錯的フェティシズムはこれに含まれない。一般的には成人ののち性同一性障害と診断を受け，ホルモン療法を経たのち外科治療（性転換手術）を受けて少しでも好みの性に身体を近づけようとする。

日本では，『性同一性障害者の性別の取扱いの特例に関する法律』が平成15（2003）年に成立し，平成16（2004）年に施行された。この法律により性同一性障害の患者と診断され，性転換手術を受けたものは戸籍の性別を変更できるようになった。ただし，次の5つの条件を満たす必要がある。①20歳以上であること，②現に婚姻をしていないこと，③現に未成年の子がいないこと，④生殖腺がないこと，または生殖腺の機能を永続的に欠く状態にあること，⑤その身体について他の性別に係る身体の性器に係る部分に近似する外観を備えていること，である。

性嗜好障害 disorders of sexual preference

1 概　念

異常な対象や手段で性欲の満足を得る状態で，パラフィリア（性的逸脱：性倒錯と同義）と呼ばれるものである。ほぼ正常の行動から，性のパートナーに対して性的な指向を強要するもの，反社会的行動に至るもの，など多岐にわたる。以下のものがある。

a．フェティシズム fetishism
　生命のない対象物に対して性衝動，妄想，行動が持続するもので，対象は例えば，ハイヒール，ショーツ，ストッキングなどであり，人間の体に深く関連する物である。ほとんど男性に限られる。

b．露出症 exhibitionism
　性器を異性の前で，あるいは公衆の面前で露出することによって満足を得る。既婚で普通の性生活を送っている男性に多い。露出症は露出以上の性的な接触は求めず，強姦などには至らないといわれている。

c．窃視症 voyeurism
　いわゆる覗きである。Peeping Tom といったり，日本では出歯亀と呼んだりする。裸の人や性行為をする人を観察することによって，もしくはその後の自慰行為によってオーガスムを得るもので，主に男性にみられる。

d．窃触症 frotteurism
　陰茎を洋服の上から女性の殿部などにこすりつけることによって性的快感を得るもので，この行為は通常，電車やバスなど混雑した場所で行われる。

e．小児性愛 pedophilia
　字のごとく小児，通常は思春期以前または思春期早期の年齢の小児を性欲の対象とするものである。性犯罪と大きく関係があり，最近ではインターネット上の児童ポルノが問題になっている。

f．性的サディズム sexual sadism
　サディズムは異性を虐待して性的満足を得るもので，主に男性にみられる。語源は 18 世紀のフランスの Sado 伯爵に由来する。

g．性的マゾヒズム sexual masochism
　マゾヒズムは虐待されることによって性的満足を得るもので，19 世紀のオーストリアの作家 Masoch に由来する。Masoch は女性に支配され，虐待をされることにより，性的喜びを感じていた。

h．服装倒錯的フェティシズム transvestic fetishism
　男性が女性の服を身に着けるのを好んだり，あるいはこれより頻度は低くなるが，女性が男性の服を着るのを好む（異性装）。ただし，性同一性障害と異なり，自分の性を変えることは望まない。

i．その他
　死体愛，動物性愛，糞便愛，浣腸愛，嗜尿愛，電話わいせつ，コンピュータわいせつ，低酸素嗜好症などがある。

Check Test 10

- [ ] 1 フェニルケトン尿症では精神発達遅滞をきたす．
- [ ] 2 先天性副腎皮質過形成では精神発達遅滞をきたす．
- [ ] 3 広汎性発達障害（自閉症スペクトラム障害）の患児では特定の事象へのこだわりが強い．
- [ ] 4 Rett 症候群はほとんどが女児に発生する．
- [ ] 5 小児自閉症では言語理解の発達遅滞がある．
- [ ] 6 小児自閉症では常同的行動がみられる．
- [ ] 7 小児自閉症では知能障害がみられる．
- [ ] 8 Asperger 症候群では言語発達の遅れはみられない．
- [ ] 9 Asperger 症候群では特定の事象へのこだわりがみられる．
- [ ] 10 Asperger 症候群では知能障害がみられる．
- [ ] 11 Asperger 症候群では社会性の障害がみられる．
- [ ] 12 Asperger 症候群の診断には心理検査が有用である．
- [ ] 13 注意欠陥多動性障害（ADHD）では多動性・衝動性は思春期以降では軽減する．
- [ ] 14 ADHD では脳内ドパミン神経系の異常がみられる．
- [ ] 15 ADHD は女児に多い．
- [ ] 16 ADHD の発症は 6 歳以前である．
- [ ] 17 ADHD では知的障害が合併する．
- [ ] 18 ADHD には中枢刺激薬が有効である．
- [ ] 19 Gilles de la Tourette 症候群では多様な運動性チックと，1 つまたはそれ以上の音声チックが同時に存在するとは限らないが出現した時期があることが診断上必要である．
- [ ] 20 Tourette 症候群の治療には抗精神病薬を用いる．
- [ ] 21 Tourette 症候群の多くは成人まで持続する．
- [ ] 22 被虐待児症候群を発見したら，疑いであっても医師には児童相談所に通告義務がある．
- [ ] 23 警察は被虐待児の対応に関与する．
- [ ] 24 保健所は被虐待児の対応に関与する．
- [ ] 25 子ども家庭支援センターは被虐待児の対応に関与する．
- [ ] 26 境界性パーソナリティ障害の衝動性の背後には，見捨てられ不安がある．
- [ ] 27 境界性パーソナリティ障害では，解離症状がみられることがある．

解　説

- 1　精神発達遅滞をきたす代表的な先天性疾患である。
- × 2　本症と精神発達遅滞の関連はない。
- 3　広汎性発達障害（自閉症スペクトラム障害）では社会的相互関係の質的障害，コミュニケーションの障害（対人交流の質的障害），限局した常同的・反復的行動（こだわり）を3主徴とする。
- 4　Rett症候群はX染色体上に存在するMECP2遺伝子の突然変異によって引き起こされる疾患であるため女児に発生する。
- 5　小児自閉症では，多くは学習機能が保たれないので言語の発育が著しく遅れる。
- 6　行動・興味は常同的・反復的である。
- 7　中度知的障害（IQ 35～49）のことが多い。
- 8　診断基準の1つである。
- 9　限局した常同的・反復的行動を認める。
- × 10　知能障害はみられない。
- 11　抽象的ルールがわからず対人関係をつくりにくい。
- 12　診断の補助としてWISC-ⅢやRorschachテストなどの心理検査が有用である。
- × 13　ADHDでは注意障害が思春期以降も持続しやすい。
- 14　脳内ドパミン神経系の機能異常が推定されている。
- 15　有病率は男児が女児の4倍以上と推定されている。
- 16　診断基準である。
- × 17　症状の特徴は，集中困難，多動性，衝動性であり，基本的な知能の障害はみられない。
- 18　中枢刺激薬が有効であり，今日ではメチルフェニデートの徐放薬が代表的な治療薬である。
- 19　Gilles de la Tourette症候群の診断上の要件である。
- 20　非定型抗精神病薬のリスペリドンなどを少量漸増投与する。
- × 21　多くは10歳代後半になると症状は軽減していく。
- 22　児童相談所に通告する義務が医師の守秘義務に優先される。
- 23　児童相談所等の要請により関与する。
- 24　虐待予防を含めた母子保健活動を行っている。
- 25　子ども家庭支援センターは子どもと家庭に関するあらゆる相談に応じる窓口であるとともに，虐待発見時の通告の窓口でもある。
- 26　DSM-Ⅳの診断基準にもあるように，強い見捨てられ不安がある。
- 27　解離性同一性障害を合併することもあるし，何らかの解離症状を示すことがある。

10 てんかん

てんかん epilepsy

1 概念

　てんかんは「様々な成因によってもたらされる慢性の脳疾患であり，大脳神経細胞の過剰な発射によって引き起こされる反復する発作を主徴とする（WHO）」と定義されている．つまり，何らかの病因，それは脳に障害を与えるものなら何でもよいが，例えば頭部外傷や脳炎などによって脳の神経細胞が障害され，やがて神経細胞自体が自発的に，勝手に過剰な放電を起こすようになって，同じ型の発作（てんかん発作）を繰り返すようになってしまった状態である．重要なことは脳が勝手に異常な放電を始めなければてんかんにはならないということである．当たり前と言われそうだが，それでは例えば何の既往もない人が脳炎となり，その急性期に突然に全身けいれんを起こしたときや電解質の異常があって突然けいれんが起こったとき，どちらのけいれんも定義に当てはまらないことがわかるだろうか．いずれの場合も急性期の症状であること，そして脳炎そのもの，または電解質の異常そのものが脳に一時的に影響して起こしたけいれんであり，大脳神経細胞がてんかん原性を獲得したために起こした発作ではないからである．ただし，前者では急性期を過ぎたのちに，不幸にも神経細胞が脳炎で傷ついてしまっていて次第に異常な放電を自発的に起こすようになり，そのため慢性的に発作を繰り返すようになったならばてんかんが発病したことになる．

　この大脳神経細胞の自発的な異常放電は脳波検査により確認ができる．発作を起こしている際は棘波，鋭波あるいは徐波の律動性異常放電として，発作を起こしていないとき（発作間欠期）でも多くは散発的にそれらの出現がみられるからである．

　では，てんかんはいくつのタイプに分類されるかというと（特発性てんかんと症候性てんかん）×（部分てんかんと全般てんかん）の組合せによる4タイプに大別される．特発性（原発性）てんかんは脳に器質的障害はなく，せいぜい遺伝的な素因のみが考えられる程度の予後良好なものをいう．一方，器質性病変，例えば脳損傷，頭部外傷，頭蓋内腫瘍，脳血管障害など明らかな障害があるものは症候性（続発性）てんかんであり，この予後は一般的に良くない．なお，病因として潜因性という概念もてんかん分類には記されているが，これは症候性と思われるが病因が特定できない場合をいう．そしてそれぞれに部分発作をもつ部分てんかんと全般発作をもつ全般てんかんがある．

　てんかんの診断と治療を行うためにはてんかん分類と発作の分類をそれぞれ行うことが必要である．なぜ必要なのかといえば，てんかん分類は発作症状だけでなく，その病因，発病年齢，臨床経過などで共通した一群をまとめたものであり，その患者の予後が推定できるからである．発作の分類が重要なのは，多くは発作型によって用いる抗てんかん薬が決まるからである．

≪有病率と発症年齢≫
　てんかんの有病率は一般的に 0.3〜0.8％ であり，男性が高率である．好発年齢は小児期〜思春期

II　精神医学各論

が多く，小児のてんかんでは約 70 ％ は 3 歳以前の発病であるといわれている。その後，発病は低下するが初老期になると再び増加する二峰性のパターンを示す。

CHART 119

てんかんは脳起源性，慢性，反復性の発作をもつ

CHART 120

【てんかん分類】
　　特発性　　　　　　　　　　部分てんかん
　　症候性 or 潜因性　　　　　全般てんかん　の 4 大別

表 2.23　てんかん分類（1989）

部分てんかん（局在関連性てんかん）	
1）特発性	（例）中心・側頭部に棘波をもつ良性小児てんかん，後頭部に突発波をもつ小児てんかん　など
2）症候性	（例）側頭葉てんかん，前頭葉てんかん，頭頂葉てんかん，後頭葉てんかん
全般性てんかん	
1）特発性	（例）小児欠神てんかん（ピクノレプシー），覚醒時大発作てんかん，若年ミオクロニーてんかん　など
2）潜因性または症候性	（例）West 症候群，Lennox-Gastaut 症候群など
3）症候性	（例）サプレッション・バーストを伴う早期乳児てんかん性脳症

部分てんかん　partial epilepsy

　局在関連性てんかんともいう。脳の一部より始まる異常放電によって発作は引き起こされる。部分てんかんにみられる発作は，①単純部分発作と，②複雑部分発作である。両者の違いは前者は意識障害を伴わず，後者は意識障害を伴うという点である。ときには，③二次性全般化といって単純部分発作ないし複雑部分発作で始まった発作が徐々に全般化（後述する全般発作と混同しないこと）して，最終的に全身けいれん（発作の途中からは全般発作にみる強直間代発作と類似した様相になるが，脳の一部から始まった発作である点で異なる）に至る場合がある。表 2.23 には特発性の代表として，中心・側頭部に棘波をもつ良性小児てんかん，後頭部に突発波をもつ小児てんかんを挙げた。症候性では側頭葉てんかん，前頭葉てんかん，後頭葉てんかん，頭頂葉てんかんなどがある。これらのうち中心・側頭部に棘波をもつ良性小児てんかんと側頭葉てんかんについては，のちに説明する。

◀部分発作 partial seizure▶

1 単純部分発作 simple partial seizure

　以前には焦点発作と呼ばれていた。脳の一部分から始まるが意識障害を伴わない発作のことである。異常放電が連続して出現してもあまり広がらずに狭い範囲にとどまるために、患者は意識障害をきたさずに済むのである。そしてこのとき異常放電を起こしている脳の部位の機能に応じた症状、例えば言葉をつかさどる部分に異常な放電が持続すれば言語障害を呈するなど、を患者は自覚できる。しかし、この異常放電がその場にとどまらずに周囲の健常な神経細胞を次々に巻き込んで広がってしまえば、やがて意識は障害されてしまう。つまり、複雑部分発作への移行である。この場合には単純部分発作（自覚された症状）は複雑部分発作への進展を知らせる危険信号であったとみなすことができる。すなわち単純部分発作は前兆そのものであったということになる。

　単純部分発作は焦点部位によって出現する症状が異なるため次のように運動発作、感覚発作、自律神経発作、精神発作に分けられる。

a．運動発作

　発作焦点は大脳の運動領野である。例えば右下肢の運動を支配する運動領に焦点があって、この部位に異常放電が持続して出現すれば右下肢のけいれんが起こる。この異常放電がその部位にとどまらず周囲に順次広がっていくと、支配領域に沿って下肢から上肢、そして顔面へとけいれんがあたかも行進するようにみえる。これは特別にJackson発作と名づけられている。ときには発作後、けいれんが起こった部位に一過性に麻痺がみられるが、これをToddの麻痺という。

b．感覚発作

　焦点は感覚領野にあるのでそれに応じた症状がみられる。例えば視覚領に焦点があればきらきらと眼前に光が現れる。あるいは逆に視野の欠損などが起こる。出現する症状は要素性といって具体的な形をとらない単純なものである。発作が聴覚領で起これば単純な音が聞こえたり、逆に聞こえなくなったりする。体性感覚に関わる部位に発作が始まれば身体のその部位に異常な感覚、例えばしびれ感などが出現することになる。

c．自律神経発作

　辺縁系の異常放電と関連してみられることが多く、最もよくみられるのは胃腸症状（悪心、吐き気、上腹部不快感など）である。ほかに間脳に焦点があると自律神経症状が出現するが、この場合では睡眠時の脳波で14 & 6 Hz陽性棘波がみられることがある。ただし、この14 & 6 Hz陽性棘波は正常者にもしばしばみられることから、てんかん性異常波とみなすには疑問が多く、診断的意義はいまだ確立されていない。むしろ、近年は14 & 6 Hz陽性棘波とてんかんとの関連性は乏しいといわれている。

d．精神発作

　言語、記憶、認知、感情などの高次大脳機能の異常を呈する発作である。視覚に関するものであれば形をなした複雑な幻視（幻覚発作）、錯視（錯覚発作）などが出現する。感情発作では恐怖や不安感

などが突然出現し，言語領野で発作が起これば運動失語，感覚失語を生じることになる。また，突然出現する既視感（デジャヴュ：déjà vu）は精神発作の中の記憶障害発作に分類される。

2 複雑部分発作 complex partial seizure

単純部分発作との違いは複雑部分発作では意識障害を呈することである。どうしてこのような違いが生じるかというと，単純部分発作では狭い範囲にとどまっていた異常放電が，複雑部分発作では衰えることなく周囲を巻き込みながら脳内に広がってしまうからである。そして複雑部分発作に至ると自動症をみることが多い。この自動症は一見まとまったしぐさにみえるが目的性に欠け，場にそぐわない動作である。例えば衣服をまさぐったり，舌なめずりしたり，歩き回ったりなどがみられる。しかし患者は意識障害をきたしているためにこの間の想起は不可能である。

複雑部分発作が意味することは意識障害を伴う部分起始の発作ということである。つまり前頭，側頭，頭頂，後頭葉のいずれかの脳葉の一部に焦点があり，そこから始まった異常放電の拡延のために意識障害を生じるに至った発作であることだけを意味する。したがって，複雑部分発作という名前から複雑な症状を呈する発作であるなどと誤解しないようにすること。

なお，かつては側頭部に発作焦点がみられ，発作の際は反応が鈍くなり，精神運動面での障害や自動症を生じ健忘をみる発作を精神運動発作と呼んでいたことがある。この精神運動発作という用語は現在は用いるべきではないが，名前ぐらいはとりあえず覚えておく必要がある。

CHART 121

単純部分発作：意識障害なし
複雑部分発作：意識障害あり

CHART 122

【精神運動発作】
側頭葉起源の複雑部分発作 ＋ 自動症（睡眠でてんかん波は賦活される）

◀部分てんかんの分類▶

a．中心・側頭部に棘波をもつ良性小児てんかん（特発性部分てんかん）

特発性部分てんかんの中で最も知られている。家族性にみられやすい。3〜13歳で発症するが9歳前後が多い。発達は正常である。棘波がみられる中心・側頭部は解剖学的にはRolando溝辺りであることから「ローランドてんかん」とも呼ばれる。発作症状はこの領域に関連していると考えられるものである。発作頻度は様々であるが一般に少ない。高校入学前後には脳波も改善する。予後は良好で，治療の有無にかかわらず，やがて発作は消失するので薬が不要なこともある。発作は睡眠時に多く出現する顔面の片側けいれん，ひきつりやそのための発語困難，口の中のしびれ感，よだれが出るなど

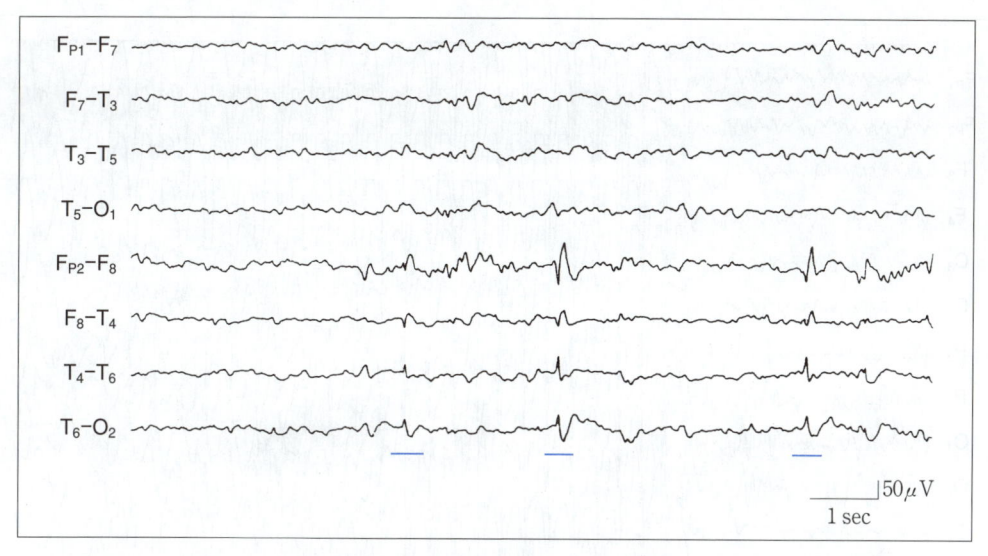

図 2.11　側頭葉てんかんの発作間欠期脳波，右前・中側頭部（F_8, T_4）にみられる棘波
双極導出法にみられる位相逆転（青色下線部）

が特徴で，二次性全般化は少ない。脳波は特徴的で，発作間欠期に中心・中側頭部に棘波が反復してみられるが，睡眠に至るとさらに目立って多くなる。

b．側頭葉てんかん（症候性部分てんかん）

側頭葉てんかんは文字通り側頭葉より発作が起始するてんかんである。てんかん分類では，前頭葉てんかん，後頭葉てんかんなどと同じく，症候性部分てんかんに位置づけられる。症候性とするのは画像検査などでその部位の異常の確認が困難であっても，脳波所見などから側頭葉に障害があると断定できるからである。小さいころに熱性けいれんを経験していることが多い。発作は単純部分発作，複雑部分発作や二次性全般化あるいはこの組合せである。自動症をしばしば伴う。発作の頻度は多くても月に数回が一般的である。単純部分発作の症状は起始部によって異なるが，例えば側頭葉の内側，すなわち海馬，扁桃核からの発作ではしばしば上行性の上腹部不快感（胃部辺りからこみ上げてくるような不快感），吐き気などがみられ，側頭葉の外側部からの発作では聴覚性の幻覚，優位半球側であれば，感覚性失語症状がみられる。そのほかにはパニック様症状，腹鳴，デジャヴュなどが自覚される。発作時脳波は律動性異常が一般にみられる。発作間欠期の脳波にても側頭部に棘波，鋭波の出現が多くはみられるが，この側頭部棘波は特に睡眠に至ると出現しやすい（図 2.11）。側頭葉内側に焦点がある場合では，MRI 検査で海馬の萎縮がみられることがある。治療は薬物治療に加えて，難治例では側頭葉切除術などの外科治療が行われている。

全般てんかん　generalized epilepsy

全般てんかんにみられる発作は全般発作である。全般発作は初めから放電が大脳全体を巻き込んで出現する発作であるから，初期より意識障害をきたすのがほとんどである。全般てんかんにみられる発作

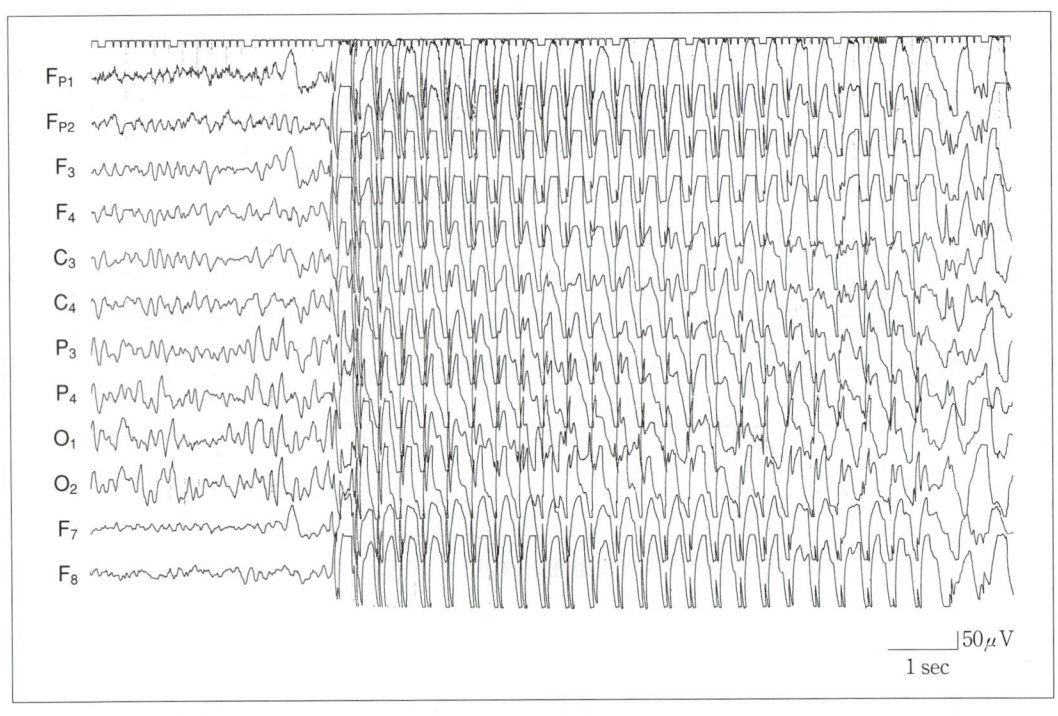

図 2.12　3 Hz 棘徐波複合（定型欠神発作）

は欠神発作，ミオクロニー発作，強直間代発作，強直発作，脱力（失立）発作，間代発作である。それぞれの発作について説明する。

◀全般発作 generalized seizure▶

a．欠神発作 absence

　アブサンス（absence）とも呼ばれる。欠神発作には定型欠神と非定型欠神の 2 種類があるが，特発性全般てんかんにみられるのは定型欠神の方である。この定型欠神はかつては小発作と呼ばれていた。発作は突然に起こる短時間の意識消失である。数秒〜20 秒ほどで終了するが，この間反応はなくなり，動作が中断される。あるいは緩慢となる。発作の始まりと終わりがはっきりしているのが特徴で，発作後のもうろう状態はみられない。発作の頻度はかなり多く，1 日の間に数十回みられることもある。発作のときにみられる脳波は，全般性で両側同期性に出現する 3 Hz の棘徐波複合の群発（図 2.12）である。発作間欠期も同様の脳波を示す。この 3 Hz の棘徐波複合は過呼吸によって容易に誘発される。定型欠神発作がみられるてんかんは，学童期から思春期にかけて発病するものが多い。

　一方，非定型欠神発作は潜因性ないし症候性全般てんかんでみられる発作である。周波数は定型欠神に比べて遅く，多くは 2.5 Hz 以下である。発作の始まりと終わりは定型欠神ほどはっきりしてはいない。また，発作中には筋緊張の低下が目立つ。

b．ミオクロニー発作 myoclonic seizure

　ミオクロニー発作は一瞬の筋のれん縮によるものである。顔面，四肢などに起こるが，両肩に突然

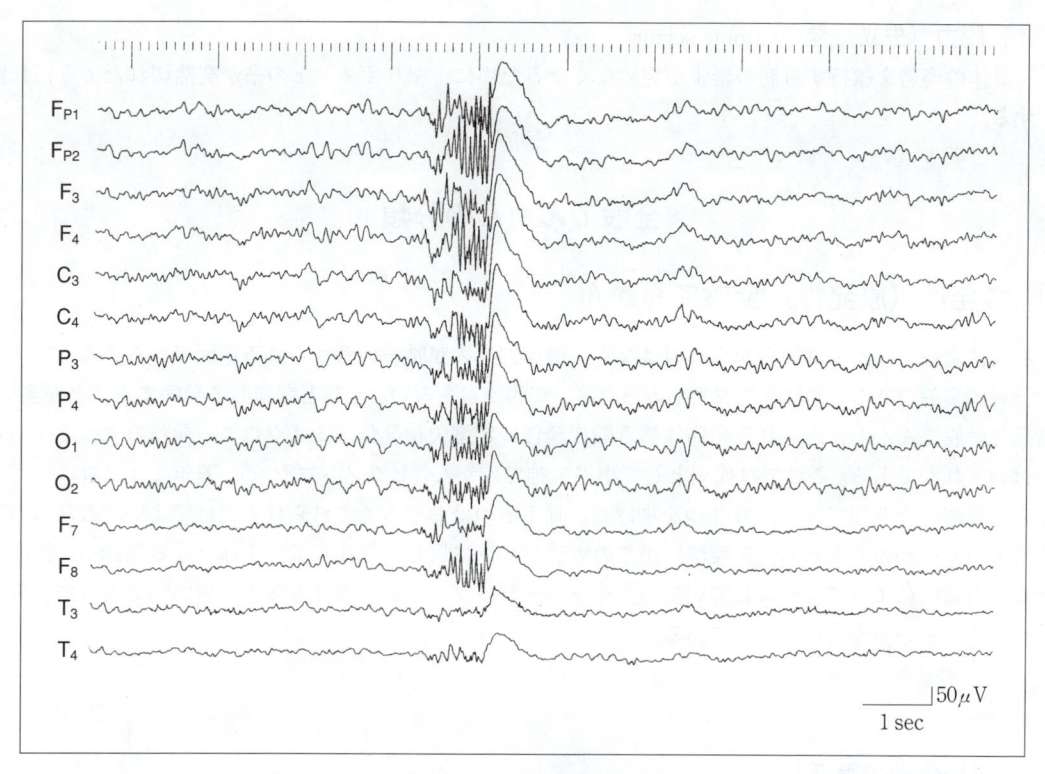

図 2.13　多棘徐波複合

起こると持っていたものを投げ出してしまう。もし歩行中に下肢に強い発作が起これば倒れることになる。ミオクロニー発作は意識障害を普通は伴わない。発作のときの脳波では全般性で両側同期性に出現する多棘徐波複合（図 2.13）がみられるが，発作間欠期でも同じように多棘徐波複合をみる。ミオクロニー発作は光刺激で誘発されやすい。また，この発作をもつ人は強直間代発作も起こしやすいのが特徴である。

c．強直発作　tonic seizure

潜因性あるいは症候性全般てんかんにしばしばみられる発作である。筋の持続性，強直性の収縮による。立っていれば転倒に至ることも多い。脳波異常の発現は睡眠中に頻繁となる。

d．間代発作　clonic seizure

短い筋の収縮と弛緩をリズミカルに繰り返す状態である。新生児や年少児に多い。

e．強直間代発作　tonic clonic seizure

古くは大発作と呼ばれていたものである。発作は全身を伸展させて，突っ張ったようになる強直性のけいれんで始まり，まもなく四肢をガタガタと大きく震わせる間代性のけいれんに移行して終了する。発作そのものの持続は 1〜2 分ほどで発作終了後に意識は徐々に回復するが，ときにはそのまま睡眠（終末睡眠という）に至ることもある。意識を取り戻してから患者は頭痛を訴えたり，ときには嘔吐がみられる。

f．脱力（失立）発作 atonic seizure

身体の姿勢を維持する筋の緊張が突然なくなるために，マリオネットの糸が突然切れたように転倒する。

◆全般てんかんの分類◆

1 特発性（原発性）全般てんかん

特発性全般てんかんは明らかな原因はなく，遺伝的素因が唯一の考えられる病因である。よって予後は比較的良好である。神経学的異常もみられず，知的障害もない。年齢と関連して発病することが多い。特発性全般てんかんにみられる発作は強直間代発作，定型欠神発作，ミオクロニー発作のすべて，あるいはいずれかである。ここでは代表として小児欠神てんかん（ピクノレプシー），若年ミオクロニーてんかんと覚醒時大発作てんかんの3つを挙げた。覚えるのはおそらくこれら代表だけでよい。これらのほかにもいくつかのてんかん（症候群）がこのカテゴリーに属し，発症年齢，主体となる発作型，臨床経過などの違いによって分けられているが，オーバーラップしている部分も多く，専門医であっても分類に戸惑うことが少なくないからである。

CHART 123

【発作波の賦活】
　　定型欠神発作（小発作）……3 Hz 棘徐波複合……過呼吸で賦活
　　ミオクロニー発作……………多棘徐波複合………光刺激で賦活

a．小児欠神てんかん（ピクノレプシー）

特発性全般てんかんの代表である。3～12歳の間，特に6～7歳で発症することが多い。女子に多く，家族歴で高率にてんかんをみる。発達は正常である。発作は頻回に起こる定型欠神発作で，突然始まり突然終わるもので発作の持続は10秒前後が多い。定型欠神以外には強直間代発作を合併するが，ミオクロニー発作の合併は少ない。脳波は発作時，発作間欠期ともに両側同期性，対称性の3 Hz 棘徐波複合を示す。この波形は過呼吸賦活にて出現しやすい。薬剤は有効で予後は良い。

b．若年ミオクロニーてんかん

発症は12～18歳が多い。発作は単発あるいは反復する両側性のミオクロニー発作（上肢に現れやすい）である。ミオクロニー発作は覚醒してまもなくで出現しやすく，また断眠によっても起きやすい。強直間代発作や欠神発作も合併する。遺伝性をみるが性差はない。発達は正常である。発作時および発作間欠期脳波は全般性の速い棘徐波複合ないし多棘徐波複合で，光感受性を示すことが多い。薬剤にて容易に発作は抑制されるが，ただし服薬を中止すると再発しやすい。

c．覚醒時大発作てんかん

覚醒直後の強直間代発作を特徴とし，これにミオクロニー発作や欠神発作を合併するものである。

強直間代発作のみの純粋な例もある。10歳代に発症する。朝起床後の2時間以内に強直間代発作を起こすことが多いが，夕方近くのくつろいだときにも起こすことがある。断眠は発作を誘発しやすい。やはり遺伝的背景が濃厚である。また，光刺激賦活にて発作が誘発されやすい。

これらてんかんにはそれぞれ欠神，ミオクロニー，大発作と，てんかん発作の名前が付けられているが，それぞれの説明でわかるように，小児欠神てんかんであっても欠神発作だけではなく，大発作，いわゆる強直間代発作やミオクロニー発作もみられるのである。しかし，小児欠神てんかんでは欠神発作が頻発し，これが際立つためにこのような名前が付けられている。

CHART 124

特発性全般てんかんにみられうる発作は，定型欠神，ミオクロニー発作，強直間代発作
症候性（潜因性）全般てんかんにみられうる発作は，非定型欠神，ミオクロニー発作，強直発作，強直間代発作，脱力発作

2 潜因性あるいは症候性（続発性）全般てんかん

潜因性もあるが，多くは病因が明らかで全般発作がみられるてんかんである。したがって，神経学的異常や知的障害を合併することが多く，予後は一般に不良である。潜因性あるいは症候性全般てんかんの代表はWest症候群とLennox-Gastaut症候群である。

a．West症候群（点頭てんかん）

自分の子にみられた奇妙な発作を英国の小児科医ウエストWest, C.が1841年に最初に記載したためこの名がある。生後1年以前（6か月前後にピークがある）の乳児期に発病する。発作は瞬間的な強直けいれんで，上半身や頭部の前屈をしばしばみるため点頭発作とも呼ばれる。ドイツ語圏ではBlitz-Nick und Salaam Krampfe，英語圏ではinfantile spasmsの名がある。発作の回数は極めて多く，一度始まると何回も反復して出現しシリーズを形成する。そしてこのシリーズを1日のうちに何度となく繰り返す。発作は入眠間際や覚醒間際に多い。発作間欠期の脳波では高振幅の徐波，棘波などが全く無秩序に，そして広汎性に出現する高度の律動異常がみられ，これをヒプサリスミア（hypsarhythmia）（図2.14）と呼んでいる。発作時の脳波ではヒプサリスミアの平坦化（脱同期化）をみることが多いが，必ずしも一定したものではない。有効な治療法はACTHである。抗てんかん薬も用いられるが，治療抵抗性の場合が多い。そのほかにビタミンB_6の大量療法などが用いられる。予後は一般に不良で知能障害をみる。次に述べるLennox-Gastaut症候群に移行することも多い。

b．Lennox-Gastaut症候群

名前の由来はレノックスLennox, W. G.が報告した知能障害を伴う難治てんかん群をガストーGastaut, H. J. P.が1966年に症候群として位置づけたことによる。2～6歳までに発病することが多い。発作は多彩で，強直発作を主に非定型欠神発作（症候性全般てんかんにみられる欠神発作は非定型である），脱力発作，強直間代発作などである。間欠期脳波ではびまん性に不規則な遅棘徐波複合（3 Hz

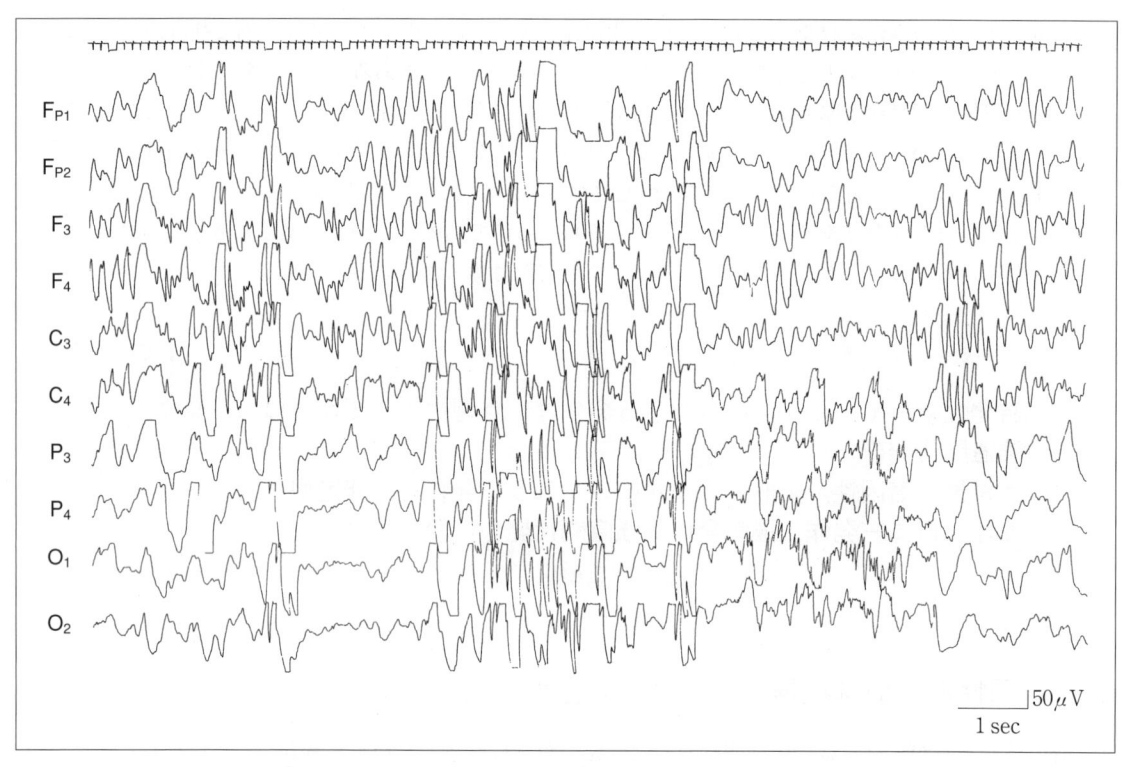

図2.14 ヒプサリスミアの脳波(発作間欠期)　各脳波の成分が無秩序に出現する

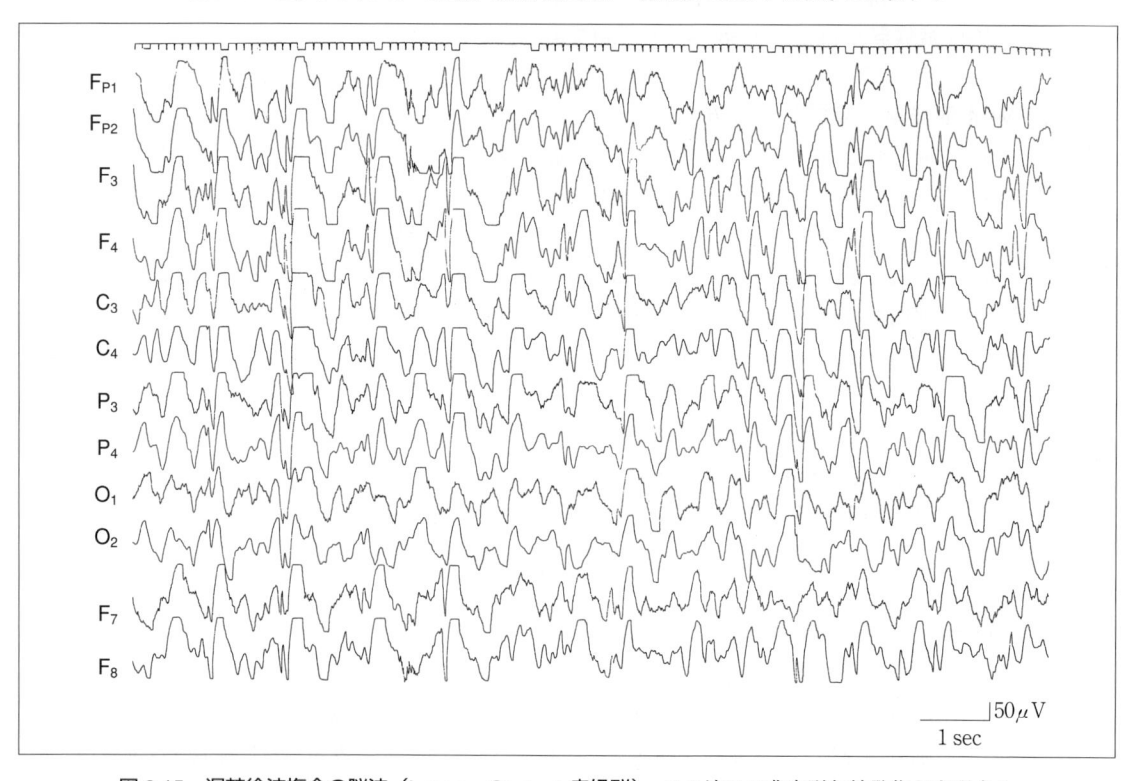

図2.15 遅棘徐波複合の脳波(Lennox-Gastaut症候群)　この波にて非定型欠神発作が出現する

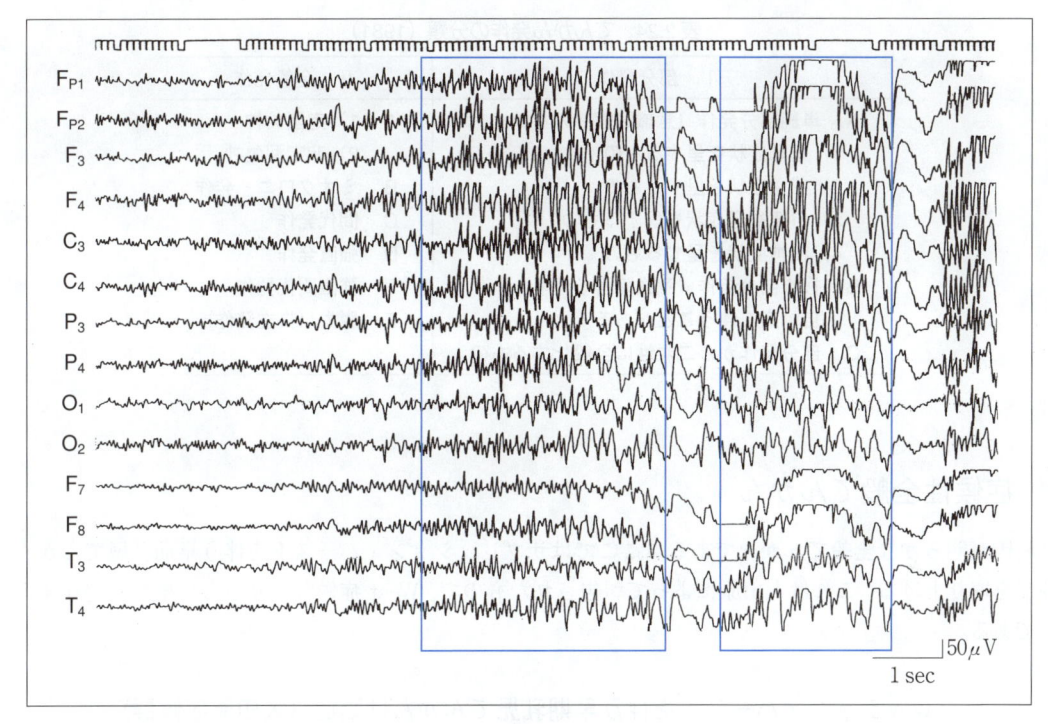

図 2.16 睡眠時の rapid rhythm

に至らず 1.5〜2.5 Hz と遅い）（図 2.15）がみられる．睡眠ではラピッドリズム（rapid rhythm）（図 2.16）といって 10〜20 Hz のびまん性律動をみることがある．発作時にみられる脳波は脱同期化や漸増律動，あるいは遅棘徐波複合と，それぞれの発作によって異なる像がみられる．予後は不良で知能障害の合併をみる．ACTH は無効であり，治療には抗てんかん薬が用いられるが難治である．

なお，この潜因性または症候性全般てんかんと次の症候性全般てんかんにみる主な発作型は，これらカテゴリーに属するてんかん（症候群）によってそれぞれ違いはあるものの，特発性全般てんかんのみが有する定型欠神発作を除いた残りの全般発作のいずれかの組合せ，例えば，強直発作と非定型欠神発作あるいは脱力発作であることが多い．

CHART 125

症候性全般てんかん：知能障害をみる
- West 症候群
  間欠期にはヒプサリスミア
  治療は ACTH，ビタミン B_6，バルプロ酸，クロナゼパム，ニトラゼパム
- Lennox-Gastaut 症候群
  間欠期ではびまん性に不規則な遅棘徐波複合
  （周波数は 3 Hz に至らず 1.5〜2.5 Hz と遅い）
  治療はバルプロ酸，クロナゼパム，ニトラゼパム

表2.24 てんかん発作の分類（1981）

Ⅰ 部分発作	Ⅱ 全般発作
A 単純部分発作（意識障害をみない）	A 1）定型欠神
1）運動症状を呈するもの	2）非定型欠神
2）感覚症状を呈するもの	B ミオクロニー発作
3）自律神経症状を呈するもの	C 間代発作
4）精神症状を呈するもの	D 強直発作
B 複雑部分発作（意識障害を伴う）	E 強直間代発作
自動症を伴うことがある	F 脱力（失立発作）
C 部分発作から二次性に全般化するもの	

3 症候性全般てんかん

病因が明らかな全般てんかんである。ここではサプレッション・バーストを伴う早期乳児てんかん性脳症を取り上げる。これは大田原によって報告されたもので，West 症候群よりさらに早期に発症するものである。

a．サプレッション・バーストを伴う早期乳児てんかん性脳症（大田原症候群）

大田原らによって昭和 51（1976）年に報告された。乳児期早期（主に 1 か月以内）に発症する短い強直発作を主体とし，脳波では覚醒時，睡眠時を問わず発作間欠期にサプレッション・バーストがみられる。これは広汎性に出現する高振幅の徐波と棘波の混合からなる数秒ほどの高振幅群発部とやはり数秒続く平坦な部分とが交互に出現するものである。画像検査では異常を認めることが多く，難治で，やがて重度の精神遅滞を呈することが多い。予後は不良である。West 症候群への移行が多い。

診断と検査

診断は発作症状とてんかん性脳波異常，双方の確認によってなされる。てんかんの定義に従えば脳波検査でてんかん性異常波がみられても発作がなければてんかんとは診断できないことになる。

発作の確認は頻発する欠神発作では比較的容易である。単純部分発作も本人が多くは自覚できるので症状の確認は容易であるが，ただし，胃腸症状などの客観性に欠ける症状では，それがてんかん発作であるのか，それに引き続いて複雑部分発作や二次性全般化に至ったことがあるかなどを聴取する必要がある。胃腸症状が前兆であったとみなすことができれば，より診断の確実性が高まるからである。また，部分発作か全般発作なのかの診断にも役立つ。

一方，強直間代発作や複雑部分発作などでは観察できる機会は少なく，本人も意識障害のためにそのときの様子は覚えていないので，家族などの目撃者から聴取する必要がある。てんかん発作の多くは数分以内で終わる。発作症状がてんかん性である可能性が高く，かつ脳波にて脳の過剰放電（棘波，鋭波，棘徐波複合など）を確認できれば，ほぼ診断できる。ただし，1 回の脳波検査で過剰放電が常に捕捉できるとは限らないので，てんかん発作が明らかに疑われる場合では，光刺激，過呼吸，睡眠賦活を用いながら繰り返し脳波検査を行わなければならない。より確実なのは発作時の脳波を捕捉し，脳起源性の

発作であることを確認することである．そのために脳波・ビデオ同時記録がしばしば行われるが，発作の捕捉には長い時間を要することが多い．てんかんの診断がなされた場合では，さらに病因の検索が必要である．てんかん発作が器質的障害を病因とするものであるのかを CT，MRI などの画像検査によって調べる．近年では脳血流 SPECT 検査や PET 検査がてんかん焦点の診断に用いられる機会が多くなった．脳血流 SPECT を用いると部分てんかんの発作時には焦点部位の血流増加が認められる．

さらに，てんかんの診断を行う際には憤怒けいれん（泣き入りひきつけ），失神，ナルコレプシーにみる情動脱力発作，片頭痛，心因発作（解離性障害）など，非てんかん性の発作性疾患，症状などを鑑別する必要がある．

治　療

てんかん治療は薬物療法が中心である．てんかんの 8 割は薬物によって発作は抑制される．いうまでもなく脳腫瘍，脳動静脈奇形など，器質的原因や基礎疾患が明らかな場合では，その病因の治療がときに必要となる．近年では外科治療がしばしば行われるようになった．

なお，医療にかかる費用（診察，検査，薬剤など）は福祉制度の利用を申請すれば自己負担が軽減される．また，現在では治療により発作の抑制が十分な期間なされ，法的基準を満たして適性と判断されれば運転免許の取得が可能となった．

1 薬物治療

てんかん発作の発現機序には抑制系神経伝達の機能不全と興奮系神経伝達の増強が関わっていることから，抗てんかん薬は，①抑制系神経（GABA ニューロン）伝達物質の作用増強，②興奮系神経（グルタミン酸ニューロン）伝達物質の作用抑制，さらに，③細胞膜の興奮を抑え安定化させる効果，細胞膜にあるイオンチャンネルの安定化作用をもつもの，が使われている．

抑制系の増強作用をもつ抗てんかん薬はフェノバルビタール，ベンゾジアゼピン系薬物（ジアゼパム，ニトラゼパム，クロナゼパム，クロバザム），ゾニサミドがある．興奮系の抑制作用をもつ薬物はトピラマート，ラモトリギンなどがある．細胞膜の興奮の抑制では Na^+ チャンネルの抑制にはカルバマゼピン，フェニトイン，バルプロ酸，ゾニサミド，トピラマート，ラモトリギンなどが，そして Ca^{2+} チャンネルの抑制にはエトスクシミド，ゾニサミド，バルプロ酸などがある．しかし，抗てんかん薬の作用機序は多様であり，これらは十分解明されたものではない．

a．発作型に適した薬剤を選択する

抗てんかん薬治療の原則は発作型に対して最も有効な薬剤（第一選択薬）を適量用いることである．この第一選択薬が無効であれば第二選択薬を用いるが，これが有効ならば前薬は漸減・中止し，できるだけ単剤治療に努めるのが基本である．多剤併用では薬物相互作用をきたすからである．各々の患者の適量決定，維持には TDM（therapeutic drug monitoring）すなわち，血中濃度の測定が不可欠であり，抗てんかん薬のそれぞれに推奨される治療有効濃度がある．また，濃度の測定は副作用の出現予防にも重要である．ただし，近年，登場したガバペンチン，トピラマート，ラモトリギンには設定された推奨濃度はない．

Ⅱ 精神医学各論

　部分発作の第一選択薬はカルバマゼピン，フェニトインである．これらの効果はほぼ同等であるが，フェニトインは血中濃度の管理が難しいことから，カルバマゼピンが優先して用いられる場合が多い．近年ではゾニサミドも用いられる．第二選択薬はガバペンチン，トピラマート，ラモトリギンである．ほかにバルプロ酸，クロバザム，クロナゼパムなどを用いる．エトスクシミドは部分発作には無効である．

　全般発作である欠神発作の第一選択薬はバルプロ酸とエトスクシミド，そして強直間代発作の第一選択薬はバルプロ酸，次いでフェノバルビタールである．ミオクロニー発作の第一選択薬はバルプロ酸であり，クロナゼパム，クロバザムを併用することがある．強直発作には第一選択薬と呼べるものはなく，様々な薬剤を用いる．同様に脱力発作も難治だが，バルプロ酸やクロナゼパムなどを用いる．全般発作ではいずれもバルプロ酸を初めに用いることが多い．

　West 症候群に対する治療は特殊であり，ACTH，ビタミン B_6，バルプロ酸，ベンゾジアゼピン系薬剤が用いられるが，ACTH の副作用は多彩であるため必ずしも第一選択薬とはならず，治療はビタミン B_6 ないしバルプロ酸で開始すべきとする見解もある．

表 2.25　各発作に対する選択薬

発作型		第一選択薬	第二選択薬
部分発作	単純部分発作 複雑部分発作 二次性全般化	カルバマゼピン ゾニサミド フェニトイン	バルプロ酸，クロナゼパム，プリミドン，クロバザム，フェノバルビタール，スルチアム，トピラマート，ガバペンチン，ラモトリギン
全般発作	欠神発作	バルプロ酸 エトスクシミド	クロナゼパム，クロバザム，ゾニサミド
	ミオクロニー発作	バルプロ酸 クロナゼパム	ニトラゼパム，クロバザム，ゾニサミド，エトスクシミド
	強直発作	―	ゾニサミド，バルプロ酸，フェニトイン，クロナゼパム
	強直間代発作	バルプロ酸 フェノバルビタール	フェニトイン，カルバマゼピン，ゾニサミド，クロナゼパム

CHART 126

　単純部分発作・複雑部分発作……カルバマゼピン，フェニトイン，ゾニサミド
　欠神発作………………バルプロ酸，エトスクシミド
　ミオクロニー発作……バルプロ酸，クロナゼパム
　強直間代発作…………バルプロ酸，フェノバルビタール，フェニトイン

b．効果をみながら薬剤の用量を調整する

　薬剤が決まったら発作抑制を目標に投与量の調整を行う．効果が不十分であれば有効濃度上限まで用いることになるが，有効濃度の幅が狭い抗てんかん薬では，副作用発現濃度（中毒量）に至らぬよう血中濃度のモニタリングは欠かせない．また，いくつかの薬剤を併用せざるを得ないときは薬物相

互作用に注意しなければならない。抗てんかん薬の多くはチトクローム P450（CYP）やグルクロン酸転移酵素によって代謝されている。例えば，フェニトインは主に薬物代謝酵素 CYP2C9 および一部は CYP2C19 で代謝される。一方，CYP3A4 の誘導作用を有するほか，グルクロン酸抱合もまた誘導する。したがって，薬剤間の相互作用の多くはこれらの酵素作用に関連し，①代謝経路を競合し，併用薬剤の血中濃度を上昇させる場合と，②併用される薬剤の代謝に関係する酵素系を誘導し，併用薬剤の代謝を促進させてしまう場合とが考えられる。しかし実際は，同時にこれら 2 つの作用が起こることもあり複雑である。

c．抗てんかん薬の副作用

①用量に依存して出現する副作用

投与量によっては誰でも起こりうる副作用である。カルバマゼピンは複視，ふらつきが，フェニトインでは眼振，運動失調がみられやすい。フェノバルビタールやプリミドンは眠気や鎮静が多く，児童では注意・集中困難をみることがある。バルプロ酸では消化器症状が現れやすく，多くは食欲不振であるが，逆に食欲亢進をみることもある。ゾニサミドは自発性低下がときとして問題となる。一般にベンゾジアゼピン系の薬剤では眠気・ふらつきがみられる。

②特異体質（過敏性の反応）による副作用

アレルギー反応，過敏性の反応である。発疹はすべての薬剤で起こりうるが，カルバマゼピン，ラモトリギン，フェニトインなどで出やすい。薬剤過敏性症候群は薬疹のほか高熱と臓器障害を伴うが，経過中にヒトヘルペスウイルス（HHV-6）の再活性化がみられることから，ウイルス感染症

表 2.26　主な抗てんかん薬の急性の副作用

薬剤名 （有効濃度 μg/ml）	副作用	
	用量依存性	特異体質性
バルプロ酸 （50～100）	悪心・嘔吐，下痢，眠気，めまい，振戦	皮膚症状*，血小板減少，顆粒球減少，急性膵炎，重篤な肝機能障害，高アンモニア血症
カルバマゼピン （6～10）	悪心・嘔吐，眠気，ふらつき，複視	皮膚症状*，汎血球減少・白血球減少，再生不良性貧血
フェニトイン （10～20）	眼振，視力障害，構音障害，運動失調，眠気	皮膚症状*，白血球減少，再生不良性貧血，間質性肺炎
フェノバルビタール （10～30）	眠気，めまい，運動失調，複視，眼振，小児の多動	皮膚症状*
ゾニサミド （10～30）	食欲不振，悪心・嘔吐，眠気，脱力，自発性低下，運動失調，幻覚妄想	皮膚症状*，瘙痒感
エトスクシミド （40～100）	眠気，めまい，頭痛，平衡障害，食欲不振，悪心・嘔吐，幻覚妄想，不随意運動	皮膚症状*
クロナゼパム	眠気，ふらつき，脱力	皮膚症状*，瘙痒感，肝機能障害
トピラマート	眠気，めまい，食欲不振	皮膚症状*，体重減少，白血球減少，緑内障
ガバペンチン	眠気，めまい，頭痛，複視	皮膚症状*，瘙痒感，白血球減少
ラモトリギン	眠気，めまい，運動失調，複視	皮膚症状*，振戦

*皮膚症状（各薬剤共通）：発疹，薬剤過敏性症候群，皮膚粘膜眼症候群（Stevens-Johnson 症候群），中毒性表皮壊死

との関連が指摘されている。皮膚粘膜眼症候群（Stevens-Johnson 症候群）は紅斑と粘膜疹，発熱，咽頭痛，倦怠感，関節痛などの全身症状よりなる症候群である。これと一連の病態に中毒性表皮壊死症（toxic epidermal necrolysis：TEN 症候群）がある。いずれも重篤であり，早急に対処しなければならない。その他，顆粒球減少などの血液障害が現れることがあり，定期的な検査が必要となる。バルプロ酸ではときに肝障害がみられ，血中のアンモニア値が高くなって意識障害に至ることがある。

③長期服用による副作用

　フェニトインでは小脳萎縮，骨軟化症，歯肉増殖，多毛などが問題となる。カルバマゼピンでは低ナトリウム血症や体液貯留がみられることがある。ゾニサミドは尿路結石に注意が必要である。

④その他

　抗てんかん薬では催奇形性の問題がある。単剤であっても薬剤の種類や服用量によって，あるいは併用する薬剤によって，さらには多剤になるほど催奇形性の危険は高まるため，妊娠希望者では計画的出産が望まれる。特に注意すべきは，バルプロ酸やカルバマゼピン服用による二分脊椎である。その他，口唇・口蓋裂などが比較的大きな奇形としてみられる。

> **CHART 127**
> 抗てんかん薬では過敏性の副作用，特に皮膚症状に注意
> 出産を希望する女性への投与では催奇形性に注意

2　外科治療

　十分な薬物治療にても発作抑制が困難な例や薬物に対する反応が明らかに悪いと判断できる例では，外科治療が考慮される。特に手術適応があるのは側頭葉内側部（海馬・扁桃核）にてんかん焦点をもつ側頭葉てんかん，脳腫瘍や血管奇形，皮質形成異常など明らかな病巣をもつ部分てんかん，脱力（失立）発作が頻発し外傷の危険が大きい潜因性または症候性全般てんかんなどである。部分てんかんで発作起始部位（てんかん原性焦点）が明らかなときには病巣切除術で十分であるが，皮質形成異常などその周囲にもてんかん原性が及ぶときには皮質切除術が行われる。さらに，広範なてんかん原性が検査で確認された際には脳葉切除術が必要となる。一方，症候性全般てんかんによる脱力発作では，発作の軽減を目的として脳梁離断術などの緩和手術が行われ，生活の質の向上が図られる。

その他

1 発作重積

　てんかん発作は一過性であるから長いものでも数分で終わり，原則的には発作前の状態に回復する。しかし，発作重積という例外がある。これは発作が中断することなく持続し，あるいは意識の回復をみることなく発作を繰り返す状態が30分以上にわたりみられるものである。

　てんかん重積は，けいれん性と非けいれん性とに大別される。けいれん性の重積には強直間代発作重積があり，非けいれん性には複雑部分発作重積と欠神発作重積などがある。その他，てんかん発作の分類に記されているいずれの発作でも起こりうるが，そのなかで，特に強直間代発作の重積は長引くと脳浮腫をきたし，けいれんによる酸素消費の増加にもかかわらず，発作による低換気があるために低酸素血症となり，さらに発熱がこれらを増悪させるなどから抑制は次第に困難となる。したがって生命の危険を伴うため早急におさめる必要がある。

　治療にはまずはジアゼパムの静注を行って発作の頓挫を試みる。そのほかの薬剤ではフェニトインの静注が使用されるが，ジアゼパムを初めに用いて発作が頓挫したのちに再発予防として多くは用いられている。ただし，フェニトインは欠神発作の重積には効果がない。それでも抑制不可能であれば全身麻酔による治療が試みられる。

　発作重積で最も多い原因は服薬の不履行，中断であるが，これらがなければ飲酒，感染，他剤の服用など重積に至ったほかの原因疾患，誘因の検索が必要である。

CHART 128

強直間代発作重積状態……ジアゼパムの静脈内投与，次いでフェニトインの静脈内投与

2 性格特徴

　クレッチマー Kretschmer, E. によると，てんかん患者にみられやすい性格とは，まわりくどい，融通がきかない，几帳面，些細なことで興奮しやすい，などであるという。これを粘着性と呼んでいる。てんかんにおける性格傾向は従来，側頭葉てんかんや一部の特発性全般てんかんを対象に述べられる機会が多かったが，共通する性格傾向をもつ人は必ずしも多くはなく，てんかんに特有であるかについては議論が多い。てんかん性格とは病気自体の直接的結果に基づくものを意味するはずであるが，それを明らかにすることは困難であり，共通する部分がいくらかのてんかん患者にみられたとしても，それは性格変化というよりも心理社会的要因や抗てんかん薬による影響など，多彩な要因が絡んだうえでの行動変化と考えられるからである。

3 精神症状

てんかんに伴う精神障害は，次のように，①発作と関連するものと，②関連が乏しいものとに大別して考えると理解しやすい。

a．発作と時間的に関連するもの

①発作重積（欠神発作重積と複雑部分発作重積）

発作重積に伴う精神症状である。欠神発作重積はすべての年齢にみられ，女性に多い。持続は数日で，ときに強直間代発作にて終了する。明らかに意識障害をみる場合や統合失調症様昏迷と表されるものなど多彩で，常同行動や妄想的思考をみることもある。脳波は間断なく出現する両側同期性棘徐波複合を示す。一方，複雑部分発作重積はより意識障害が目立ち，意識が周期的に変動し回復することなく発作を繰り返す場合と，終わりがはっきりせず終始意識のくもりが持続する場合とがある。

②発作後精神病

発作群発後に一定の意識清明期を経て精神症状の発現をみるものである。清明期は半数以上の患者が3日以内である。急性・亜急性の経過をたどるが，精神症状発現後1か月以内にほとんどが寛解する。症状は情動的色彩が濃く，気分の高揚に伴ってみられる焦燥，誇大的・宗教的妄想が中心である。側頭葉てんかんにおいてみられることが多い。

b．時間的関連が乏しいもの

①不機嫌症

てんかん不機嫌症は神経生理学的背景に基づいた症状で，発作発現機序が不完全で，発作へと進展しないまま中途半端に持続している状態と解釈される。ときには二次性全般化発作にて不機嫌は終了することから，発作との時間的関連を疑わせるときもある。頭皮脳波では，次に述べる強制正常化がみられることが多い。

②精神病状態

ⅰ）幻覚妄想状態

幻覚妄想は発作初発後，十数年たっての発現が多い。統合失調症の合併との鑑別が必要であるが，てんかんでは妄想の体系化は少なく，患者は妄想体験から距離を置くことができ，自我障害は乏しく，自閉に至らない点で統合失調症とは異なるという。しかし，一定した見解ではなく，多くは鑑別が困難である。幻覚妄想は症状の発現と発作との関連から，次のように分けられる。

- 発作消失を伴うもの（この間，頭皮脳波はランドルト Landolt, H. のいう強制正常化現象を示す。これは周囲の健康な神経組織が発作焦点を強引に押さえ込むためと解釈されており，異常脳波の消失と精神症状の発現とが交互にみられるために挿間性精神病と呼ばれている。テレンバッハ Tellenbach H. は臨床的に交代性精神病とこれを名づけた。しかし，強制正常化はあくまで頭皮脳波におけるてんかん波の消失であり，頭蓋内ではてんかん性の過剰放電が頻発している可能性が示唆されている）
- 発作増悪を伴うもの
- 慢性経過をとるもの（慢性てんかん精神病）。

交代性精神病は抗てんかん薬，特にエトスクシミドやゾニサミドの関与によってみられることもあるので注意が必要である。

ⅱ）気分障害
発作を繰り返す例に少なからず抑うつをみる。発作間欠期精神症状として最も多く，側頭部焦点例が多い。発症には社会的不利益などによる心理社会的要因の関与が大きいとされるが，抗てんかん薬のフェノバルビタール，プリミドンでも抑うつの惹起がみられることがある。

c．術後精神病 de novo psychosis

てんかん外科治療後に幻覚妄想が産出されることがある。発病の機序は不明であるが，術後の器質的反応だけでなく，発作消失によって庇護されてきた生活からの独立を求められるなど，心理的要因を理解する必要がある。

d．精神症状の薬物治療

発作重積に伴う精神症状の治療は，てんかん発作重積治療に準じる。幻覚妄想の治療に当たって注意すべきは，抗てんかん薬によって精神症状が惹起されている場合である。特に交代性精神病では薬剤の変更など，薬剤との関連を検討する必要がある。でなければ抗精神病薬を投与するが，発作を誘発する可能性が少ない薬剤の選択が原則である。ブチロフェノン系のハロペリドールが用いられるが，最近では非定型抗精神病薬がしばしば用いられるようになった。なかでもリスペリドンは発作誘発リスクが少ない。

抑うつの治療も原則的に発作誘発の可能性が少ない薬剤が選択される。現在のところSSRIあるいはSNRIが発作を惹起しにくいとされる。従来の三環系や四環系抗うつ薬は閾値低下を招くものが多い。

なお，抗てんかん薬であるカルバマゼピン，バルプロ酸は気分安定効果をもつことがわかっており，発作抑制効果のみならず，精神的側面での効果も期待できる。

> **CHART 129**
> 挿間性精神病……抗てんかん薬による惹起の可能性に注意
> 　　　　　　　抗精神病薬を用いる際には発作誘発に注意する

Check Test 11

- [ ] 1 てんかんは乳児期に発症する。
- [ ] 2 てんかん発作は知的な荒廃を招く。
- [ ] 3 てんかん発作の大部分は数分以内で自然に終わる。
- [ ] 4 てんかんでは妄想が出現する。
- [ ] 5 てんかん患者は運転免許を取得できない。
- [ ] 6 てんかん患者を対象とした社会福祉制度はない。
- [ ] 7 Jackson 型けいれん発作では，発作開始時に両側同期性の棘波が連続する。
- [ ] 8 精神発作は意識混濁を通常伴う。
- [ ] 9 自動症は意識混濁を通常伴う。
- [ ] 10 全般発作では記憶障害がみられる。
- [ ] 11 欠神発作（アブサンス）では，臨床上発作症状がなくても脳波上に 3 サイクル棘徐波複合がみられることがある。
- [ ] 12 ミオクロニー発作————部分てんかん
- [ ] 13 特発性てんかんの原因として環境要因が重要である。
- [ ] 14 特発性てんかんの有病率は 10 % である。
- [ ] 15 特発性てんかんは女性に多い。
- [ ] 16 West 症候群（点頭てんかん）は生後 3 か月以内に好発する。
- [ ] 17 West 症候群————知能障害
- [ ] 18 West 症候群では精神発達は正常である。
- [ ] 19 West 症候群の発作は発熱時に多い。
- [ ] 20 West 症候群の発作は群発する。
- [ ] 21 West 症候群では脳波で 3 Hz 棘徐波を認める。
- [ ] 22 West 症候群と Lennox 症候群は併発しやすい。
- [ ] 23 Lennox 症候群————遅棘徐波
- [ ] 24 複雑部分発作————ACTH
- [ ] 25 欠神発作の治療にはフェノバルビタールが用いられる。
- [ ] 26 強直間代発作の治療にはフェニトインが用いられる。
- [ ] 27 脱力発作の治療にはバルプロ酸ナトリウムが用いられる。
- [ ] 28 West 症候群————ビタミン B_6
- [ ] 29 Lennox-Gastaut 症候群————クロナゼパム
- [ ] 30 てんかん重積状態に対してまず投与すべき薬剤はジアゼパムである。
- [ ] 31 挿間性精神病————強制正常化現象

解説

× 1 発症は全年齢層でみられるが，新生児期・乳児期の発症率が最も高い。また，初老期以降になると再び発症率は高くなる。

× 2 通常では薬物療法により発作が抑制され，予後は良い場合が多い。知的障害をみるのは一部の症候性てんかんである。

○ 3 大部分は数秒から数分以内である。

○ 4 精神症状として幻覚や妄想を伴うことがある。

× 5 過去には運転免許の欠格事由であったが，現在は発作が薬物療法で抑制されていれば取得可能である。

× 6 障害者の福祉法によって申請すれば医療費の自己負担が軽減される。

× 7 Jackson型発作は部分発作であるから両側同期性の棘波が発作起始時にみられることはない。両側同期性の棘波がみられるのは全般発作である。

× 8 精神発作は単純部分発作に含まれるものである。したがって，原則的には意識混濁はない。精神運動発作と間違わないよう注意。

○ 9 自動症は意識混濁を背景に出現する無目的な行動，しぐさのことである。

○ 10 意識障害を伴うため記憶障害を示す。

○ 11 発作間欠期にも3Hz棘徐波複合はみられるので，これによって発作型の診断が可能である。3Hz棘徐波複合は過呼吸によって賦活されやすい。

× 12 ミオクロニー発作は全般発作の1つである。脳波上にみられる波形は多棘徐波複合である。

× 13 原因不明である。ただし，遺伝的背景がみられることがある。

× 14 てんかんの有病率は1％以下であるので，その中での特発性てんかんの占める率はさらに低くなる。

× 15 小児欠神てんかんを除いて，男性に多い。

× 16 好発年齢は3〜12か月で，6か月前後にピークがある。

○ 17 West症候群は潜因性または症候性（続発性）全般てんかんに属し知的障害をみる。

× 18 知的障害が必発である。

× 19 入眠時に多い。

○ 20 シリーズを形成するのが特徴である。

× 21 ヒプサリスミアを呈する。

× 22 発病年齢がWest症候群とLennox症候群とでは異なる。West症候群からLennox症候群に移行する症例はあるが併発することはない。

○ 23 Lennox症候群では3Hzよりも遅い1.5〜2.5Hz程度の遅棘徐波複合がみられ，これによって多くは非定型欠神発作がみられる。

× 24 ACTH療法はWest症候群に有効な治療である。

× 25 バルプロ酸ナトリウムかエトスクシミドを用いる。

○ 26 フェノバルビタール，フェニトイン，プリミドン，バルプロ酸ナトリウム，クロナゼパムが用いられるが，バルプロ酸ナトリウムが第一選択薬になることが多い。

○ 27 バルプロ酸ナトリウムかクロナゼパムを用いる。

○ 28 ACTHのほかにビタミンB_6はWest症候群の治療に用いられている。

○ 29 本症にみられるミオクロニー発作や非定型欠神発作に有効である。

○ 30 とりあえず発作を止めるためにジアゼパムの静脈内投与が行われる。まず初めに行うべき処置である。

○ 31 挿間性精神病では精神病様の症状が出現するが，このとき脳波には以前みられた突発性異常がみられなくなることがある。これをLandoltは強制正常化現象と呼んだ。

2007年度改訂版 "医学教育モデル・コア・カリキュラム" 対照表

C 人体各器官の正常構造と機能，病態，診断，治療

15 精神系

一般目標：精神と行動の障害に対して，全人的な立場から，病態生理，診断，治療を理解し，良好な患者と医師の信頼関係にもとづいた全人的医療を学ぶ。

	収載頁
(1) 診断と検査の基本（身体診察はE3参照）	
到達目標： 1) 患者-医師の良好な信頼関係にもとづく精神科面接の基本を説明できる。	51
2) 精神科診断分類法（多軸診断システムを含む）を説明できる。	55
3) 精神科医療の法と倫理に関する必須項目（精神保健福祉法，心神喪失者等医療観察法，インフォームドコンセント）を説明できる。	117
4) コンサルテーション・リエゾン精神医学を説明できる。	111
(2) 症候	
到達目標： 1) 不安・そううつをきたす精神障害を列挙し，その鑑別診断を説明できる。	23, 25
2) 不眠と幻覚・妄想をきたす精神障害を列挙し，その鑑別診断と治療を説明できる。	10, 13, 242
(3) 疾患・障害	
到達目標： 1) 症状精神病の概念と診断を概説できる。	147
2) 認知症の診断と治療を説明できる。	147
3) 薬物の乱用，依存，離脱の病態と症候を説明できる。	168
4) アルコール依存症の病態，診断と合併症を説明できる。	172
5) 統合失調症の急性期の診断と救急治療を説明できる。	186
6) 統合失調症の慢性期の症候と診断を説明できる。	186
7) うつ病の症候と診断を説明できる。	205
8) そううつ病（双極性障害）の症候と診断を説明できる。	205
9) 不安障害（パニック，恐怖症性あるいは全般性不安障害）の症候と診断を説明できる。	222
10) ストレス関連疾病の症候と診断を説明できる。	222
11) 心身症（摂食障害を含む）の症候と診断を説明できる。	238, 240

和 文 索 引

太字：主要ページ

3 Hz 棘徐波複合　272
21 trisomy　252

● あ ●

アイデンティティ　260
アカシジア　88, 114, 194
アセトアルデヒド　170
アテトーゼ型　251
アブサンス　272
アメンチア　6
アモキサピン　97
アリピプラゾール　91, 256
アルコール　169
アルコール以外の物質による依存　176
アルコール依存　172, 173
アルコール依存症　11, 87, 114
アルコール依存睡眠障害　243
アルコール患者匿名会　87
アルコール健忘症　114
アルコール幻覚症　176
アルコール脱水素酵素　170
アルコールてんかん　175
アルコールによる精神および行動の障害　170
アルコールによる精神障害　171
アルコールの代謝　170
アルコール妄想症　176
アルコール誘発性精神障害　176
アルコール離脱　113
アルコール離脱症状　173, 174, 175
アルデヒド脱水素酵素　170
アレキシシミア　240
アンビバレンス　25
アンフェタミン　187
亜急性硬化性全脳炎　161
亜昏迷　28
悪性症候群　91, 114, 195
悪夢　232, 233, 246

● い ●

イド　76
イミプラミン　95, 223, 231
インターフェロン　210
医師の態度　53
医師法　124, 126, 127
医療観察法　137, 138
医療保護入院　117, 126, 194
医療面接　53
易刺激　212
依存　168
依存性パーソナリティ障害　261
依存性物質　168
異常体験　53
異常脳波　57
異常放電　267, 269
異常酩酊　171
異食症　30
異性装　264
移送制度　127
移動支援事業　133
意志　27
意志と欲動の異常　27
意志の異常　29
意識　4
意識狭窄　5, 6
意識混濁　5, 6, 171
意識障害　4, 11, 17, 271
意識障害性錯覚　10
意識障害の分類　5
意識障害を伴う部分起始の発作　270
意識状態　53
意識水準の低下　158, 159
意識清明　5
意識変容　5, 6, 159
意味記憶　17
意欲　27
遺族のケア　110
遺伝的要因, 統合失調症の　187
遺伝的要因, 気分障害の　208
遺伝病　187
一次疾病利得　227
一次妄想　13, 14, 15, 188, 189
一次予防　118, 120
陰性症状　190, 191, 192, 197

● う ●

ウィスコンシンカードソーティングテスト　37, 71
うつ状態　12, 72, 210
うつ病　14, 15, 23, 30, 46, 72, 77, 78, 104, 159, 160, 188, 189, 209, 212, 213, 225, 230
うつ病エピソード　205
うつ病性昏迷　28, 192, 211
うつ病性障害　206, 207
うつ病による仮性認知症と認知症の違い　159
うつ病の治療　217
うつ病の病前性格　46
迂遠　12, 13, 148
内田・Kraepelin 精神作業検査　61, 70
運動失語　31
運動障害　71
運動心迫　28, 189
運動性言語中枢　31
運動発作　269

● え ●

エクスポージャー法　79, 230
エディプスコンプレックス　60
エトスクシミド　101, 279, 280, 285
エピソード　205
エピソード記憶　17
援護寮　106
塩酸アトモキセチン　255
演技性パーソナリティ障害　260

● お ●

オウム返し　29
オペラント強化技法　80
オペラント原理　80
オペラント消去技法　80
オペラント条件づけ　82
オランザピン　90, 91, 100, 195, 217
オルガズム機能不全　247
置き換え　234
応急入院　126, 127
応用行動分析理論　80
横紋筋融解症　112
大田原症候群　278
音楽療法　86
音連合　213

● か ●

カウンセリング　83
カタルシス　75
カタレプシー　29, 192
カルチャーショック　199
カルテオロール　94

カルバマゼピン　100, 101, 113, 115, 201, 217, 279, 280, 281, 282, 285
ガバペンチン　102, 279, 280
下垂体機能不全　210
仮性認知症　22, 159, 215
仮面うつ病　40
仮面様顔貌　160
家族画テスト　69
家族の感情表出　86, 109
家族療法　86
家族歴　51
家庭支援センター　257, 258
家庭精神保健　120
過換気症候群　114
過呼吸　111, 226, 272, 274
過呼吸刺激　57
過剰性欲　247
過剰放電　284
過眠症状　244
寡動　160, 161
課題画法　86
介護給付　131
介護サービス　134
介護支援専門員　134
介護と精神的ケア　135
介護保険　134
介護予防サービス　134
回避型うつ病　207
回避性パーソナリティ障害　261
改訂長谷川式簡易知的機能評価スケール　63, 65
海綿状変性　156, 157
絵画統覚検査　61, 68
絵画療法　86
開放型質問　53
解釈面接と契約　77
解釈モデル　54
解体型統合失調症　191, 197
解離性けいれん　111, 228
解離性健忘　19, 227
解離性昏迷　29
解離性障害　8, 9, 19, 22, 25, 29, 76, 79, 111, 114, 227, 228, 234
解離性身体症状　227
解離性精神症状　227
解離性同一性障害　227
解離性遁走　19, 227
外因反応型　162, 163
外傷後ストレス障害　47, 232, 233
外傷体験　232
外的脱同調　245
外来森田療法　85
概日リズム　42, 43
概日リズム睡眠障害　245
覚醒亢進症状　232, 233

覚醒剤・コカイン型　177, 178
覚醒剤型　177
覚せい剤取締法　182
覚醒時大発作てんかん　274
覚醒状態　55
覚醒水準　4
学習障害　252
学習理論　79, 82
学童期の診察　54
活動仮説　60
活動性亢進　238
褐色細胞腫　230
学校精神保健　120
空の巣症候群　59
完全癖　261
患者クラブ　106
患者の隔離　128
喚語　33
間代発作　273
感覚失語　32, 38
感覚性言語中枢　31
感覚発作　269
感情　23
感情起因性妄想　213
感情失禁　24, 26
感情障害　193, 205
感情的思考　213
感情と行動の変化　46
感情鈍麻　24
感情の障害　23
感情の状態　53
感情表出　86
感情不適合　25
感応性妄想性障害　200
関係妄想　14, 188
関連する急性ストレスの存在　198
監禁症候群　7
緩下薬乱用　239
緩和ケア　110
簡易精神症状評価尺度　72
観念運動失行　34
観念失行　34
観念奔逸　12, 27, 28, 189, 213
考え無精　155

● き ●

キシレン　181
気質概観検査　66
気分　23
気分易変性　24
気分尺度　67
気分循環性障害　206, 219
気分障害　12, 16, 45, 46, 205, 213, 242, 285
気分障害に伴う睡眠障害　242

気分障害の分類　205
気分爽快　212
気分倒錯　25
気分の異常　23
気分プロフィール検査　67
気分変調症　206, 219
気分変調性障害　218
気分変動　24
希死念慮　104, 214, 219
記憶　16
記憶減退　18
記憶錯誤　19
記憶障害　17, 21, 148, 149, 150, 154, 190
記憶増進　18
記憶の島　19
記銘　16
記銘障害　17
記銘力低下　17
既往歴　52
既視感　20, 270
揮発性有機溶剤　181
器官選択　240
器質性精神障害　160
器質的な脳障害のスクリーニング　71
偽記憶　19
偽幻覚　10
偽認知症　22, 159
吃音症　256
拮抗失行　39
逆耐性現象　177
客観的所見　190
逆向健忘　19
休養・心の健康　119
急性アルコール中毒　113, 171
急性胃拡張　114
急性一過性精神病性障害　198, 199, 201, 202
急性ジストニア　194
急性出血性上部灰白質脳炎　175
急性ストレス　198, 199
急性ストレス反応　47, 232
急性精神病性障害　199
急性多形性精神病性障害　199, 201
急性中毒　168
急性統合失調症様精神病性障害　199
急性発症　198, 201, 202
急性発症の血管性認知症　152
急性薬物中毒　113
急速眼球運動　40, 56
急速交代型　100
救急医療体制　124
救急外来　111, 116
巨視　181
拒絶　192

拒絶症　29
居宅介護　131
共感的態度　54
共存障害　229
共同作業所　106
共同生活援助　132
共同生活援助事業グループホーム　108
共同生活介護　131
恐怖　25
恐怖症　15, 25, 30
恐怖症性不安障害　30, 224
強制正常化現象　284
強制入院　128
強直間代発作　273, 275, 280, 284
強直間代発作重積状態　283
強直性・間代性けいれん　175
強直発作　273, 275
強迫観念　29, 30, 226
強迫儀式　226
強迫行為　29, 30, 226
強迫思考　15, 226
強迫神経症　222
強迫性障害　29, 30, 80, 222, 226, 227, 235, 256
強迫性パーソナリティ障害　261
境界性パーソナリティ障害　260, 261
境界性パーソナリティ障害の診断基準　262
局所神経症候　152
棘徐波複合　272, 274
近時記憶　17
筋活動を伴うレム睡眠　246
筋強剛　160, 161
筋電図検査　58
緊急措置入院　126, 127, 194
緊張　242
緊張型統合失調症　191
緊張病症候群　29
緊張病性興奮　28, 29, 191
緊張病性昏迷　29, 192

● く ●

クエチアピン　90, 91, 195, 217
クレチン症　252
クロザピン　90, 91
クロナゼパム　100, 101, 102, 246, 277, 279, 280
クロバザム　101, 102, 279, 280
クロミプラミン　95, 231
クロルプロマジン　90, 187, 195, 217
グリーフケア　110
グループホーム　132
グルタミン酸仮説　187
空笑　190

空想研究　68
訓練等給付　131

● け ●

ケアプラン　134
ケアホーム　131
ケアマネジャー　134
ケチアピン　100
けいれん発作　175
外科治療，てんかんの　282
刑法と精神障害　137
系統的脱感作法　79, 82
経験的臨床医学　3
経口避妊薬　210
経鼻的持続陽圧呼吸　243
軽躁病　206
軽躁病エピソードの診断基準　216
痙直型　252
傾眠　6
芸術療法　86
欠神発作　272, 274, 280
欠神発作重積　284
血圧　43
血中アルコール濃度　171
血中濃度測定　279
血中濃度モニタリング　280
血統妄想　14, 197
月経異常　239
見当識障害　148, 149, 150, 154
健忘　19
健忘失語　33
顕在性不安　72
顕在性不安尺度　72
幻覚　6, 10, 11, 38, 88, 90, 112, 158, 159, 189, 195
幻覚発作　269
幻覚妄想　112, 115, 285
幻覚妄想状態　284
幻覚薬　176
幻覚薬型　177, 178, 180
幻肢　11
幻視　11, 154, 244, 269
幻臭　11
幻聴　10, 176, 186, 188, 189
幻味　11
言語蹉跌　162
言語新作　12, 189
言語性IQ　63
言語性記憶指数　70
言語性幻聴　11
言語的方法　75
言語の異常　148
限局性の認知症　156
原発性全般てんかん　274
原発性妄想　13

現在症　52
現病歴　52

● こ ●

コカイン　187
コカイン型　177
コミュニケーションの障害　253, 254
コモビディティ　229
コリンエステラーゼ阻害薬　151, 154
コルチゾール　43, 44
コンプレックス　234
こびと幻視　174
固縮型　252
誇大妄想　13, 14, 15, 188, 213
誤嚥性肺炎　114
誤記憶　19
語間代　148
語義失語　148
口部顔面失行　33
甲状腺機能亢進症　163, 210, 230
甲状腺機能障害　164
甲状腺機能低下症　163
甲状腺ホルモン　199, 201
広汎性発達障害　252, 253, 254
行為障害　255
行為心迫　27, 28, 189, 213
行動援護　131
行動過多　27
行動観察　52
行動障害　150
行動制限　128
行動療法　79, 82, 230
行動療法的な診立て　80
行動療法の進め方　81
交差依存性　179
交差耐性　174, 175
交代勤務性睡眠障害　245
交代性精神病　284, 285
考想化声　186
考想伝播　189
好訴妄想　13, 14, 188
抗うつ薬　96, 98, 217, 231
抗うつ薬の分類　97, 99
抗コリン作用　96, 97, 217
抗酒薬　103, 173, 210
抗精神病薬　88, 90, 100, 154, 161, 180, 181, 188, 194, 195, 198, 200, 201, 285
抗精神病薬の副作用　91, 92, 114, 116
抗精神病薬の分類　90
抗精神病薬の薬理作用　88
抗躁薬　99
抗躁薬の副作用　100
抗てんかん薬　100, 101, 255, 279,

293

282, 285
抗てんかん薬の副作用　281
抗不安薬　92, 169, 199, 231
抗不安薬の分類　93
拘禁反応　22
後期離脱症状　173, 174
後見　135, 136
後頭葉症候群　36, 39
恍惚　25
恒常性維持機構　42
厚生労働省令　124
高 EE　86, 109
高血糖　115
高コルチゾール血症　209
高照度光療法　245
構成失行　34, 39
膠原病　163, 164
興奮　159
合理化　234
国際疾病分類第10版　3, 145
言葉のサラダ　12, 189
昏睡　5, 6, 113
昏眠　6
昏迷　28, 104, 113, 211
昏迷状態　111
昏蒙　6
混合性エピソード　100
混合性エピソードの診断基準　216
混合精神病　200, 201

● さ ●

サーカディアンリズム　42
サイコオンコロジー　110
サイトカイン　42
サイロシビン　180
サインウェーブ　55
サプレッション・バースト　278
させられ体験　8, 9, 15, 189
左右障害　36
作業療法　105, 194, 196
作動記憶　17
再生障害　18
再体験　232
再認　16
再認障害　20
災害　47
催眠トランス　79
催眠療法　79
罪業妄想　13, 14, 188, 211, 212
作為体験　8, 15, 16, 189
酢酸　170
錯語　32, 33
錯視　269
錯乱　104
錯覚　10

錯覚発作　269
三環系抗うつ薬　93, 94, 99, 217, 231
三次予防　118, 120
産業医　121
産業精神保健　120
産後うつ病　248
産褥に関連した障害　248
散乱思考　12

● し ●

シアナミド　103
ショートステイ　131
シンナー　181
ジアゼパム　100, 102, 113, 279, 283
ジストニア　114
ジスルフィラム　103, 210
ジャルゴン失語　32
支援費制度　129
支持的精神療法　230
支持療法　75
支配観念　15
支離滅裂　189
四肢振戦　175
市町村　129
市町村の役割　122
刺激性　24
肢節運動失行　33, 34
思考　11
思考過程の異常　12, 189
思考干渉　8
思考形式の異常　12, 189
思考錯乱　12
思考察知　15
思考障害　12
思考吹入　8, 15, 189
思考制止　12, 189, 211
思考体験様式の異常　15
思考奪取　8, 15, 189
思考伝播　8, 15, 189
思考途絶　12, 189
思考内容の異常　13
思春期の診察　54
思春期やせ症　238
思想の矛盾　84, 85, 223
姿勢反射障害　160, 161
施設入所支援　131
視覚失認　34, 39, 71
視覚性運動失調　35
視覚性記憶指数　70
視覚性注意障害　35
視空間失認　71
自我　76
自我（自己）同一性形成　59
自我意識　4, 7
自我意識障害　7, 8, 9, 16

自我障害　189
自我の防衛機制　234
自己愛性パーソナリティ障害　260
自己像幻視　11
自己同一性　260
自己破壊的行為　261
自己評価過小　210
自己誘発嘔吐　239
自殺　30, 190, 211
自殺企図　112, 116, 119, 211
自殺対策基本法　119
自殺念慮　217
自殺の予防　119
自傷　30
自傷行為　260
自傷他害のおそれ　127, 194
自助グループ　106, 173, 231
自責　210
自他同一化　8
自動思考　80, 81
自動症　270
自発性の低下　155
自発話　31, 32
自閉　190
自閉症　253, 254
自閉症関連領域と知能　254
自閉的　259
自由画法　86
自由連想　76, 77
自立訓練　131
自立支援医療　132
自立支援給付　131, 132
自立支援システム　132
自立支援法　107, 108
自律訓練法　83, 241
自律神経の嵐　179, 182
自律神経発作　269
児戯性爽快　23, 24
児童虐待防止法　257
児童相談所　257, 258
児童デイサービス　131
児童福祉法　130, 133
持続性身体表現性疼痛障害　229
時間帯域変化（時差）症候群　245
色彩失認　35
失外套症候群　7
失外套症状　150, 151
失感情症　240, 241
失語　31, 147, 148
失行　33, 34, 39, 147
失行症　71
失算　36
失書　36
失声　228
失調型　252

294

和文索引

失認　34, 147
失歩　228
失立　228
失立発作　274, 282
嫉妬妄想　13, 14, 148, 176, 188
質的標識　5
質問紙法　66
実験衝動診断法　69
下田の執着性格　45
社会学習理論　80
社会恐怖　224
社会適応訓練事業　128
社会的相互関係の質的障害　253, 254
社会離脱仮説　60
社会療法　105
社交不安　224
社交不安障害　224
若年ミオクロニーてんかん　274
手指失行　33
手指失認　36
手指模倣　34
主訴　51
受動・攻撃性パーソナリティ障害　261
授産施設　106
樹木画テスト　69
周期性傾眠症　244
周期性四肢運動障害　246, 247
周期性同期性放電　156, 157, 162
周辺症状，認知症の　148
宗教妄想　188, 197
修正型電気けいれん療法　103
習慣および衝動の障害　262
執着性格　45, 209
終末睡眠　273
終夜睡眠ポリグラフ検査　243
集団精神療法　87, 195
就労移行支援　131
就労移行支援事業　108
就労継続支援　131
就労継続支援事業A型　108
就労継続支援事業B型　108
醜形恐怖　228
重大な他害行為　138
重度障害者等包括支援　131
重度ストレス反応　232
重度訪問介護　131
従来型抗精神病薬　195
従来の精神障害者社会復帰施設　106
術後精神病　285
純粋語唖　32
純粋語聾　32, 35
純粋失読　35
循環気質　45, 46, 196, 209
徐波睡眠　40, 56

徐脈　238
徐脈性不整脈　115
小視　181
小動物幻視　11, 174, 175
小児欠神てんかん　274
小児自閉症　253
小児症　22
小児性愛　264
小児の精神発達　59
小離脱症候群　173, 174
昇華　234
消極的防衛機制　234
症候性全般てんかん　273, 275, 277, 278
症候性てんかん　267
症候性部分てんかん　271
症状性精神障害　162, 163
焦燥　210
障害者基本法　122, 130
障害者雇用促進法　130
障害者自立支援法　107, 123, 128, 129, 130, 131, 133, 195
障害福祉サービス事業　128
衝動行為　30
衝動性　255
上機嫌症　23
条件づけ理論　79, 82
状態意識　23
状態特性不安検査　66
状態不安　66
情性欠如　24
情緒不安定　260, 261
情動　23
情動錯覚　10
情動失禁　24, 26
情動性脱力発作　244
情動の興奮性減退　24
情動の興奮性亢進　24
情動麻痺　24, 26
常染色体優性遺伝　161
常同言語　29
常同行為　29
常同行動　155
常同姿勢　29
常同症　29, 192
常同的・反復的行動　253, 254
静脈血栓塞栓症　115
食行動の異常　30
食欲の異常　30
職業適応訓練　106
職業役割　59
触覚失認　35
心因　187
心因性健忘　19
心因反応　24

心因論　256
心気症　228
心気障害　228, 229
心気妄想　14, 188, 211, 212
心身症　80, 83, 222, 240, 241
心神喪失等の状態で重大な他害行為を行った者の医療及び観察等に関する法律　137, 138
心的外傷体験　15
心的融和　79
心理・精神機能検査　59, 61
心理教育　82, 108, 109
心理劇　86
心理社会的要因，ストレスの　46
心理社会的要因，気分障害の　209
心理社会的療法　230
心理的機制　223
心理的原因　222
身体依存　169, 170, 179
身体化障害　39, 111, 228, 229
身体合併症　112, 116
身体疾患と性格　46
身体失認　35
身体醜形障害　228
身体障害者福祉法　130, 133
身体症状を伴ううつ病の診断基準　207
身体的拘束　128
身体的欲動　27
身体表現性自律神経機能不全　229
身体表現性障害　228, 229
神経学的異常　275
神経遮断薬　88
神経症　222, 223
神経症傾向　222
神経症性障害　8, 15, 25, 66, 67, 80, 83, 84, 85, 222
神経症性障害説　256
神経症性障害との鑑別　241
神経症性障害の診断　229
神経症性障害の治療　230
神経症性障害の分類　224
神経症の成因　222
神経心理学的検査　70
神経心理学的症候群　31
神経性食思不振症　67, 238, 239
神経性大食症　30, 239
神経性無食欲症　30, 238
神経内分泌的研究，気分障害の　209
神経梅毒　162
侵入的回想　232
真性幻覚　10
真性妄想　13
振戦　160, 161
振戦せん妄　173, 174, 175

295

進行麻痺　162
深睡眠　41
深部静脈血栓症　115
深部体温　43
新規抗てんかん薬　102
新行動 S-R 仲介理論　79
人格検査　61, 66
人格障害　24, 82, 259
人格変化　148, 155, 156
人工透析　210
人物画テスト　69

● す ●

スキーマ　81, 82
スクールカウンセラー　257, 258
スクシミド誘導体　101
スクリーニング法　62
ストレス　46, 111, 260
ストレス因子　232
ストレス関連疾患の誘発　47
ストレス脆弱性モデル　108, 109
ストレッサー　46, 47
スルピリド　90, 195
遂行機能　190
睡眠　40, 57
睡眠衛生教育　242
睡眠覚醒リズム　41
睡眠関連運動障害　246, 247
睡眠関連呼吸障害　243
睡眠時驚愕症　246
睡眠時随伴症　247
睡眠時無呼吸症候群　57, 243
睡眠時遊行症　246
睡眠障害　212, 213, 242
睡眠障害国際分類第 2 版　242
睡眠状態　56
睡眠随伴症　246
睡眠相後退症候群　245
睡眠と自律神経機能　43
睡眠と糖・脂質代謝　44
睡眠と内分泌機能　43
睡眠の機能　42
睡眠の脳波　40
睡眠のメカニズム　42
睡眠発作　243, 244
睡眠麻痺　244
睡眠薬　95, 169, 199
睡眠薬の使用法　95
睡眠薬の副作用　96
睡眠薬の分類　95
睡眠薬の薬理作用　95
錐体外路症状　88
随意的なコントロール　227
髄液シャント術　158

● せ ●

セネストパチー　11
セルトラリン　94
セルフモニタリング　80
セロトニン　97, 98, 209
セロトニン・ドパミン拮抗薬　90
セロトニン・ノルアドレナリン再取り込み阻害薬　92, 94, 96, 98, 217
セロトニン 5-HT$_{1A}$ 受容体部分作動薬　92, 94
セロトニン 5-HT$_{2A}$ 受容体遮断作用　89, 90
セロトニン症候群　98
せん妄　5, 6, 11, 113, 158, 159, 161, 171, 173, 175
せん妄状態　112
世界没落体験　13
生化学的所見, 気分障害の　209
生活介護　131
生活技能訓練　106, 196
生活訓練施設　106
生活指導　105, 196
生活療法　105, 194
生活歴　51
正常圧水頭症　158
正常体重　239
正常脳波　55
成長ホルモン　43, 44
成年後見制度　135, 136
性格　45
性格異常　259
性格傾向　222
性格特徴　283
性格論　45
性器反応不全　247
性機能不全　247
性嗜好障害　263
性腺ホルモン　199, 201
性的逸脱　263
性的サディズム　264
性的マゾヒズム　264
性倒錯　263
性同一性障害　263
性同一性障害者の性別の取扱いの特例に関する法律　263
性の嫌悪　247
性役割　59
性欲欠如　247
性欲喪失　247
性欲の異常　30
制御能力　137
制限型　238
制止　28
制止時振戦　160

青斑核の変性　160
精神依存　169, 170, 179, 181
精神運動興奮　6, 27, 28, 112, 115, 158
精神運動制止　207, 211
精神運動性の異常　27
精神運動性の減退　28
精神運動性の亢進　27
精神運動阻害　28
精神運動発作　270
精神運動抑制　28
精神衛生法　117, 122
精神科学校医　257
精神科救急　111
精神科コンサルテーション　110
精神科病院　133
精神科病院の現状　118
精神科リハビリテーション　105
精神鑑定　137
精神交互作用　84, 85, 223
精神作業能力検査　61, 70
精神作用物質　168
精神作用物質による精神障害　168
精神刺激薬　103
精神疾患の診断・統計マニュアル第 4 版　3, 145
精神疾患の分類　145, 146
精神障害　3
精神障害者　135
精神障害者社会促進センター　129
精神障害者社会復帰施設　106, 129
精神障害者社会復帰施設の新体系　107
精神障害者地域生活支援センター　107
精神障害者の現状　117
精神障害者保健福祉手帳　128, 133
精神症状　4
精神症状の評価法　72
精神心理学的面接　51
精神性注視麻痺　35
精神生理性不眠症　242
精神遅滞　20, 21
精神的健康の保持・増進　118
精神的欲動　27
精神発達区分　60
精神発達遅滞　251
精神病院用の用語の整理等のための関係法律の一部を改正する法律　133
精神病院法　117
精神病者監護法　117
精神病状態　284
精神病性障害　104
精神病性の症状・特徴を伴うもの　208

精神分析的（力動的）精神療法 76, 231
精神分析療法 76, 77
精神保健 117, 120
精神保健医療福祉の改革プラン 118
精神保健及び精神障害者福祉に関する法律 3, 117, 121, 122, 123, 126, 128, 129, 130, 133, 194, 196
精神保健指定医 125, 126, 127, 128
精神保健審判員 138
精神保健福祉センター 122, 129
精神保健福祉センターの役割 121
精神保健福祉相談 129
精神保健福祉法 3, 117, 121, 122, 123, 126, 128, 129, 130, 133, 194, 196
精神保健福祉法による入院形態 126
精神保健福祉法の改正点 123
精神保健法 117, 122
精神発作 269
精神療法 75, 195, 198, 230, 241
静坐不能 194
窃視症 264
窃触症 264
窃盗癖 263
摂食障害 82, 238
浅眠 212
潜因性全般てんかん 275
選択緘黙 255
選択健忘 19
選択的セロトニン再取り込み阻害薬 92, 94, 96, 98, 217, 218, 223, 231
全健忘 19
全失語 33
全身性エリテマトーデス 163
全生活史健忘 19, 227
全般性社交不安障害 224
全般性認知症 149, 151
全般性不安障害 225
全般てんかん 267, 271
全般てんかんの分類 274
全般的精神障害 71
全般発作 271, 272
前向健忘 19
前頭側頭型認知症 155, 156
前頭側頭型認知症のCT像 156
前頭側頭葉変性症 155
前頭葉機能障害の評価 71
前頭葉症候群 36, 37
前頭葉障害 28
前頭葉と側頭葉前方部の萎縮 155

● そ ●

ソクラテス的質問法 82
ゾテピン 217
ゾニサミド 101, 102, 279, 280, 281, 282, 285

粗大振戦 173
措置入院 117, 126, 127, 194
疎隔体験 229
疎通性 190
疎通性障害 16
双極Ⅰ型障害の経過と予後 214
双極Ⅰ型障害の診断基準 216
双極Ⅱ型障害 218, 219
双極Ⅱ型障害の診断基準 216
双極型障害 206, 213
双極性障害 12, 45, 46, 99, 104
双極性障害のエピソードによる分類 206
双極性障害の分類 206
早期乳児てんかん性脳症 278
早期幼児自閉症 253
早期離脱症状 173, 174
早朝覚醒 212, 213
早漏 247
相性精神病 201
相貌失認 35, 150
挿間性精神病 284, 285
爽快気分 23, 24, 27
巣症状 31
総合IQ 63
躁うつ病 45, 46, 99, 205, 208
躁状態 12, 14, 23, 24, 210, 212
躁病 15, 28, 30, 100, 189, 213
躁病エピソード 205
躁病エピソードの診断基準 215
躁病性興奮 27, 28, 192, 213
躁病の治療 217
即時記憶 17
側頭部棘波 271
側頭葉症候群 36, 38
側頭葉てんかん 271, 282, 284
側頭葉てんかんの発作間欠期脳波 271
続発性全般てんかん 275

● た ●

タップテスト 158
タンドスピロン 94
田中・Binet式知能検査 61, 63
多棘徐波複合 273, 274
多形性 198, 199
多幸 24
多幸症 23
多重人格障害 227
多相性睡眠型 41
多動 255
多動性障害 255
多発梗塞性認知症 152
多発梗塞性認知症のMRI 153

妥当性尺度 66
大麻型 178, 180
大麻取締法 182
体感幻覚 11, 189
体系統合失調症 201
体型と病前性格，気分障害の 209
体型と病前性格，統合失調症の 187
体重増加 115
体内時計 42
対語記銘力検査 63
対人関係療法 77, 78
対人恐怖 15
対話形式の幻聴 186
退行 159, 234
胎児性アルコール症候群 176
耐性 169, 170, 179, 181
滞続言語 148, 155
大うつ病 82, 206
大うつ病エピソードの診断基準 215
大うつ病性障害 205, 208, 209, 213, 217, 218
大うつ病性障害の経過と予後 214
大脳萎縮 154
大発作 175
大離脱症候群 173, 174
代償 234
第4期梅毒 162
第一世代抗うつ薬 97, 98
第一世代抗精神病薬 90, 91
第二世代抗うつ薬 97
第二世代抗精神病薬 90, 91
第三世代抗うつ薬 97, 98
脱抑制 155
脱力発作 244, 274, 275, 282
単一性の障害 8
単純部分発作 268, 269, 270, 280
単純酩酊 113, 171
単相性睡眠型 41
炭酸リチウム 99, 201, 217
短期記憶 17
短期精神病性障害 193
短期入所 131
断酒 172, 173, 176
断酒会 87, 173

● ち ●

チアミン 113, 114
チック 256
チトクロームP450 101, 102
地域生活支援事業 132
地域精神保健福祉活動 121, 122
知覚 10
知覚障害 10
知的障害 275
知的障害者 135

知的障害者福祉法　130, 133
知能　20
知能検査　61, 62, 65
知能指数　20, 63, 251
知能障害　17, 20, 71
知能レベル　53
治療薬物モニタリング　99
遅延記憶指数　70
遅棘徐波複合の脳波　275, 276, 277
遅発性ジスキネジア　114, 194
遅発性精神病　181
着衣失行　34, 150
中核症状，認知症の　148
中枢神経興奮薬　169, 176
中枢神経抑制薬　169, 170, 176
中枢性過眠症　243
中断症候群　98
中毒性精神障害　23
中毒性表皮壊死症　101, 102, 282
中脳黒質の変性　160
注意・集中力指数　70
注意欠陥多動性障害　103, 255
注意障害　190
注察妄想　14, 188
長期記憶　17
超自我　76
超皮質性運動失語　32
超皮質性感覚失語　32
聴覚失認　35
聴性脳幹反応　57
陳述記憶　17

● つ ●

つまずき言葉　162
津守・稲毛式発達検査　62
追跡妄想　14, 188
追想　16
追想幻覚　19
追想錯覚　19
追想障害　18
追想の質的異常　19
追想の量的異常　18
通院医療　128
通過症候群　5, 7, 162
通利　75
爪かみ　256

● て ●

デイケア　105, 196
デキサメサゾン抑制試験　209
デジャヴュ　270, 271
てんかん　24, 267
てんかん原性焦点　282
てんかん性異常波　278
てんかんの病前性格　45

てんかん分類　268
てんかん発作　267, 278
てんかん発作の分類　278
手続き記憶　17
低アルブミン血症　238
低血圧　238
低体温　115, 238
低ナトリウム血症　112, 195, 282
定型欠神　275
定型欠神発作　272, 274
定型抗精神病薬　187
定型精神病　200
定型精神病と非定型精神病の関係　202
定年後の抑うつ状態　60
適応障害　47, 232
鉄欠乏性貧血　246
典型的な症候群の存在　198
点頭てんかん　102, 275
転移　76, 77
転移抵抗　77
転換症状　227
転換性障害　19, 22, 25, 29, 76, 79, 227
伝導失語　33
電解質異常　238, 239
電気けいれん療法　103, 104, 196, 217

● と ●

トピラマート　100, 101, 102, 279, 280
トラゾドン　97
トランス　227
トリップ体験　181
トルエン　181
ドパミン　97
ドパミン D$_2$受容体低親和性抗精神病薬　90
ドパミン D$_2$受容体部分作動薬　91
ドパミン仮説　187
ドパミン欠乏　160
ドパミン作動薬　161
ドパミンシステムスタビライザー　91
ドパミン受容体遮断作用　194
ドパミン神経路　88, 89
とらわれの機制　84, 85
取り入れ　235
途絶　28, 29
閉じ込め症候群　7
閉じこもり　135
当意即答　227
投影　234
投影法　67, 69
逃避　234
逃避型うつ病　207
統合失調型パーソナリティ障害　260

統合失調感情障害　193, 201
統合失調気質　45, 46, 187
統合失調質パーソナリティ障害　259
統合失調症　8, 10, 11, 12, 13, 14, 15, 16, 23, 24, 25, 28, 29, 30, 46, 66, 67, 72, 80, 86, 88, 89, 103, 104, 111, 112, 186, 189, 191, 196
統合失調症気質　197
統合失調症くささ　190
統合失調症後抑うつ　190
統合失調症症状　199
統合失調症の鑑別診断　193
統合失調症の診断基準　193
頭頂葉症候群　36, 38
頭皮脳波　284
頭部 MRI 検査　58
頭部 SPECT 検査　58
頭部エックス線 CT 検査　58
同一化　235
同一性の障害　8
同時失認　35
動因喪失症候群　180, 181
動悸　111
動作性 IQ　63
瞳孔障害　162
特異的発達障害　252
特性不安　66
特定医師　124
特定の（個別的）恐怖症　225
特発性全般てんかん　274, 275
特発性てんかん　267
特発性部分てんかん　270
特別支援教育　258
特別支援教育制度　257
匿名断酒会　106
独語　190

● な ●

ナイトケア　106, 196
ナイトホスピタル　106, 196
ナルコレプシー　57, 103, 243, 244
内因性うつ病　206, 207, 217
内因性精神障害　186
内因性精神病　3, 205, 208
内的脱同調　245
内分泌疾患　163

● に ●

ニトラゼパム　102, 277, 279
ニューロティシズム　222
二次疾病利得　227
二次妄想　13, 15, 188, 189
二次予防　118, 120
二重自我　8
二重人格　8

二点識別覚障害　39
日本版 Denver 式発達スクリーニング
　検査　62
日本版 WAIS-Ⅲ　63
日常生活における障害予測　71
日内変動　207, 211
日内リズム　42, 43
日内リズム睡眠障害　245
入院医療　126
入院形態　126
入院手続きと告知制度　127
入院森田療法　84
入眠時幻覚　244
乳酸ナトリウム　226
尿失禁　158
尿閉　115
任意後見　136
任意入院　117, 126, 128
妊娠　246
認知機能　17
認知機能障害　21, 147, 148, 186, 190,
　256
認知行動療法　79, 81, 218, 230, 239,
　241
認知行動療法理論　80
認知症　20, 21, 23, 39, 147, 158, 161
認知症高齢者　135
認知症診断のための条件　147
認知症性疾患の鑑別　149
認知症とせん妄の違い　159
認知症の重症度評価　147
認知障害　158
認知の再構成　82
認知療法　81, 82
認知療法の適応　82
認知療法の理論モデル　81

● ね ●

粘着　12, 13
粘着気質　45
粘着性　283

● の ●

ノーマライゼーション　117, 118, 196
ノルアドレナリン　97, 98, 209, 255
ノルアドレナリン作動性・特異的セロ
　トニン作動性抗うつ薬　96, 98
ノンレム睡眠　40, 246
能動性の障害　7
脳器質性精神障害　11
脳器質精神症候群　36
脳血管性認知症　24, 152, 153
脳血流 SPECT　279
脳性麻痺　251
脳波　55

脳波賦活法　57
脳梁症候群　39
脳梁離断術　282

● は ●

ハシシュ　178, 180
ハロペリドール　90, 100, 112, 113,
　187, 195, 217, 285
バルビツール酸・アルコール型　177,
　178, 179
バルビツール酸誘導体　101
バルビツレート系睡眠薬　95, 96
バルプロ酸　101, 217, 277, 279, 280,
　281, 282, 285
バルプロ酸ナトリウム　100, 102
パーキンソニズム　154, 194
パーソナリティ障害　111, 259
パニック障害　223, 225
パニック発作　25, 223, 224, 225, 226,
　230
パノラマ幻覚　18
パラノイア　197
パラノイド障害　197
パラフィリア　263
パレイドリア　10
パロキセチン　94
パンテノール　115
パントマイムの動作　34
破瓜型統合失調症　191
肺動脈血栓塞栓症　115
排出型　239
廃用症候群　135
曝露法　79
曝露療法　230
箱庭療法　86
発達検査　62
発達指数　62
発達障害者支援法　253
発動性減退　28
発明妄想　14, 197
抜毛症　263
話の進め方　53
反響言語　29
反社会性パーソナリティ障害　260
反社会的行動　155
反動形成　234
反復睡眠潜時検査　244
反復性過眠症　244
半側身体失認　36

● ひ ●

ヒステリー　227
ヒステリー性昏迷　29
ヒステリー性心因反応　22
ヒダントイン誘導体　101

ヒトヘルペスウイルス　281
ヒプサリスミア　275, 277
ヒプサリスミアの脳波　276
ヒポコンドリー性基調　46, 84
ビタミン B_1　174
ビタミン B_1 欠乏　175
ビタミン B_6　275, 277, 280
ビタミンの投与　174
ビリーブメントケア　110
ピクノレプシー　274
ピックウィック症候群　243, 244
ピプラドロール　103
びまん性脳萎縮　150
引きこもりの予防　60
皮質下血管性認知症　152
皮質下性運動失語　32
皮質下性感覚失語　32
皮質性運動失語　31, 32
皮質性感覚失語　32, 33
皮質盲　39
皮膚粘膜眼症候群　101, 102, 282
否認　235
非 24 時間睡眠覚醒症候群　245
非器質性交疼痛症　247
非器質性腟けいれん　247
非言語的表現　86
非言語的方法　75
非行　257
非指示的応答　53
非体系統合失調症　201
非定型欠神　275
非定型欠神発作　272, 276
非定型抗精神病薬　100, 195, 255, 256,
　285
非定型精神病　199, 200, 202
非麦角系ドパミン作動薬　246
非ベンゾジアゼピン系睡眠薬　95, 96
肥満型　209
肥満恐怖　238
被害・関係妄想　14, 15
被害妄想　188
被虐待児症候群　257
被毒妄想　14, 188
悲哀　78, 210
悲観的　210
悲嘆のケア　110
避害欲の障害　30
微小念慮　211
微小妄想　14, 15, 188, 194
光刺激　57, 273, 274
表現療法　75
標準型失語症検査　61, 71
標準訓練の公式　83
標準高次視知覚検査　71
標準高次動作検査　71

憑依状態　8, 227
憑依妄想　14, 188
病感　16
病識の欠如　16, 192, 195
病前性格　52
病態失認　36
病的感情　25
病的賭博　262
病的不安　25
病的酩酊　171
描画テスト　69
広場恐怖　224
貧血　238
貧困妄想　13, 14, 188, 211, 212
敏感関係妄想　198

● ふ ●

フーグ　227
フェティシズム　264
フェニトイン　100, 101, 102, 279, 280, 281, 282, 283
フェニルケトン尿症　252
フェノチアジン系薬物　90
フェノチアジン誘導体　195
フェノバルビタール　100, 101, 113, 279, 280, 281, 285
フェンシクリジン　180
フラッシュバック現象　177, 180, 181, 232, 233
フラッディング　80
フルボキサミン　94
ブチロフェノン系薬物　90
ブチロフェノン誘導体　195
ブロナンセリン　90
ブロムペリドール　187
プリオン　156, 157
プリミドン　101, 281, 285
プレコックス感　190
プロスタグランジンD_2　42
プロラクチン　43, 44
不安　25, 210, 222, 225, 230, 231, 232, 242, 261
不安障害　82, 84, 94, 111, 114, 225
不安障害の治療薬　93, 94
不安障害の不適応行動　30
不安焦燥　159
不安神経症　225
不安発作　225
不穏　27
不完全恐怖　226
不機嫌症　284
不潔恐怖　15, 226
不注意　255
不注意錯覚　10
不定愁訴　39

不適応　25
不適応行動　80
不登校　257, 258
不眠症　242
不和　78
浮動性不安　226
賦活症候群　98
部分健忘　19
部分てんかん　267, 268, 282
部分てんかんの分類　270
部分てんかん発作　279
部分発作　269, 280
服装倒錯的フェティシズム　264
服薬中止　195
副甲状腺機能亢進症　230
福祉工場　106
福祉ホーム　106, 133
複雑部分発作　268, 270, 280
複雑部分発作重積　284
複雑酩酊　171
二人組精神病　200
物質依存の型と依存の特徴　177
物質依存の型と精神障害　176, 178
物質依存の形成過程　169
物質誘発性精神障害　170
物体失認　35
物理的被害妄想　14
文章完成テスト　61, 69
分離　235
分離不安　59

● へ ●

ベンザミド系薬物　90, 195
ベンゼン　181
ベンゾジアゼピン　100
ベンゾジアゼピン系抗不安薬　111
ベンゾジアゼピン系睡眠薬　95, 96, 242
ベンゾジアゼピン系薬物　92, 93, 94, 114, 174, 175, 180, 231, 279, 280, 281
ベンゾジアゼピン誘導体　102
ペーパーバッグ再呼吸法　230
ペットボトル症候群　115
ペロスピロン　90, 195
閉鎖型質問　53
閉所恐怖　15
辺縁系の異常放電　269
変質精神病　200, 201
偏執狂的本能　262
弁識能力　137

● ほ ●

ホームヘルプ　131
ボディイメージの障害　238
ポリグラフ検査　57

ポリソムノグラフィ　57
歩行障害　158
保健および福祉　128
保健所　129
保健所の役割　122
保佐　135, 136
保持　16
保持障害　18
保続　12, 13, 148
補助　135, 136
補装具の制度　132
放火癖　262
法定後見　135, 136
訪問看護・指導　106
紡錘波　40
暴力行為　113
発作後精神病　284
発作重積　283, 284

● ま ●

マタニティブルーズ　248
マリファナ　180
マリファナ精神病　180
まだら認知症　152, 153
麻疹抗体価上昇　162
麻痺性イレウス　115
麻薬及び向精神薬取締法　182
街並失認　35
的はずれ応答　22, 159, 227
万華鏡様幻視　181
慢性硬膜下血腫　158
慢性腎不全　246
慢性的なうつ病　218

● み ●

ミアンセリン　97
ミオクロニー　156
ミオクロニー発作　272, 274, 275, 280
三日月状血腫　158
未視感　20
未熟型うつ病　207
見捨てられ不安　260
満ち足りた無関心　227
水中毒　112, 195
民法　126, 135
民法と精神障害　136

● む ●

ムスカリンM_1性アセチルコリン受容体遮断作用　90
ムスカリン受容体遮断作用　115
ムスカリン性アセチルコリン受容体遮断　91
むずむず脚症候群　246
むちゃ食い　239

無為　190
無意識の葛藤　231
無関心　155
無感動　210
無気力　194
無けいれん性電気けいれん療法　104
無動無言　29
無動無言症　7, 38, 156
夢幻状態　6
夢遊病　246

● め ●

メサドン　179
メジャートランキライザー　88
メスカリン　180
メタンアンフェタミン　187
メチルフェニデート　103
メチルフェニデート徐放剤　255
メラトニン　43, 245
メランコリー型うつ病の診断基準　207
メランコリー型性格　211
メランコリー親和型性格　46, 207, 209, 210
命令自動　29, 192
酩酊　171
滅裂思考　12, 28
面接と問診　51

● も ●

モーズレイ性格検査　222
モダフィニル　103
モデリング　80
モノアミン　210
モノアミン欠乏仮説　209
モノアミン受容体過感受性仮説　209
モリア　38
モルヒネ　169, 182
モルヒネ型　177, 178, 179
もうろう状態　6, 11, 171
妄想　6, 13, 88, 90, 112, 176, 188, 189, 195, 259
妄想型統合失調症　192, 197
妄想気分　13, 14, 188, 189
妄想構築　192
妄想性障害　193, 197, 198, 200
妄想性パーソナリティ障害　259
妄想知覚　13, 14, 188, 189
妄想着想　13, 14, 188, 189
妄想内容による分類　14
妄想の発生様式による分類　13
盲目否認　36
物盗られ妄想　148

森田神経質　46
森田療法　83, 85, 223, 231, 241
森田療法の適応　84
問診　53
問診の要点　51

● や ●

矢田部・Guilford性格検査　61, 66
夜間せん妄　158
夜驚症　246
薬物　57
薬物治療，てんかんの　279
薬物乱用　113
薬物療法　88
薬物療法，統合失調症の　194

● ゆ ●

有機溶剤　176
有機溶剤型　177, 178, 181
誘発電位　57
指しゃぶり　256

● よ ●

予期恐怖　225
予期不安　25, 242
予診用紙　51
幼年期認知症　256
要介護　134
要介護認定　134
要支援　134
要素性幻視　39
陽性・陰性症状評価尺度　72
陽性症状　88, 188, 192, 197
抑圧　234
抑うつ　161, 232, 285
抑うつ・不安　190
抑うつ気分　23, 210
抑うつ状態　59
抑うつ性昏迷　217
抑うつ性パーソナリティ障害　261
抑制　261
欲動　27
欲動の異常　30
欲求不満の診断　69
四環系抗うつ薬　99

● ら ●

ライフイベント　209, 210
ライフサイクル　59, 60
ラピッドリズム　277
ラポール　79, 190
ラモトリギン　102, 279, 280, 281
乱用　168

● り ●

リウマチ　246
リエゾン精神医学　110
リスペリドン　90, 91, 195, 217, 256, 285
リチウム中毒　100, 115
リハビリテーション　194, 195, 196, 197
リバーミード行動記憶検査　71
リポ蛋白代謝異常　256
利尿薬乱用　239
離人・現実感喪失症候群　8, 229
離人感　25, 189, 226, 229
離人症　8, 9, 15
離人体験　15, 16
離脱症状　169, 170, 178, 179, 180, 182
離脱せん妄　113
立方体透視図　34
瘤波　40
両価性　25, 190
両側同期性棘徐波複合　284
良性小児てんかん　270
量的標識　4
療養介護　131
臨床尺度　66

● る ●

ループス精神病　163
類循環精神病　201

● れ ●

レクリエーション療法　105, 194, 196
レストレスレッグ症候群　246, 247
レセルピン　210
レボメプロマジン　90, 187, 195, 217
レム睡眠　40, 41, 243, 244
レム睡眠行動障害　246, 247
恋愛妄想　14
連合弛緩　189

● ろ ●

ローランドてんかん　270
露出症　264
老人用知能検査　61, 63
老年期うつ病　22, 39
老年期認知症　24
労働安全衛生法　121
蝋屈症　29, 192

● わ ●

ワーキングメモリー　37

欧文索引

太字：主要ページ

α 波　55
β 遮断薬　93, 94
β 波　55, 56
γ 波　55
δ 波　55, 56, 57
θ 波　55, 56, 57

A

AA　87, 106, 173
ABR　57
absence　272
ACTH　102, 280
acute stress reaction　232
ADHD　103, 255, 256
adjustment disorder　232
affective disorder　205
agnosia　34
agoraphobia　224
AIDS 脳症　161
AIDS encephalopathy　161
alcoholics anonymous　87, 173
alexithymia　240
Alzheimer 型認知症　18, 21, 148, 149, 151, 152
Alzheimer 型認知症の SPECT　151
Alzheimer 病の MRI　150
ambivalence　25, 190
amentia　6
anorexia nervosa　238
antianxiety drugs　92
antidepressant　96
antiepileptics　100
antipsychotic drugs　88
antisocial personality disorder　260
Anton 症候群　36, 39
apathy　210
aphasia　31
apraxia　33
Argyll Robertson 瞳孔　162
art therapy　86
Asperger 症候群　254
atonic seizure　274
attention deficit hyperactivity disorder　255
autism　253
autogenic training　83
avoidant personality disorder　261

B

Bálint 症候群　35
battered child syndrome　257
BDI　72
Beck のうつ病自己評価尺度　72
Behçet 病　163
Bender ゲシュタルトテスト　72
Bender 視覚運動ゲシュタルトテスト　61, 71
Benton 視覚記銘検査　71
Binswanger 病　152
Bleuler の 4A　191
borderline personality disorder　260
Bourdon 抹消検査　70
BPRS　72
Broca 失語　31, 32
Broca 中枢　31, 32, 33
Brodmann の領域　37
bulimia nervosa　239

C

CAGE 法　172
cataplexy　244
catharsis　75
CDR　148
cenesthopathy　11
cerebral palsy　251
circadian rhythm sleep disorders　245
cleptomania　263
clinical dementia rating　148
clonic seizure　273
CMI　61, 66
CO_2　226
cognitive behavior therapy　79
cognitive therapy　81
complex partial seizure　270
conduct disorders　255
Cornell medical index　61, 66
counseling　83
CPAP　243
cretinism　252
Creutzfeldt-Jakob 病　156, 162
CRH 負荷試験　209
cyclothymic disorder　219

D

D_2 受容体遮断　89, 90, 91
déjàvu　20, 270
delayed sleep phase syndrome　245
delinquency　257
delusional disorder　197
Dementia infantilis　256
dependent personality disorder　261
depersonalization-derealization syndrome　229
developmental quotient　62
disorders of sexual preference　263
dissociative disorder　227
Down 症候群　252
DQ　62
DSM-IV-TR　3, 145, 146, 192, 193, 197, 205, 206, 207, 208, 213, 215, 216, 217, 218, 219, 259, 262
DSPS　245
dysthymic disorder　218

E

early infantile autism　253
eating disorders　238
EBM　3
ECT　103, 196
EE　109
EEG　55
electroconvulsive therapy　103, 196
electroencephalogram　55
epilepsy　267
exhibitionism　264
expressive therapy　75

F

family therapy　86
Female to Male　263
fetishism　264
folie à deux　200
frotteurism　264
FtM　263

G

GABA 受容体　95, 100, 102
GABAA 受容体　94
Ganser 症候群　22, 159, 227

GBS スケール 148
gender identity disorders 263
generalized anxiety disorder 225
generalized epilepsy 271
generalized seizure 272
Gerstmann 症候群 36
GID 263
Gilles de la Tourette syndrome 256
group psychotherapy 87

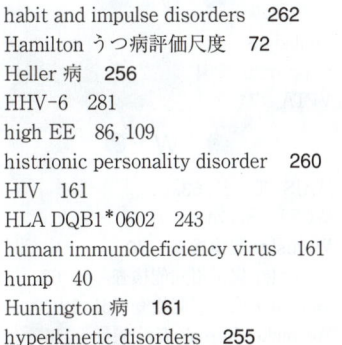

H

habit and impulse disorders 262
Hamilton うつ病評価尺度 72
Heller 病 256
HHV-6 281
high EE 86, 109
histrionic personality disorder 260
HIV 161
HLA DQB1*0602 243
human immunodeficiency virus 161
hump 40
Huntington 病 161
hyperkinetic disorders 255
hypersomnia of central origin 243
hypnagogic hallucination 244
hypnotherapy 79
hypochondriacal disorder 228
hypsarhythmia 275

I

ICD-10 3, 20, 145, 146, 172, 191, 192, 193, 197, 198, 199, 201, 202, 205, 206, 207, 213, 217, 224, 229, 238, 239, 240, 259
ICD-10 における重症度分類 205
ICSD-Ⅱ 242
insomnia 242
intelligence quotient 20
interpersonal psychotherapy 77
IPT 77
IQ 20, 21, 63, 251

J

Jackson 発作 269
jamais vu 20
jargon 失語 32
JDDST-R 62

K

Kleine-Levin 症候群 244
Klüver-Bucy 症候群 38
Korsakoff 症候群 18
Korsakoff 精神病 175
Korsakoff 病 113, 114
Kretschmer の体格 45

L

L-Dopa 161
learning disorders 252
Lennox-Gastaut 症候群 275, 276, 277
Lewy 小体型認知症 154, 246
locked-in syndrome 7
LSD 180
Lyell 症候群 101, 102

M

m-ECT 103
major tranquilizer 88
Male to Female 263
MAO 阻害薬 93
MAS 72
maternity blues 248
MECP2 遺伝子 253
mental health 117
mental retardation 251
mini-mental state examination 63
Minnesota 多面人格検査 61, 66
MMPI 61, 66
MMSE 63
modified electroconvulsive therapy 103
mood disorder 205
moria 38
Morita therapy 83
MSLT 244
MtF 263
Münchhausen 症候群 111, 112
music therapy 86
myoclonic seizure 272

N

nail biting 256
narcissistic personality disorder 260
narcolepsy 243
NaSSA 97, 98, 99
neuroleptics 88
neurosis 222
neurotic disorders 222
neuroticism 222
night mare 246
night terror 246
non-24-hour sleep-wake syndrome 245
non-REM 睡眠 40, 42, 56

O

obsessive-compulsive personality disorder 261

organic psychosis 160
Osborn 波 115

P

panic disorder 225
PANSS 72
paranoia 197
paranoid disorder 197
paranoid personality disorder 259
parasomnia 246
pareidolia 10
Parkinson 症候群 114
Parkinson 症状 88
Parkinson 病 160, 161, 246
partial epilepsy 268
partial seizure 269
passive-aggressive personality disorder 261
pathological gambling 262
pedophilia 264
Peeping Tom 264
periodic limb movement disorder 246
periodic synchronous discharge 156, 157
persistent somatoform pain disorder 229
personality disorders 259
pervasive developmental disorders 252
PF スタディ 69
pharmacotherapy 88
phenylketonuria 252
phobic anxiety disorders 224
pica 30
Pick 病 37
pill rolling type 160
PLMD 246
polymorphic 198
POMS 67
post-schizophrenic depression 190
post-traumatic stress disorder 232
PPI 242
PSD 156, 157, 162
psychoanalytic therapy 76
psychodrama 86
psychosomatic diseases 240
psychotherapy 75
psycooncology 110
PTSD 47, 232, 233
pyromania 262

R

rapid eye movement 40, 56
rapid rhythm 277

RBD 246
RBMT 71
REM 40
REM 睡眠 40, 41, 42, 56
REM sleep behavior disorders 246
Rett 症候群 253
RLS 246
Rorschach テスト 61, 67

● S ●

sandplay therapy 86
SAS 243
Savant 症候群 18
schizoid personality disorder 259
schizotypal personality disorder 260
Schneider の一級症状 186, 191, 192
school refusal 257
SCT 61, 69
SDS 72
selective mutism 255
sexual masochism 264
sexual sadism 264
Shy-Drager 症候群 246
simple partial seizure 269
SLE 163, 164
sleep apnea syndrome 243
sleep attack 243
sleep disorders 242
sleep paralysis 244
sleep related movement disorders 246
sleep walking 246
SLTA 61, 71
SNRI 92, 94, 96, 98, 99, 217, 285
social anxiety disorder 224

social phobia 224
social skills training 106
somatization disorder 39, 228
somatoform autonomic dysfunction 229
somatoform disorders 228
specific developmental disorders 252
specific（isolated）phobia 225
spindle 40
SPTA 71
SSPE 161
SSRI 92, 93, 94, 96, 98, 99, 217, 218, 223, 231, 285
SST 106, 196
stage 1-REM with tonic EMG 246
STAI 66
Stevens-Johnson 症候群 101, 102, 282
STS 法 162
stuttering 256
subacute sclerosing panencephalitis 161
supportive therapy 75
symptomatic psychosis 162
Szondi テスト 61, 69

● T ●

Tailor 不安検査 72
TAT 61, 68
TDM 99, 100, 279
TEACCH 253
TEN 症候群 282
therapeutic drug monitoring 279
thumb disorders 256

tics 256
tonic clonic seizure 273
tonic seizure 273
torsades de pointes 115
Tourette 症候群 256
toxic epidermal necrolysis 282
TPHA 法 162
transvestic fetishism 264
Triage DOA® 112, 113
trichotillomania 263

● V ●

vital signs 51
voyeurism 264
VPTA 71

● W ●

WAIS-Ⅲ 61, 63, 64
WCST 37, 71
Wechsler 記憶検査 70
Wechsler 児童用知能検査 61, 63
Wechsler 成人知能検査 61, 63
Wernicke-Korsakoff 症候群 114
Wernicke-Lichtheim の図式 31
Wernicke 失語 32, 33
Wernicke 中枢 31, 32, 33
Wernicke 脳症 113, 114, 175
West 症候群 102, 275, 277, 278, 280
WISC-Ⅲ 61, 63
WMS-R 70

● Y・Z ●

Y-G テスト 61, 66
Zung のうつ病自己評価尺度 72

チャート医師国家試験対策 ⑥ 精神科

1985年 8 月29日	第 1 版第 1 刷発行
1988年11月21日	第 1 版第 6 刷発行
1989年10月 5 日	第 2 版第 1 刷発行
1991年12月20日	第 2 版第 5 刷発行
1992年10月28日	第 3 版第 1 刷発行
1993年12月24日	第 3 版第 3 刷発行
1996年 2 月16日	改訂第 1 版第 1 刷発行
1998年 8 月28日	改訂第 1 版第 5 刷発行
2000年 1 月31日	改訂第 2 版第 1 刷発行
2001年 6 月19日	改訂第 2 版第 3 刷発行
2003年11月 5 日	改訂第 3 版第 1 刷発行
2010年 7 月 7 日	改訂第 4 版第 1 刷発行

編　著　中山　和彦
　　　　（なかやま　かずひこ）
発行所　株式会社　医学評論社
　　　　〒169-0073　東京都新宿区百人町1-22-23
　　　　　　　　　　新宿ノモスビル 4F
　　　　TEL 03(5330)2441(代表)
　　　　FAX 03(5389)6452
　　　　URL http://www.igakuhyoronsha.co.jp/
印刷所　三報社印刷株式会社

ISBN 978-4-86399-031-9　C3047

チャート医師国試対策シリーズ		
耳鼻咽喉科 改訂第3版	定価	3,570 円
泌尿器科 改訂第3版	定価	3,780 円
放射線科 改訂第3版	定価	4,200 円
皮膚科 カラー版	定価	4,830 円
精神科 改訂第4版	定価	3,990 円
整形外科 改訂第4版	定価	3,990 円
眼科 改訂第3版	定価	3,990 円
産婦人科 改訂第5版		
① 産科	定価	4,200 円
② 婦人科	定価	3,780 円
小児科 改訂第4版	定価	4,200 円
公衆衛生 改訂第15版	定価	3,990 円
救命救急 改訂第3版	定価	3,780 円
脳神経外科	改訂中	